ALBERTO VILLOLDO

One Spirit Medizin

arkana

ALBERTO
VILLOLDO

ONE SPIRIT MEDIZIN

Die Praxis
schamanischer
Heilung

Aus dem Amerikanischen von
Jochen Lehner

arkana

Die amerikanische Originalausgabe erschien 2015 unter dem Titel
»One Spirit Medicine« bei Hay House Inc. US

5. Auflage
Deutsche Erstausgabe

Lektorat: Annette Gillich-Beltz
Satz: Buch-Werkstatt GmbH, Bad Aibling
Umschlaggestaltung: Uno Werbeagentur, München
Bildnachweis: Vignette Blatt: Mirjam Höschl,
Unterlegung Aufmacher & Kästen: FinePic®, München
Druck und Bindung: GGP Media GmbH, Pößneck
Printed in Germany
ISBN 978-3-442-34193-1
www.arkana-verlag.de

Meiner Mutter Elena Arellano de Villoldo
und meiner Schwester Elena V. Carpenter, in Liebe

Inhalt

Einleitung

Alles lief gut für mich. Beruflich schwebte ich von Erfolg zu Erfolg: Autor von zwölf Büchern, darunter auch Bestseller, Forscher und Ethnomediziner mit einem Dr. phil. in Psychologie, Lehrer und Heiler mit weltweiter Anhängerschaft. Die Light Body School und die Four Winds Society, beide von mir gegründet, wuchsen rasant, und es hatten bereits gut fünftausend Studenten unser Ausbildungsprogramm in Energiemedizin absolviert oder mich auf Reisen ins Amazonasgebiet und in die Anden begleitet. Und das waren nur die nach außen hin sichtbaren Erfolge. Hinzu kamen die vielen Herzensgeschenke, die ich auf meinem spirituellen Weg empfangen hatte und deren kostbarstes eine geliebte Partnerin ist, die mit mir diesen Weg geht.

Es sah wirklich so aus, als könne das Leben kaum noch besser werden. Dann der Absturz. Urplötzlich befand ich mich in einem Überlebenskampf, der mir alles abverlangte, was ich mir in dreißig Jahren Lehrzeit bei begnadeten und weltweit führenden Heilern angeeignet hatte. Ich bin selbst ein Schamane, ausgebildet in den uralten Heilweisen der indigenen Völker im Dschungel und in den Bergen Südamerikas, in der Karibik und in Asien.

Der Amazonas-Regenwald hat wenig mit dem Beverly Hilton gemein. Wenn ich den Leuten erzähle, was ich so mache, sagen viele: »Sind Sie noch bei Trost?« Ich kann solche Bedenken nachvollziehen. Der Weg des Schamanen ist nicht jedermanns Sache. Die Ausbildung ist anspruchsvoll und streng, und von mir hat sie noch einen ganz besonderen Preis gefordert.

Ich hielt mich gerade in Mexiko auf und war als Hauptredner

einer Schamanismus-Tagung vorgesehen, als mich völlig unverhofft eine lähmende Kraftlosigkeit überfiel. Ich konnte keine zehn Schritte machen, ohne vor Erschöpfung schier zusammenzubrechen. Freunde schoben das auf meinen übervollen Reiseplan, aber ich wusste sofort, dass da offensichtlich etwas ganz und gar nicht in Ordnung war.

Ein paar Tage vor diesem Trip hatten mich Tropenmediziner in Miami von Kopf bis Fuß durchgecheckt und alle möglichen Laboruntersuchungen veranlasst, deren Ergebnisse bei meiner Abreise noch nicht vorgelegen hatten. Jetzt rief ich von Mexiko aus dort an, und was ich zu hören bekam, klang überhaupt nicht gut.

Offenbar hatte ich mir in den Jahren meiner Forschungen in Indonesien, Afrika und Südamerika eine ganze Latte übelster Mikroorganismen eingefangen, darunter fünf Arten von Hepatitisviren, vier bis fünf verschiedene Parasiten, diverse toxische Bakterien und ein ganzes Sortiment wirklich gemeiner Würmer.

Der Satz, der mich endgültig umwarf, lautete: »Es sitzt im Gehirn, Doktor Villoldo.« Ironischerweise hatte ich eben erst ein Buch veröffentlicht mit dem Titel *Das erleuchtete Gehirn: mit Schamanismus und Neurowissenschaft das Geheimnis gesunder Zellen entdecken.* Die Ärzte rieten mir dringend, sofort die bestmögliche medizinische Versorgung anzustreben und mich schon mal für eine Lebertransplantation vormerken zu lassen. Schön und gut, aber wo sollte ich ein neues Gehirn herbekommen?

Nach der Tagung reiste Marcela, meine Frau, wie geplant ins Amazonasgebiet, um eine unserer Expeditionen zu Schamanen im Dschungel zu leiten, die auch Reisen über den Tod hinaus unternahmen. Ich jedoch stand im Abflugbereich des Flughafens Cancún und hielt mir die Alternativen vor Augen: Gate 15 führte zum Flug nach Miami und zur Aufnahme in ein medizinisches Zentrum der Spitzenklasse; an Gate 14 wartete der Flug nach Lima und dann weiter in den Amazonas-Regenwald, wo ich mit Marcela im Land meiner spirituellen Wurzeln sein würde. Die Laborwerte wiesen mich als todgeweihten Mann aus, und tatsächlich hatten die Ärzte gesagt: »Eigentlich müssten Sie schon tot sein.« Miami war die naheliegende Wahl. Aber in diesem Augenblick nahm ich allen Mut zusammen und entschloss mich, meine Zukunft in dem zu suchen, was ich selbst lehrte, und dieser Weg führte eindeutig nach Lima. Hier meine Tagebuchnotiz an diesem Abend:

Fühlte sich an wie der letzte Tag meines Lebens. Überwältigende Traurigkeit bei dem Gedanken, diese wunderbare Erde verlassen zu müssen – und dann sollte ich auch noch vor hundertfünfzig Leuten sprechen! Ich wusste, dass ich mit Marcela in den Dschungel muss. Sonst kam nur die Aufnahme in eine Klinik in Miami infrage, und da würde ich meine Medizin an der falschen Stelle suchen. Jetzt kann ich bei der Frau sein, die ich liebe, und kehre in den Garten zurück, von dem mein Weg ausging.

Die Schamaninnen und Schamanen nahmen mich sehr herzlich auf. Es waren Freunde, die mich seit Jahrzehnten kannten. Und wer kannte mich besser als Mutter Erde? Sie empfing mich, wie es nur eine Mutter kann. Als ich mich an sie drückte, hörte ich sie sagen: »Willkommen daheim, mein Sohn.«

In der gleichen Nacht gab es eine Zeremonie mit Ayahuasca, einem Gebräu aus der Lianenart *Banisteriopsis caapi,* die von den Schamanen für Visionen und zu Heilzwecken verwendet wird. Ich war zu schwach, um daran teilzunehmen, und blieb in unserer Hütte am Fluss. Marcela ging für uns beide. Was uns vereint, zeigt sich an unserer Art, »Ich liebe dich« zu sagen, nämlich: *»Desde siempre y para siempre«* – »Schon immer und für immer.« Ich hörte den Schamanen pfeifen, seine eindringlichen Gesänge wehten über den Fluss zu mir herüber. Ich befand mich dabei in einem leicht meditativen Zustand.

Stunden später kam Marcela zurück. Sie lächelte. Pachamama, Mutter Erde, hatte die ganze Zeit mit ihr gesprochen und gesagt: »Ich bin es, die auf der Erde alles wachsen lässt. Ich schenke Alberto eine neue Leber. Wie alles Übrige zu heilen ist, weiß er selbst.« Pachamama bekundete ihre Liebe zu mir, aber auch Dankbarkeit dafür, dass ich ihr so viele ihrer Kinder zurückgebracht hatte. Mit einer neuen Leber schenkte sie mir das Leben. Am nächsten Tag schrieb ich in mein Tagebuch:

Nach dem morgendlichen Yoga erschien mir eine Lichtgestalt. Ich sah sie aus dem Fluss steigen, als wäre es ein Traum, ein weibliches Geist-Wesen. Sie berührte mich an der Brust und sagte, ich sei ein Kind der Pachamama und werde noch viele Jahre leben. Sie werde nach mir sehen, meine Arbeit auf der Erde sei noch nicht getan.

Mit meiner Rückkehr in das Amazonasgebiet begann auch die Rückkehr zu mir. Zunächst gab es jedoch eine Menge zu tun, schließlich war ich sehr schwer erkrankt. Ich befand mich jetzt selbst auf der heilenden Reise, die ich schon so vielen anderen verordnet hatte. Und ich musste mich selbst daran erinnern: »Garantien gibt es hier keine, Alberto. Den Körper wiederherzustellen ist nicht dasselbe wie Heilung. Vielleicht kann der Körper nicht wiederhergestellt werden, vielleicht stirbst du. Aber auf jeden Fall wirst du geheilt werden. Wenn du den Dschungel verlässt, wirst du nicht in deine alte Lebensform zurückkehren.«

Ich fühlte, wie meine Lebenskraft mich verließ. Wenn ich im schwachen Licht der Morgendämmerung in den Spiegel blickte, sah ich das leuchtende Energiefeld um meinen Körper dünner und blasser werden, nicht stark und hell, wie es eigentlich sein sollte.

Und die leichenhafte Blässe in meinem Gesicht hatte ich schon oft bei Sterbenden gesehen.

Ich strich alle Termine in meinem Kalender, alle Reden, Lehrvorträge und Kurse. Der erste Termin als Redner, den ich absagte, wäre in der Schweiz gewesen, wo auch der berühmte brasilianische Heiler João de Deus auf dem Programm stand. Ihm selbst war ich noch nicht begegnet, kannte aber den Leiter seines Zentrums. Ein paar Tage darauf erhielt ich einen Anruf, in dem mir eine Fernheilungssitzung angeboten wurde. Anschließend notierte ich in meinem Tagebuch:

João arbeitete zusammen mit seinen Wesenheiten an mir, ich spürte einen großen Geist am Kopfende meines Bettes. Als Nächstes fühlte ich, wie so etwas wie verhedderte Stränge aus meiner Leber geholt wurden, dicke Fasern, die herausgezogen wurden. Andere Wesenheiten machten sich an meinem Herzen zu schaffen, und wieder andere nahmen an meinem Gehirn eine »spirituelle Operation« vor. Danach war ich erst einmal völlig erledigt, ich kam vierundzwanzig Stunden nicht aus dem Bett.

Vom Amazonas aus flogen Marcela und ich nach Chile und erreichten schließlich unser Zentrum für Energiemedizin, dort führen wir intensive Workshops durch. Es liegt in den Anden unweit des Aconcagua, der mit seinen fast siebentausend Metern die höchste Erhebung des amerikanischen Kontinents ist. Der Berg war der Grund dafür, dass wir diesen Platz für unser Zentrum gewählt hatten. Sein Name bedeutet in der alten Inka-Sprache »Wohin du kommst, um Gott zu begegnen«. Genau das stand jetzt für mich an. Es war Zeit für die Begegnung, die ich so lange aufgeschoben hatte. Es ging jetzt ausschließlich um Heilung, und ich musste mich voll und ganz darauf einlassen.

Mein Körper war eine Art Landkarte der Dschungel und Gebirge, in denen ich als Anthropologe gearbeitet und mir all die tödlichen Viecher eingefangen hatte, die sich jetzt in mir breitmachten. Der Dschungel ist ein lebendes Biologielabor, und wenn man sich lange genug dort aufhält, wird man selbst zum Bestandteil des Experiments. Ich kannte Anthropologen, die an ebenden Krankheiten gestorben waren, die ich jetzt hatte.

Tatsächlich kommen die meisten Krankheiten in den ursprünglichen Regenwäldern des Amazonasgebiets nicht vor, aber um dorthin zu kommen, muss man die verseuchten Außenbezirke der westlichen Zivilisation durchqueren. Den Indios würde es nicht in den Sinn kommen, ihre Nester zu beschmutzen und ihr Trinkwasser verderben zu lassen. Der weiße Mann dagegen umgibt sich mit einem Meer von Unrat und Abwasser.

Was ich von den Schamanen an spiritueller Medizin bekam, bewirkte sehr viel, aber zur Ergänzung war auch noch moderne westliche Medizin angezeigt. Ich bekam von den Ärzten ein Wurmmedikament von der gleichen Art, wie ich es auch meinem Hund verabreiche, und dazu gab es Antibiotika gegen die sonstigen Parasiten. Die besondere Schwierigkeit bestand darin, dass die Würmer selbst wiederum Träger von Parasiten waren, und wenn man sie abtötete, entließen sie ihre Parasitenfracht in mein Gehirn, was dort eine hochtoxische Situation entstehen ließ. Das war eine ziemlich verzweifelte Lage. Mein Gehirn war förmlich überschwemmt von Entzündungsstoffen, freien Radikalen und abgestorbenen oder absterbenden Parasiten. Da musste dringend entgiftet werden, sonst würde ich völlig durchdrehen.

Wie sehr ich bereits neben mir stand und mein benebeltes Gehirn mich beeinträchtigte, zeigte sich, wenn ich versuchte mit Marcela Scrabble zu spielen. Das Spiel wurde zum Barometer meiner geistigen Verfassung. Ich kam einfach nicht mehr an

Worte heran, die ich eigentlich kannte. Dann kam mir nach und nach mein Ich-Gefühl abhanden. In mühsam beherrschter Panik dachte ich: »Was, wenn ich vergesse, wer ich bin? Was, wenn ich das Bewusstsein meiner selbst verliere?« Aus der Ferne starrte mich der Wahnsinn an. Ich sah ihn, ich spürte ihn, ich atmete ihn. Und ich spürte, wie die Angst bis in die letzten Winkel meiner selbst drang.

Diese Angst, mich selbst zu verlieren, gab aber eigentlich den Anstoß zu meiner Rettung. Die nächsten drei Monate sah ich mir den Wahnsinn, den ich erfuhr, einfach an. Die Schamanen verfügen über eine auch in den spirituellen Traditionen Indiens beheimatete Praxis, die »Selbsterforschung« genannt wird und ungemein wirksam ist. Sie beginnt mit der Frage: »Wer bin ich?«, ein weiterer Schritt ist die Frage: »Wer stellt diese Frage?« Bei mir war es die Frage: »Wer wird da verrückt?«

Ich konnte mich nirgendwo verstecken. Der zunehmende Wahnsinn war nicht zu übersehen, für mich nicht und für andere nicht. Aber da war nicht nur eine finstere Tiefe, in der meine Zuversicht versank, sondern zugleich erlebte ich ungeahnte Höhenflüge der Seele. Mir dämmerte, was ich schon immer war und auch nach dem Tod meines Körpers sein würde. Kurz, ich erlebte nicht nur zermürbende Angst, sondern auch die göttliche Liebe, ich lebte in beiden Welten und gehörte keiner ganz an. In meinem Tagebuch hielt ich fest:

Der Buddha verließ den Ort seiner Kindheit und Jugend, als er Krankheit, Alter und Tod gesehen hatte. Ich lebe mit diesen drei und gebe mir Mühe, aus dem selbst errichteten Palast der Unwissenheit und Überheblichkeit auszuziehen. Ich überlasse mich dem Schmerz und der Ekstase.

Für die Finsternis, in die mich das trug, gibt es keine angemessenen Worte, aber Johannes vom Kreuz, von dem wir den Ausdruck »dunkle Nacht der Seele« haben, muss wohl etwas davon gewusst haben, als er schrieb: »Dort in der glückbringenden Dunkelheit, der Finsternis, so weit das Auge reichte, fand ich kein Zeichen, keinen Anhalt, kein Licht, keinen Leitstern – nur das innerlich brennende Feuer, mein Herz.«[1]

Da sah ich mich auch, mit flammender Seele im Dunklen. Ich hatte einen Traum:

Ich bin in unserem Landhaus in einer Art Kreuzgang. Ich warte auf eine spirituelle Behandlung. Die Wasserheilung ist bereits geschehen, aber was jetzt kommen soll, die Feuer-Initiation, wird noch vorbereitet.

Ich war der Patient, der schon tot sein sollte, und jetzt würde ich, wenn ich weiterleben wollte, dem Tod ins Auge blicken müssen. Ich würde alles aufbieten müssen, was ich auf dem Weg des Schamanen gelernt hatte, alle Heilverfahren und insbesondere die Methode, nach der man durch Anregung der Stammzellenproduktion in Gehirn, Herz und Leber einen neuen Körper aufbauen kann.

Ich rief meinen Freund David Perlmutter an, einen hoch angesehenen Neurologen, der zusammen mit mir das bereits erwähnte Buch *Das erleuchtete Gehirn* verfasst hatte. Wir entwarfen eine Strategie, um die Produktion von Nervenstammzellen für die Reparatur meines Gehirns anzukurbeln. Wir würden hochwirksame Antioxidantien einsetzen. Im Laufe der nächsten Monate folgten zahllose Illuminationen (das zentrale Heilverfahren der schamanischen Energiemedizin), um die in meinem Energiefeld erkennbaren Krankheitsabdrücke zu löschen, außerdem Infusionen des

Antioxidans Glutathion zur Entgiftung der Leber, Seelenrückführungen, die unter traumatischen Einflüssen abgespaltene Teile meiner selbst wieder mit mir vereinigten, und schließlich außerkörperliche Erfahrungen, bei denen sich mein Geist in die Buddha-Felder, die Bardos, die Himmel aufschwang. Mal regte sich die Energie und kam ins Fließen, mal stockte sie wieder, um dann erneut in Fluss zu kommen. Das Auf und Ab dieses Kampfs um mein Leben nahm mich gänzlich in Anspruch. Die Zeit zog wie ein träger Strom an mir vorbei, und ich entstieg ihm, da ich wusste, ich musste mich mit der Ewigkeit anfreunden. Hier eine Seelenrückführung, die ich in meinem Tagebuch beschrieben habe:

Ich schlage leise die Trommel und unternehme eine Reise in die untere Welt, um eine Seelenrückführung für mich selbst zu versuchen. Ich weiß, dass so etwas nicht unbedingt ratsam ist. Ein Schamane, der sich selbst behandelt, hat einen Dummkopf als Patienten. Aber ich kenne den Hüter, den Inka Huáscar. Er führt mich zur Kammer der Wunden und zu einer Blutlache, die Kindheitserinnerungen in mir weckt, Erinnerungen an das Blutvergießen während der Revolution in Kuba.

Ein kleiner Junge ist da, der mir von seiner Abmachung mit Gott erzählt, nach der er nie sterben wird – und deshalb könne er die Hölle nicht verlassen, in der er sich jetzt befinde. Ich zerreiße diesen Seelenvertrag und setze gleich einen neuen auf, in dem steht: »Leben, Tod und Wiedergeburt sind in mir.« Das gefällt dem kleinen Jungen, und er schließt sich mir an. Wir stoßen auf einen zehnjährigen Jungen von düsterer Ernsthaftigkeit, der mir erklärt, er müsse bleiben und sich um den Kleinen kümmern. Der Kleine war im Alter von zwei Jahren durch eine kontaminierte Injektionsnadel mit Hepatitis C infiziert worden und hatte zur Rettung seines Lebens Bluttransfusionen bekommen. Er sei jetzt bei mir, erzähle ich dem Zehnjährigen. Er lächelt.

In dieser Nacht träumte ich:

Zusammen mit Freunden blicke ich in ein Grab voller Blumen. Ich bin dort beigesetzt worden. Meine Freunde sagen, ich könne dort bleiben, wenn ich wolle. Aber ich erwidere ihnen, dass ich dieses Stück Boden nicht brauchen werde. Ich sehe meine Seele aus der Grube aufsteigen.

Ich fand Trost in meinen Träumen, doch bei all den spirituellen Reichtümern, die mir zufielen, fühlte ich mich körperlich nach wie vor elend. Brauchte ich vielleicht gerade die letzten Reste meiner Lebenskraft auf, die Energie, die man am Ende des Lebens unbedingt benötigt, um bewusst sterben zu können? Die *Bhagavadgita* ist eine der vielen Quellen, die sich zu diesem Thema äußern. Dort heißt es: »In den Seinszustand, auf den ein Mensch am Ende seines Lebens ausgerichtet ist, geht er ein, nachdem er seinen Körper verlassen hat.«[2]

Ich fragte mich wieder und wieder, worauf ich ausgerichtet sei, und fühlte mich innerlich am Rand des Abgrunds taumeln. In einem Tagebucheintrag heißt es:

Am schlimmsten leidet man, wenn man sich am Ende seines Daseins angekommen glaubt und der Auslöschung entgegenblickt. Ich habe für mich die Welt des Geistes entdeckt und weiß, dass das Leben weitergeht. Heute habe ich mir gesagt: »Ich gehe einfach nach Hause. Das ist vielleicht nicht sehr lustig – die Geburt war es auch nicht –, aber jedenfalls gehe ich heim.« Ich habe Glück, ich kenne den Weg, er ist mir viele Male gezeigt worden. Ich bin bei schamanischen Zeremonien ein Dutzend Tode gestorben, ich habe meinen Körper verwesen und verdorren sehen, ich habe die Sterne besucht. Himmel und Hölle sind mir vertraut. Aber die Geister sagen wie damals, als ich zwei war, dass meine Zeit noch nicht gekommen ist.

Ich hatte die Wahl. Ich konnte in der Welt der Geister bleiben. Nur dass sie sagten, meine Arbeit sei noch nicht abgeschlossen. Dann musste ich also ins äußere Leben zurückkehren. Ich ließ meinen Körper immer weiter in Richtung Zusammenbruch treiben und von dort in die endgültige Ergebung. Etwas Großes stand bevor, das spürte ich. Doch zuvor musste ich dem Totenreich einen Besuch abstatten. Ich träumte:

Ich bin mit Marcela an einem Fähranleger. Viele Menschen möchten an Bord. Marcela und ich haben ein Boot nur für uns, es hat einmal meinem Vater gehört. Ein paar Leute helfen uns, es zu Wasser zu lassen. Ich kann es steuern, mein Vater hat es mir beigebracht. Nicht mein leiblicher Vater, sondern der himmlische Vater.
Ich werde mit meinem eigenen Schiff über das große Wasser ins Land der Ahnen fahren, nicht mit all den anderen auf der Fähre. Ich unternehme die Reise ins Totenreich nicht zusammen mit den Sterbenden. Meine Schamanen-Frau ist bei mir.

Ach so! Meine neue Lebensaufgabe würde darin bestehen, ein Schamane zu sein! Merkwürdig … war ich dem Ruf nicht schon vor langer Zeit gefolgt? Und hatte ich nicht sogar ein Buch mit dem Titel *Das geheime Wissen der Schamanen* darüber geschrieben? Nun, ein Buch über Schamanismus macht einen noch nicht zum Schamanen, so wenig, wie einen die Veröffentlichung eines Kochbuchs zum Koch oder der Besitz spiritueller Bücher zum Eingeweihten macht. Ich war bisher ein spiritueller Führer gewesen, aber kein Meister – wie ein Pfadfinder, der sich zwar in der Wildnis zurechtfindet, aber nicht recht weiß, wohin der Weg eigentlich führen soll. Dazu wieder mein Tagebuch:

Ich war eine Art Moses gewesen, der anderen zwar half, ins gelobte Land zu kommen, es selbst aber nicht erreichte. Das änderte sich jetzt. Ich bin bereits im gelobten Land, ich bin schon eingelassen. Und noch etwas fand ich heraus: Die Tür hatte immer offen gestanden, doch ich hatte mich aus Überheblichkeit, Zorn und Angst ferngehalten.

Daran schloss ein weiterer Traum an:

Ich bin als Reiseführer mit einer Gruppe im Bus unterwegs. Wir kommen zu einem Kloster mit vielen leeren Räumen. In einem dieser Räume stehen Altäre mit Kerzen. Ich zünde eine Kerze an, werfe ein paar Münzen ein und steige dann eine in den Fels gehauene Wendeltreppe hinunter. Nach unten hin wird sie immer enger. Am Ende angekommen zwänge ich mich durch einen sehr engen Durchlass, wobei mir klar wird, dass meine Reisegruppe diesen Weg nicht schaffen wird. Die Bedeutung scheint klar zu sein: Ich muss einen neuen, kaum begangenen Weg gehen, und zwar allein.

Ich stand also an einem Punkt, an dem ich eine Wahl zu treffen hatte. Ich musste nicht auf der Erde bleiben, ich konnte auch heimgehen. Beim ersten Mal hatte ich als verängstigtes, gequältes kleines Kind vor dieser Wahl gestanden, aber nun fürchtete ich mich nicht mehr vor der großen Reise.

Mir wurde auch klar, dass ich nicht buchstäblich sterben musste. Ich konnte auch symbolisch sterben. Ich konnte bleiben und mich heilen, um dann andere zu leiten und zu heilen. Dafür entschied ich mich, und von da an richtete ich mich nach und nach wieder in meinen normalen körperlichen Sinnen ein. Mein Geist verwurzelte sich aufs Neue in meinem Körper. Der Nebel in meinem Gehirn lichtete sich, das ehrfürchtige Staunen kehrte zurück, und ich sah meinen Weg vor mir, den Weg als Bewahrer und Sachwalter allen Lebens und der Erde.

Der Genesungsprozess dauerte über ein Jahr. Mein guter Freund Mark Hyman, Arzt und Autor der Bücher *Hoher Blutzucker – übergewichtig und mangelernährt* und *10-Day Detox Diet*, half mir dabei, eine Heilernährung zusammenzustellen. Dazu gehören beispielsweise grüne Säfte – also Gemüsesäfte – am Morgen sowie Superfoods und Nahrungsergänzungsmittel, die die Selbstheilungskraft des Körpers anregen, aber auch Leber und Gehirn entgiften. Ich ernähre mich seitdem vollkommen anders als früher.

Ich bin ganz gesund geworden. Sogar mehr als das. Ich bin ein neuer Mensch. Mein Kopf funktioniert besser denn je. Gehirn und Herz sind wiederhergestellt. Und ich habe eine neue Leber – keine gespendete, sondern meine eigene, nur gänzlich regeneriert.

In *Das erleuchtete Gehirn* habe ich den wissenschaftlichen Stand zum Thema »Neuroplastizität« referiert und auch beschrieben, wie wir die Produktion von Nervenstammzellen für die Reparatur des Gehirns ankurbeln können. Während meiner Gesundheitskrise wurde ich selbst zum Experimentierfeld für diese Zusammenhänge und fand dabei heraus, dass nicht nur das Gehirn Stammzellen produziert. Jedes andere Organ im Körper tut das ebenfalls, und wir können lernen, diese Reparatur- und Heilungsmechanismen zur Schaffung eines neuen gesünderen und widerstandsfähigeren Körpers zu nutzen. Zugleich habe ich die Energiemedizin angewendet, die ich bei den Schamanen erlernt habe, und ich habe die Krankheitsabdrücke aus meinem leuchtenden Energiefeld gelöscht, sodass mein Körper seinen Weg zu optimaler Gesundheit finden konnte.

Ich habe lange gezögert, von meiner Odyssee der Heilung zu erzählen. »Wunderbare« Genesungen werden eher mit Skepsis aufgenommen. Wenn ich gefragt werde, was mich vom Rand des Todes zurückgebracht hat, sage ich meist: »Die Gnade des Geistes.« Das stimmt zwar, aber ich weiß, dass es nicht alles ist. Brauchten wir nichts weiter als Gnade, wären wir alle von unverwüstlicher Gesundheit. Was mich vom Abgrund des Todes zurückgeholt hat, ist das, was ich jetzt »One Spirit Medizin« nenne – und man braucht kein Wunder, um durch sie geheilt zu werden.

One Spirit Medizin geht auf die schamanischen Heilmethoden unserer steinzeitlichen Vorfahren zurück, gestützt durch die neuesten Befunde der heutigen Neurowissenschaft. Vor vielen Jahren während meiner Feldstudien im Amazonasgebiet und in den Anden bin ich erstmals auf diese Methoden gestoßen, und die überlieferten Praktiken werden heute durch vieles bestätigt, was wir über Körper und Gehirn herausfinden. Zusammen mit den beiden Ärzten Mark Hyman und David Perlmutter biete ich das Programm seit zehn Jahren für Menschen an, die an unseren einwöchigen Entgiftungs- und Heil-Retreats teilnehmen. Sie gehen mit einem erneuerten Körper und Gehirn nach Hause. Mit diesem Buch, *One Spirit Medizin,* haben jetzt auch Sie die Chance, sich nach den gleichen Verfahren einen neuen Körper »wachsen zu lassen«.

Meine Gesundheitskrise mag ein wenig extrem gewesen sein. Tatsache ist aber, dass wir alle mit den toxischen Kräften des modernen Lebens, die unsere Gesundheit aus dem Gleichgewicht bringen und unser Wohlbefinden untergraben, zu kämpfen haben. Wir fühlen uns körperlich und seelisch gestresst und wundern uns, dass wir mit all den Tranquilizern, Antidepressiva und Entspannungstechniken offenbar nicht viel dagegen ausrichten können.

Andererseits verbreiten sich Fettleibigkeit, Diabetes, Aufmerksamkeitsstörungen, Autismus und Alzheimer mit erschreckender Schnelligkeit. Fast 70 Prozent der Nordamerikaner sind übergewichtig, und eines von drei Kindern, die heute in Nordamerika geboren werden, wird bereits mit fünfzehn Jahren an Typ-2-Diabetes erkrankt sein. Für die Hälfte der ansonsten gesunden fünfundachtzigjährigen Amerikaner besteht ein Risiko, an Alzheimer zu erkranken.[3] Die Alzheimer-Krankheit wird auch »Typ-3-Diabetes« genannt, weil hier anscheinend ein Zusammenhang mit glutenreicher Weizenkost und einer Stress-Überlastung des Gehirns besteht.[4] Und das sind nur ein paar der Krankheiten, die unsere Lebensqualität beeinträchtigen und unser Leben vorzeitig beenden.

Unsere steinzeitlichen Vorfahren, aber auch die Menschen der Stammeskulturen im Amazonasgebiet und in den Anden, unter denen ich gelebt habe, starben und sterben nicht, wie wir vielfach annehmen, nach einem ebenso kurzen wie harten und dumpfen Leben. Unsere frühen Vorfahren waren gesünder und erlebten weniger Kriege, Gewalttaten und Stress als alle, die nach ihnen lebten, uns eingeschlossen. Was machte sie so gesund und munter? In erster Linie eine überwiegend pflanzliche Ernährung und die One Spirit Medizin.

Mit One Spirit Medizin können Sie viele der heutigen Zivilisationskrankheiten vermeiden. Die alten Schamanen waren Meister der Prävention. Man muss nicht erst ernsthaft erkranken, um dann körperliche, psychische und spirituelle Leiden mit der Wurzel auszureißen und das Leben wieder ins Gleichgewicht zu bringen. Wenn Sie die hier dargestellten Prinzipien und Verfahren umsetzen, können Sie sich schon nach ein paar Tagen besser fühlen, und schon nach einer Woche werden Sie geistig klarer, weil die Heilung Ihres Gehirns in Gang kommt. Nach sechs Wochen sind Sie auf dem besten Weg, sich einen neuen Körper zu schaffen, der schneller heilt und schöner altert; dazu ein Gehirn, das Ihnen wirklich dient, wenn Sie sich tief mit dem Geist verbinden und neuen Lebenssinn finden möchten. All das kann Ihnen die One Spirit Medizin genauso bieten wie mir.

Zum Gebrauch dieses Buchs

Ich habe das Buch so aufgebaut, dass Sie schrittweise darauf vorbereitet werden, die heilende Wirkung der One Spirit Medizin zu erfahren. Um den größten Gewinn daraus zu ziehen, empfehle ich Ihnen, die Kapitel in der vorgegebenen Reihenfolge zu lesen und auch gleich die Techniken auszuprobieren und die Übungen zu machen.

Im ersten Teil, »Den inneren Heiler finden«, stelle ich Ihnen die One Spirit Medizin vor und gebe Ihnen einen Überblick über dieses uralten Heilsystem und seinen Stellenwert für die körperlichen und geistigen Herausforderungen des modernen Lebens. Sie werden herausfinden, worin sich die One Spirit Medizin von der modernen westlichen Medizin unterscheidet und wie Sie sich ihre Kräfte zunutze machen können. Hier erzähle ich Ihnen auch von der unsichtbaren Welt strahlender, lebendiger Energie, die sich in der sichtbaren Welt der Sinne bekundet, und von der Rolle des Geistes als harmonisierender Kraft. Schließlich wird auch von jener tyrannischen Mentalität die Rede sein, die uns seit dem Beginn des Ackerbaus beherrscht, die unsere Gesundheit und unser Wohlergehen untergräbt und dafür sorgt, dass wir im Kriegszustand mit uns selbst, mit anderen und der Erde leben.

Der zweite Teil, »Das Alte ablegen«, befasst sich mit den unzähligen Umweltgiften, denen wir ausgesetzt sind, und den Giftstoffen, die im Körper entstehen. Er erklärt, weshalb die Entgiftung von Körper und Gehirn so wichtig für Gesundung und Heilung ist. Wir werden uns das so entscheidend wichtige »zweite Gehirn« im

Verdauungstrakt ansehen und auch die Frage beantworten, wie Sie Ihr Verdauungssystem von Giftstoffen befreien und ein gesundes bakterielles Milieu der Darmflora herstellen und erhalten können. Sie lernen hier Superfoods und Nahrungsergänzungsmittel kennen, die gute Dienste für ein funktionierendes Gehirn und einen gesunden Verdauungsapparat leisten. Weiterhin geht es in diesem Teil um die toxischen Wirkungen von Getreide und Zucker sowie um das Fasten als Anstoß für das Gehirn, sich mehr von gesunden Fetten und Proteinen zu ernähren und Nervenstammzellen zu produzieren, mit denen es sich selbst reparieren und auf dem neuesten Stand halten kann.

Im dritten Teil, »Den schleichenden Tod überwinden«, sprechen wir über die untauglichen mentalen und psychischen Muster, die hinter Ärger und Angst stehen, und befassen uns mit Nährstoffen, die den höheren Gehirnfunktionen dienen und Sie bei der Stressbewältigung unterstützen. Hier lernen Sie auch die Mitochondrien kennen, die »Kraftwerke« unserer Zellen. Mitochondrien werden ausschließlich über die Eizelle, also nur von der Mutter vererbt und repräsentieren die weibliche Lebenskraft. Sie werden erfahren, wie Sie die sogenannten Todesuhren der Zellen zurücksetzen können, um dafür die von den Mitochondrien gesteuerten »Langlebigkeitsmoleküle« einzuschalten. Außerdem geht es darum, wie freie Radikale und Entzündungszustände den Körper beeinflussen – und wie man die entstandenen Schäden beheben kann. Schließlich lernen Sie auch traditionelle schamanische Heilverfahren kennen, die nicht nur Krankheitsdispositionen aus Ihrem Energiefeld löschen, sondern es so umstimmen, dass es der Regeneration von Körper und Gehirn dient.

Der vierte Teil, »Wiedergeburt aus der Stille«, hilft Ihnen, ungesunde alte Denkmuster endgültig abzulegen, damit Sie erleben können, wie One Spirit Medizin heilt. Sie werden lernen, überholte Berichte von Ihrer Vergangenheit auszusortieren und sich eine neue, eher befreiende persönliche Geschichte oder Mythologie zu eigen zu machen. Ängste vor Verlust und Veränderung werden von Ihnen abfallen, und die Weisheitslehren des Medizinrads werden Sie den Sinn und Zweck Ihres Lebenswegs erkennen lassen. Sie bekommen praktische Anleitungen, wie Sie Stille finden und bewusster werden können. Und dann steht der letzte Schritt der Reise zum Einen Geist an, die Visionssuche.

Ganz zum Schluss sehen wir uns an, was geschieht, wenn Sie One Spirit Medizin bekommen haben. Wir schauen, wie Sie die Heilwirkung stabilisieren und wie Sie zum Wohl aller Lebewesen dieser Erde beitragen können.

Teil 1

Den inneren Heiler finden

EINS

Die Medizin der Schamanen

Nur ein paar Tage bis zum Wohlfühlen

Wir sind heute geistig, seelisch und körperlich irgendwie aus dem Lot, und mit unseren Beziehungen steht es auch nicht zum Besten. Das wissen wir zwar, aber wir kümmern uns nicht darum, bis etwas ganz und gar schiefgeht – wenn bedenkliche Diagnosen gestellt werden, Beziehungen zerbrechen, geliebte Menschen sterben oder unser Alltag aus dem Ruder läuft. Stehen die Dinge noch nicht gar so schlimm, lesen wir Selbsthilfebücher oder buchen Workshops. Wenn es richtig ernst wird, vertrauen wir uns den Spezialisten an: Onkologen bei Krebs, Neurologen bei Fehlfunktionen von Gehirn und Nervensystem und Psychologen, wenn wir inneren Frieden finden oder uns mit unserer Herkunftsfamilie aussöhnen möchten. Doch das sind lauter Einzelmaßnahmen, die nur vorübergehend helfen. Um wirklich heil und ganz zu werden, müssen wir uns auf das Originalrezept besinnen, das den Schamanen seit Jahrtausenden bekannt ist: One Spirit Medizin.

Im Westen haben wir ein System der »Krankheitsversorgung«, die Medizin kennt Tausende Erkrankungen und noch viel mehr Medikamente. Die One Spirit Medizin dagegen ist eine Form der »Gesundheitsversorgung«, die nur *eine* Krankheit und nur ein einziges Heilmittel kennt. Diese Krankheit ist die der Entfremdung von unseren Gefühlen, von unserem Körper, von der Erde und vom Geist. Das Heilmittel liegt in der Erfahrung unseres ursprünglichen Einsseins mit allem und allen. Es stellt den inneren Einklang wieder her und fördert die Genesung von allen Leiden, welchen Ursprung sie auch haben mögen.

Wir alle würden gern gesund bleiben, solange wir leben. One Spirit Medizin behandelt nicht nur Symptome, sondern möchte unser Wohlbefinden sichern und setzt deshalb bei der Grundursache unserer körperlichen, geistigen und seelischen Leiden an. Die Wörter »heil« und »heilen« bedeuten »ganz, vollständig, unversehrt, gesund« bzw. »gesund/heil machen oder werden«. Daneben haben sie aber auch eine religiöse Bedeutung, und zwar »erlösen, retten«. Wenn Sie insgesamt wieder ins Gleichgewicht kommen, in Ihre »Ganzheit«, wird Ihre Nahrung keine toxische Wirkung mehr entfalten, Ihr Körper wird zu seiner natürlichen Fähigkeit der Selbstheilung zurückkehren, Ihre Beziehungen werden nicht mehr zum psychischen Schlachtfeld entarten, Ihr Gefühl des Getrenntseins von der Natur und vom Geist wird sich auflösen.

Ein Kernstück der One Spirit Medizin ist die uralte Praxis der Visionssuche, eine Begegnung mit der Natur und der unsichtbaren Welt. Dabei fasten Sie und meditieren, und das weckt nicht nur die Selbstheilungskräfte des Körpers und regt die Regenerationsmechanismen an, sondern verbindet Sie auch wieder mit dem Geist und dem wahren Sinn und Zweck Ihres Lebens. In den Stammeskulturen, bei denen ich meine Ausbildung zum Schamanen machte, sucht man seine Vision draußen in freier Natur, aber die Erfahrung des Einen Geistes können Sie überall machen, auch in Ihrem Garten oder in einem Park.

In seltenen Fällen kommt es wie aus heiterem Himmel zur Begegnung mit dem Geist, ohne jegliche Vorbereitung. Doch in den meisten Fällen ist es ein Prozess, auf den wir uns sorgfältig und mit einigem Zeitaufwand vorbereiten müssen, da es sonst wahrscheinlich eine vorübergehende Erfahrung bleiben wird – eine plötzlich aufblitzende Erkenntnis oder Offenbarung, die vielleicht eine interessante Geschichte für einen Abend mit Freunden abgibt, aber nichts Dauerhaftes hinterlässt, was Ihr Leben tiefgreifend ändern könnte. Bei allen Vorbereitungen für die Transformation kommt es auf körperlichen und spirituellen Einsatz an.

Vorbereitung des Gehirns auf die One Spirit Medizin

Das Gehirn muss auf die One Spirit Medizin eingestimmt werden, wenn wir wirklich davon profitieren möchten. Allzu viel Koffein, Hektik und die auf sofortige Bedürfnisbefriedigung abgestimmte moderne Lebensweise sorgen dafür, dass wir ständig unter Stress stehen. Der Spiegel der Stresshormone, die uns in Flucht-Abwehr-Bereitschaft halten, muss erst einmal gesenkt werden, damit im Gehirn die Stoffe produziert werden können, die für Gesundheit, Gelassenheit und Freude sorgen. Der erste Schritt dazu ist die Entschlackung, mit der wir unser Gehirn von Giftstoffen befreien und die Ausschüttung der Stresshormone Adrenalin und Cortisol reduzieren. Danach können mithilfe von Superfoods die für das Lernen zuständigen Gehirnregionen wiederhergestellt werden, und die Zirbeldrüse bekommt Impulse, mehr Dimethyltryptamin (DMT) herzustellen, einen psychoaktiven Stoff, dem schon mal der Beiname »Geist-Molekül« gegeben wird. Durch DMT können wir Zustände der Einheit und der Verbundenheit mit allem erleben, von denen Meditierende häufig berichten.

Zur körperlichen Vorbereitung auf die One Spirit Medizin gehört die Umstellung auf eine an sekundären Pflanzenstoffen reiche Kost. Sekundäre Pflanzenstoffe werden seit der Steinzeit zu Heilzwecken verwendet, da sie nicht nur dabei helfen, das Gehirn zu stimulieren und zu schützen, sondern überhaupt unserer Gesundheit enormen Auftrieb geben. Die hier angesprochenen Pflanzen enthalten in hoher Konzentration sogenannte Genmodifikatoren, die über fünfhundert gesundheitsfördernde Gene einschalten und über zweihundert Krankheiten begünstigende Gene abschalten können. Sekundäre Pflanzenstoffe stellen das neurochemische Gleichgewicht im Körper wieder her, sodass wir mit uns und unseren Lieben zunehmend so umgehen können, wie wir es gerne möchten.

Wir ersetzen Giftiges durch Bekömmliches, Todbringendes durch das, was unser Leben fördert, und das ist eine ganz wichtige Voraussetzung, wenn wir gesund sein und uns wohlfühlen möchten. Sie können psychisch nicht gesund werden, solange Ihr Gehirn mit Schwermetallen belastet ist oder Ihre Gedanken Amok laufen, weil Ihr Gehirn durch ein Kindheitstrauma oder pestizidbelastete Nahrung Schaden gelitten hat. Wer physisch und psychisch gesund sein will, muss unbedingt erst einmal alle Umweltgifte ausleiten. Weiterhin ist es zur Vorbereitung auf die One Spirit Medizin wichtig, dass Sie Ihr Mikrobiom – die Gesamtheit aller Mikroorganismen in und auf dem Körper – in Ordnung bringen, also dafür sorgen, dass die Mundhöhle, die Haut und der Darm mit gesunden Bakterien besiedelt werden. One Spirit Medizin unterstützt die Wiederherstellung Ihres Gehirns und Körpers, weil sie Langlebigkeitsgene einschaltet und die Alchemistenküche Ihres Gehirns wieder die Glücksmoleküle erzeugen lässt, die uns dem Geist und der Natur näherbringen.

Geistige Vorbereitung

One Spirit Medizin bedarf keiner Rasseln und Trommeln, wie sie von den Schamanen früherer Zeiten verwendet wurden, wenngleich es Ihnen dabei helfen kann, sich innerlich einzustimmen, ungefähr so, wie sich ein Bühnenschauspieler schon beim Schminken und Ankleiden in seine Rolle hineinfühlt. Wirklich notwendig ist es dagegen, dass Sie Ihren quirligen, vom ganzen Radau der modernen Zivilisation gebannten Denkapparat zur Ruhe bringen und »auswildern«. Damit meine ich nicht, dass Sie sich in einen abgelegenen Winkel der Karpaten zurückziehen sollen, sondern Sie sollen zu dem zurückkehren, der Sie vor Ihrer Domestizierung waren, bevor Sie sich in Rollen und Erwartungen einzwängen und von E-Mails und Erledigungslisten hetzen ließen: zu dem, was Sie im Kern wirklich sind. Ihr wahres grenzenloses Wesen finden Sie in der Stille Ihrer Innenwelt.

Superfoods und Nahrungsergänzungsmittel bringen in Ihrem Gehirn etwas in Gang, was Sie auf höhere Bewusstseinszustände einstimmt, während die gedankliche Vorbereitung es Ihnen erlaubt, beengende Glaubenssätze und schädliche Verhaltensweisen abzulegen. In dem Maße, in dem Sie sich von Geschichten und Verhaltensweisen Ihrer Vergangenheit befreien, kann sich die One Spirit Medizin in Ihnen ausbreiten wie die aufbauenden Nährstoffe einer intravenösen Infusion.

Selbst wenn Sie an meinen Workshops teilgenommen oder mit mir die Schamanen des Amazonasgebiets und der Anden besucht haben, muss das nicht bedeuten, dass Sie bereits ausreichend auf die One Spirit Medizin eingestimmt sind und alle erforderlichen körperlichen und spirituellen Vorbereitungen getroffen haben. Auch wenn Sie schon einmal oder mehrmals auf Visionssuche waren, bedenken Sie bitte, dass jede Suche vollkommen neu ist und Ihnen Gelegenheit gibt, sich immer tiefer auf die Begegnung mit dem Geist einzulassen. Schamanen bereiten sich stets umsichtig auf den Umgang mit den Energien der unsichtbaren Welt vor, denn hier geht es schließlich um die Gesundheit.

Die Stärken der One Spirit Medizin

Wenn Sie One Spirit Medizin »einnehmen«, wird Ihr Leben zunehmend zu einem Tanz zwischen der äußeren, stofflichen Welt der Sinne mit ihren täglichen Aufgaben und der unsichtbaren Welt des Geistes. Sie sind dann wie der geschmeidige Jaguar, die ausgleichende Kraft des Regenwalds, der über den Tod hinaus in die Ewigkeit reist – ein Mittler zwischen der sichtbaren und der unsichtbaren Welt.

One Spirit Medizin kann Ihr Befinden verbessern und Ihnen ein Gefühl für Ihre Bestimmung zurückgeben, wenn Sie beispielsweise an einer Zivilisationskrankheit leiden oder sich vom Leben überfordert und ausgelaugt fühlen. Wenn Sie bereit sind, die Alchemistenküche in Ihrem Gehirn wieder in Schuss zu bringen, können Sie drohende Gesundheitsstörungen noch abwenden und sich rundherum wohlfühlen.

One Spirit Medizin geht davon aus, dass wir die Außenwelt als Projektion eines inneren Geflechts wahrnehmen, das unsere Überzeugungen formt und unser Denken, Fühlen und Verhalten steuert. Dieses Geflecht ist ein Netzwerk von Nervenschaltkreisen im Gehirn und stellt eine Art unbewusste Programmierung dar, die unsere Erfahrung färbt und sich auf unsere Gesundheit auswirkt. Diese Programmierung, die es uns für normal halten lässt, dass wir mit hoher Wahrscheinlichkeit Alzheimer bekommen, wenn wir über fünfundachtzig sind, und dass Krebs-

und Herz-Kreislauf-Erkrankungen rasant zunehmen, gilt es zu ändern. Für unsere Gesundheit ist es unerlässlich, dass wir diese unbewusste Programmierung »upgraden« – all die beengenden Glaubenssätze, die uns in ungesunde Lebensweisen und Beziehungen treiben.

Vor Jahren habe ich einmal einen alten Mann im Amazonas-Regenwald gefragt, was er gegen die Gebrechen des Alters unternehme. »Das ist einfach«, sagte er. »Lange und gesund leben.« Ich lachte und nahm an, er habe meine Frage nicht verstanden. Ich sagte, ich wüsste gern, wie ich die Krankheiten des Alters vermeiden könne. Er lächelte und wiederholte seine Antwort.

Heute weiß ich, was er meinte. Die selbstverständlichen Bestandteile der uralten schamanischen Lebensform zielen alle auf ein langes und gesundes Leben. Die in diesem Buch dargestellten Supernährstoffe bringen die mehr oder weniger brachliegenden antioxidativen Mechanismen in jeder Zelle in Gang, wirken dem Zerstörungswerk freier Radikale im Gehirn entgegen und aktivieren Langlebigkeitsgene, die Alterskrankheiten vorbeugen. Die spirituellen Lehren des Medizinrads unterstützen uns beim Aussortieren schwächender, ja lähmender Erfahrungen und Geschichten aus der Vergangenheit, die dafür sorgen, dass wir alte Traumata und die Krankengeschichte unserer Vorfahren erneut durchleben. Mit der Visionssuche können wir neue Leitmythen finden, die für Geist und Körper heilsam wirken und unsere Begeisterung neu entfachen.

One Spirit Medizin ist Bestandteil eines neuen Gesundheitsmodells, in dem es nicht mehr um medikamentöse Beseitigung von körperlichen oder psychischen Störungen geht. Die Medizin der Schamanen ist im Unterschied zu verschreibungspflichtigen und vielen frei verkäuflichen Medikamenten frei von Nebenwirkungen und muss folglich nicht mit Warnhinweisen versehen werden. Sie macht nicht abhängig und ist rezeptfrei.

In der westlichen Gesellschaft wenden wir uns im Krankheitsfall an einen Arzt, und zu allen anderen Themen suchen wir Rat bei Fachleuten. Schulen, Firmen, Religionen und Regierungen sind hierarchisch aufgebaut. Am Amazonas dagegen liegen zwischen uns und dem Geist keine Management-Ebenen. In einem Stammesverband werden Schamanen, gleich ob Mann oder Frau, als Heilkundige verehrt, aber im Übrigen nicht als über den anderen stehend betrachtet. Wenn es darum geht, das Gleichgewicht von Körper, Geist und Seele wiederherzustellen, ist der Schamane einfach jemand, der weiß, wie mit beiden Welten umzugehen ist, der sichtbaren und der unsichtbaren.

Sie brauchen aber nicht unbedingt einen Schamanen, um Verbindung zur unsichtbaren Welt des Geistes aufzunehmen, und Sie müssen Gesundheit nicht außerhalb Ihrer selbst suchen. Sie brauchen den Blick nur nach innen zu richten, da bekommen Sie One Spirit Medizin.

Das hatte mir der alte Mann sagen wollen.

ZWEI

Der Geist und die unsichtbare Welt

Das Meer des Bewusstseins ist überall das gleiche Meer, aber jeder von uns sieht es von seinem eigenen Küstenabschnitt aus. Die Welt des Geistes ist uns allen gemeinsam, und alle Lebewesen können sie wahrnehmen, aber sie wird doch selten gesehen. Der Schamane ist der Meister dieser anderen Welt, mit einem Fuß steht er in der Welt der Materie, mit dem anderen in der des Geistes.

Vor Jahrzehnten habe ich einen ganzen Sommer mit Forschungen im Amazonas-Regenwald zugebracht. Finanziert wurde das Ganze von einem Schweizer Pharmakonzern, dem es darum ging, irgendeine Rinde oder Wurzel zu finden, die man zum nächsten Heilmittel für Krebs aufbauen konnte. Der Dschungel ist schließlich die Apotheke der Natur, voller exotischer Pflanzen, deren Heilkräfte noch gar nicht entdeckt sind. Ich war Monate im Kanu unterwegs und besuchte Dörfer, in denen man noch nicht viele Weiße gesehen hatte. Überall stellte sich heraus, dass Krebs, Alzheimer oder Herzkrankheiten unbekannt waren, sogar bei den Alten. Keine Frage, diese Naturvölker verfügten über ein Gesundheitswissen, das uns im Westen unbekannt war. Worin lag das Geheimnis?

Bei meiner Rückkehr hatte ich nichts Greifbares vorzuweisen. Meine Sponsoren waren überhaupt nicht begeistert, sie konnten kaum glauben, dass ich nicht die Zutaten für einen neuen Medikamenten-Bestseller mitbrachte, der uns alle reich machen und auch noch Leben retten würde. Ich brachte allerdings etwas mit, was mir viel wertvoller erschien, nämlich das Wissen einiger Amazonas-Heiler, die mich unter ihre Fittiche genommen hatten. Demnach war es so, dass man im Regenwald sehr wohl ein magisches Gesundheitsmittel finden konnte, nur ließ es sich nicht in den Rucksack packen. Dieses Mittel ist die One Spirit Medizin, und sie ist in die unsichtbare Matrix jenes Universums eingebunden, das wir Geist nennen. Erst nach Jahren der Lehrzeit bei indigenen Heilern begann ich zu erfassen, wie diese Medizin wirkt.

Wer einmal den Geist erfahren hat, diese unsichtbare Matrix aus einander überlagernden Bewusstseins- und Informationsfeldern, dem geht auf, dass die sichtbare Welt der Dinge, die stoffliche Welt, nicht die einzige Realität ist. Sie ist nicht einmal der wichtige oder vorrangige Teil der Realität. Die sichtbare und die unsichtbare Welt sind mit beinahe mathematischer Präzision miteinander verwoben, und wessen Augen sich dafür geöffnet haben, der kann sich tanzend zwischen ihnen bewegen wie die Schamanen.

In früheren Zeitaltern kannten die Menschen sich gut mit den beiden Welten aus. In den hinduistischen Veden wird die unsichtbare Welt *Akasha* genannt, was meist als »Äther«, »Raum« oder »das Alldurchdringende« übersetzt wird. Während der Kosmos nach Auffassung der modernen Naturwissenschaft aus Energie und Materie besteht, sehen die indigenen Völker ihn als ein lebendiges und intelligentes Feld, das sie Geist nennen. Das deutsche Wort »Geist« wurde ebenso wie viele ähnliche Formen dieses Wortes in anderen germanischen Sprachen ursprünglich in der Bedeutung »Ekstase« verwendet. Ab dem 8. Jahrhundert diente es jedoch als Übersetzung des lateinischen Wortes *Spiritus,* dessen ursprüngliche Bedeutung »Atem« oder »Hauch« ist.

Allgegenwärtiger Geist

Geist ist ein grenzenloses und unsichtbares Energiefeld, mit dem wir uns verbinden, um die Welt ins Dasein zu träumen. Er ist keine Gottheit mit menschlichen Anwandlungen und Launen, keine eifersüchtige und zornige Gottheit, wie wir sie aus der griechischen und römischen Mythologie und anderswoher kennen. Geist verlangt von niemandem, seinen Erstgeborenen zu opfern, er ruft uns nicht auf, die Ungläubigen zu erschlagen, er vernichtet keine Städte, nur weil deren Einwohner vom Weg abgekommen sind. Geist ist die schöpferische Matrix, die dem Leben erlaubt, sich zu entwickeln und zu erneuern.

Geist ist stets und ständig in Ihrem Leben gegenwärtig. Sie sind Fleisch und Blut gewordener Geist, grenzenloses Bewusstsein. Er birgt die gesamte Schöpfung in sich, und da Sie nicht vom Geist zu trennen sind, ist die gesamte Schöpfung auch in Ihnen. Ihr persönliches Bewusstsein ist allerdings nur ein Tropfen im weiten Meer des Bewusstseins. Anders als Ihr (in manchen Sprachen ebenfalls »Geist« genanntes) denkendes und fühlendes Bewusstsein, das Sie als den Mittelpunkt der Welt sieht, kennt Geist keine zwanghafte Beschäftigung mit einem Ich.

Das Wissen um unsere Individualität, die uns in unserer alltäglichen Realität so viel bedeutet, verblasst in einem erweiterten Bewusstseinszustand, in dem wir die Einheit der unsichtbaren Welt erfahren. Bei der Rückkehr in die sichtbare Welt und das gewöhnliche Bewusstsein kommen uns unsere Alltagsprobleme dann viel weniger gewichtig vor.

Wer sich dem Geist zuwendet und sich auf ihn einlässt, wird feststellen, dass wir alle einen direkten Zugang zum Geist haben und seine numinose Kraft unmittelbar erfahren können. Bitten wir um Hilfe, antwortet der Geist mit dem, was wir tatsächlich gerade benötigen, auch wenn wir die Antwort vielleicht nicht ganz oder nicht sofort verstehen. Zudem handelt es sich um eine Wechselbeziehung: Wenn der Geist ruft, müssen wir bereit sein zu antworten, unabhängig davon, ob wir verstehen, was von uns verlangt wird, und ob wir Lust dazu haben oder nicht. Als meine Kinder noch klein waren, habe ich zum Geist gesagt, ich würde seinem Ruf folgen, wenn sie ein wenig größer seien. Ich benutzte meine Kinder als Vorwand, um mich vor meiner Mission zu drücken. Wenn wir den Geist vertrösten – auf eine Zukunft, in der wir genügend Geld oder genügend Zeit haben oder richtig gut ausgeschlafen sind –, wird die Abmachung mit dem Geist möglicherweise hinter unseren Wünschen und Erwartungen zurückbleiben.

Eine harmonisierende Kraft

Schlimme Dinge passieren uns, weil wir gesündigt, das heißt gegen die Regeln eines übernatürlichen Gottes verstoßen oder durch irgendetwas den Unmut der Götter auf uns gezogen haben – so ist es den meisten von uns beigebracht worden. Doch nach dem, was ich von den Amazonas-Schamanen erfahren habe, ist der Geist keine launische, rächende Gottheit, die unseren Gehorsam auf die Probe stellt und Vergeltung übt, wenn wir Fehler machen. Der Geist ist überhaupt keine Gottheit, sondern die große ausgleichende Kraft des Lebens. Er stellt den Einklang wieder her, verhängt aber keine Strafen.

Missgeschick und Krankheit zeigen lediglich eine Störung der natürlichen Harmonie an. Dazu kommt es, wenn wir von der Weisheit der unsichtbaren Welt abgeschnitten sind, wenn wir unbewusst leben und in Geschichten und Erfahrungen gefangen sind, die uns kleiner machen, als wir sind. Solange wir nur die materielle Welt sehen, führt unser Überlebensinstinkt das Ruder. Dann nehmen wir an, Krankheiten, Konflikte und Leid seien nur zu überwinden, wenn wir kämpfen und die gegnerischen Kräfte niederringen. Wir merken nicht, dass Krankheiten, Konflikte und Leid überhaupt erst durch das eigennützige und manipulative Verhalten entstehen, mit dem wir sie in Schach zu halten versuchen.

Damit ist aber nicht gesagt, dass wir alle Missgeschicke selbst auf uns ziehen. Alles Leid entsteht aus einem gestörten Gleichgewicht, aber mitunter sind wir nicht selbst direkt daran beteiligt. Das Ebola-Virus kann hier als Beispiel dienen. Dieses tödliche Virus kam ursprünglich nur in einem wenige Quadratkilometer großen afrikanischen Waldgebiet vor. Als der Wald aus kommerziellen Gründen abgeholzt wurde, verlor das Virus sein natürliches Verbreitungsgebiet – es war praktisch gezwungen, Tiere und Menschen im weiteren Umland zu befallen. Wahrscheinlich hatten die meisten der am Ebolafieber erkrankten Menschen nicht direkt etwas mit der Rodung der Wälder zu tun, aber sie leiden sehr, und viele sterben.

Die meisten Mikroben können uns nur schaden, wenn bereits körperliche Störungen vorliegen oder unser Immunsystem nicht angemessen reagiert. Wir können einen Befall mit gefährlichen Parasiten nicht ausschließen, aber wir können ein körperliches Ungleichgewicht oder Missverhältnisse in unseren Beziehungen zu anderen verhindern beziehungsweise ausgleichen. Ungleichgewichte deuten auf eine gestörte Beziehung zum Geist hin. Wer sich ein glücklicheres und gesünderes Leben ins Dasein träumen möchte, muss diese Beziehung in Ordnung bringen.

Der Schleier zwischen den Welten

Bei unserer Suche nach wissenschaftlichen Erklärungen für alles im Universum vergessen wir das Reich des Unsichtbaren und alles, was es dort gibt. Dort finden wir Frieden, die Leiden der materiellen Welt existieren dort nicht. Doch weshalb bleiben wir nicht in der Welt des Geistes, wenn es da so wunderbar ist?

Wir nehmen einen stofflichen Körper an, sagen die Schamanen, um uns zu entwickeln und zu wachsen, um innerlich zu reifen und weise zu werden. Dies können wir an einem Beispiel aus der Physik verdeutlichen: In der Verkörperung sind wir gleichsam wie ein Elektron in seinem Teilchenzustand und in der unsichtbaren Welt wie ein Elektron in seinem Wellenzustand. Der Teilchenzustand ist unsere »lokale« Verfassung, in der wir als Wesen von Fleisch und Blut auf der Couch sitzen und lesen. Der Wellenzustand ist unsere »nichtlokale« Verfassung, hier reichen wir bis in die fernsten Fernen des Universums und sind eins mit allen Dingen. Im Tod lassen wir den Körper zurück und kehren zu unserer nichtlokalen Natur in der formlosen unsichtbaren Welt zurück. Die frühen Schamanen fanden jedoch heraus, wie sie ihr nichtlokales Ich erfahren konnten, ohne zu sterben – wie man in der alltäglichen Welt den Einen Geist kosten kann.

In unserer nichtlokalen Verfassung in der unsichtbaren Welt, wo wir uns gleichsam auf die gesamte Schöpfung erstrecken, haben wir nicht genügend Substanz, um »Gefäß« eines Bewusstseins zu sein. Wenn wir in unserem Wellenzustand Bewusstsein aufnehmen wollen, müssen wir »den Jaguarkörper ausbilden«, wie es die alten Maya nannten. Ihre Priester, die *Balam* genannt wurden, hatten den Tod besiegt, in ihrer nichtlokalen Verfassung grenzenlose Bewusstheit erlangt und die so gewonnene Weisheit zu den Menschen in ihren Dörfern gebracht. Deshalb ist der Jaguar auf dem gesamten Kontinent ein besonders wichtiges Symboltier. Er steht für die Fähigkeit, über den Tod hinauszugehen, in das Allwissen einzutauchen und damit in die Menschenwelt zurückzukehren. Wenn wir die One Spirit Medizin selbst erlebt haben, wird uns klar, dass es zwischen uns und der unsichtbaren Welt nie eine geschlossene Tür gegeben hat. Die unsichtbare Welt befindet sich nicht außerhalb der gegenständlichen Realität, sie ist stets präsent und immer erreichbar. Wir können ihre Weisheit jederzeit in die Welt tragen, um dort heilend zu wirken und Ausgleich zu schaffen. Wir können die Materie mit Geist tränken.

Die moderne Technik verspricht uns Allwissenheit. Unsere Informationsmaschinerie macht es möglich, immer schneller auf sämtliches Wissen der Menschheit zuzugreifen. Das ist jedoch nicht das grenzenlose Bewusstsein, von dem ich im Zusammenhang mit der Erfahrung des Einen Geistes spreche. Bei grenzenlosem Bewusstsein geht es vielmehr um die Fähigkeit, die Gesamtheit des Kosmos ohne jegliche zeitliche oder räumliche Beschränkung unmittelbar zu erfahren. Mit dem so gewonnenen Wissen können wir unseren Körper heilen und die Evolution der Menschheit bewusst mitgestalten.

Der Schleier, der die unsichtbare Matrix zu verhüllen scheint, ist nur eine Vorspiegelung unseres Bewusstseins, bedingt durch unsere Überzeugungen. Oft ist es so, dass wir etwas erst glauben, wenn wir es sehen. Aber das Gegenteil trifft ebenfalls zu: dass wir etwas erst sehen, wenn wir es glauben. Was wir nicht zumindest für möglich halten, das entgeht uns ganz einfach, auch wenn es direkt vor unserer Nase ist. Unser Denken lässt es nicht zu einer Wahrnehmung kommen. Dazu gibt es die Geschichte, dass die Ureinwohner Mexikos die ersten Schiffe der spanischen Eroberer schlichtweg nicht sahen. Sie sahen nur die geblähten weißen Segel. Dabei waren sie weder blind noch dumm, doch Wasserfahrzeuge dieser Größenordnung waren für sie einfach unvorstellbar, und ihr Verstand löschte etwas, was ihre Augen durchaus wahrnahmen. Die moderne Forschung bestätigt, dass unsere geistigen »Voreinstellungen« ein hohes Durchsetzungsvermögen haben und Sinnesdaten, die nicht ins Bild passen, ausfiltern können. Noch vor rund hundertfünfzig Jahren mokierten sich europäische Ärzte über den Gedanken, dass Krankheiten durch Keime übertragen werden. Sie sahen keine Keime, also konnte es sie auch nicht geben.

Bewusstsein hat auch eine physische Seite. Zur sichtbaren Welt gehören neben allen physikalischen Phänomenen auch unsere Gedanken und Gefühle. Heute können wir mittels funktioneller Magnetresonanztomographie (fMRT) sichtbar machen, was sich im Gehirn abspielt, wenn jemand gerade Mitgefühl empfindet, Lust auf ein Stück Schokolade hat oder sich an eine Lieblingsmelodie erinnert. Auch neurowissenschaftlich lässt sich also nachweisen, dass Bewusstsein physische Auswirkungen hat.

Ein leuchtendes Energiefeld

Wie aber kann die unsichtbare Welt des Geistes heilen oder überhaupt auf unsere Gesundheit einwirken? Den stofflichen Körper umgibt ein leuchtendes Energiefeld, das unseren Zellen und Genen und dem Mikrobiom (der Gesamtheit aller Mikroorganismen in und auf unserem Körper) »mitteilt«, wie sie in harmonischem Miteinander leben und agieren können. Die meisten Menschen können dieses leuchtende Energiefeld nicht sehen, aber manche nehmen es als Aura wahr, als einen farbigen Lichthof um die Person. Mit etwas Übung können wir alle das lernen. Reiben Sie Ihre Handflächen ein paar Sekunden lang kräftig aneinander, um sie dann ganz langsam ein wenig voneinander zu entfernen. Spüren Sie Wärme oder etwas Dichtes in der Luft zwischen Ihren Händen?

Wir können uns das leuchtende Energiefeld als die Software vorstellen, die der Hardware, unserer DNA, Steuerimpulse für Zellwachstum und Zellerneuerung gibt. Solange Sie die One Spirit Medizin noch nicht kennen, steuert Ihr Energiefeld das Geschehen im Körper gemäß den Erbanlagen, die in Ihren Zellen abgelegt sind. Dabei bildet es die körperlichen Umstände und psychischen Dramen, die sich durch die Generationen ziehen, immer wieder neu nach. Wir wären gerne anders, besser und aufgeklärter als unsere Eltern, aber es bestehen eben doch Dispositionen für ihre körperlichen und seelischen Beschwerden, sodass wir sie in dieser oder jener Form wiederholen. Solange wir den Zyklus nicht durchbrechen, leben und sterben wir ungefähr so wie sie.

Die Kohärenz – wir könnten auch sagen die »Weisheit« – unseres Energiefelds kann nachlassen und schwächer werden, sodass im Körper Missklänge und schließlich Krankheiten entstehen. Die 100 Billionen Zellen unseres Mikrobioms kümmern sich dann zunehmend um ihr eigenes Überleben statt um unseres. Krebszellen vergessen zu sterben und möchten für immer leben. Wird das leuchtende Energiefeld jedoch durch One Spirit Medizin auf dem neuesten Stand gehalten, sichert es unsere Gesundheit.

Ich staunte nicht schlecht, als ich zum ersten Mal hörte, dass der menschliche Körper zu 90 Prozent aus »fremden« Bakterien besteht und unsere eigene DNA nur zehn Prozent unseres Körper ausmacht. Bedeutet das dann, dass *ich* nur diese zehn Prozent bin? Nein, ich bin das Energiefeld, die ordnende Kraft für diese erstaunliche »Kolonie«, die ein Ich-Gefühl besitzt. Über mein Gehirn und Nervensystem sorgt das Energiefeld für das harmonische und ausgewogene Zusammenwirken der 100 Billionen Zellen meiner Kolonie. Die Natur hat uns so gemacht und wusste wohl, dass es ratsam war, alles über ein zentrales Gehirn zu koordinieren und nicht jede Zelle mit einem Denkapparat auszustatten – einschließlich der Freiheit, selbst zu entscheiden, was für die Kolonie am besten sei. Denn das ist kein Rezept für Freiheit, sondern eher eins für Massenschlägerei.

Unser leuchtendes Energiefeld ist für den Schamanen ein Tropfen universale Weisheit, der individuelles Bewusstsein angenommen hat. Es vermittelt zwischen unserem Gehirn – in dem wir uns als Individuum mit unserer ganz eigenen Sicht der Dinge erfahren – und dem Geist, der uns alle zu Teilen des Einen macht. Wenn wir von einem Feld sprechen, in diesem Fall von einem Biomagnetfeld, ist damit auch gleich gesagt, dass es sich über unseren Körper hinaus ins Unendliche erstreckt; mit wachsender Entfernung nimmt seine Feldstärke zwar ab, aber sie wird niemals null, auch nicht in den fernsten Fernen des Universums. So umschließt Ihr leuchtendes Energiefeld Sterne und Galaxien.

Ihr leuchtendes Energiefeld besteht aus Licht und Schwingung, und was Sie darin träumen, wandelt diese Schwingung ab und entsprechend auch das, was Sie im Körper und in der Außenwelt manifestieren. Wenn Sie Ihr Energiefeld nicht entwickeln, sondern Ihre alten Glaubenssätze einfach bestehen lassen – »Mama hat mir mein Leben versaut«, »Der Storch hat mich im falschen Haus abgesetzt« –, kann die Wunde nicht heilen, und Sie werden sich weiter unwohl fühlen oder mit sonstigen unangenehmen Dingen zu kämpfen haben. Im östlichen Denken trägt dieser Zusammenhang von Ursache und Wirkung den Namen *Karma*. Solange wir an unser Karma gebunden bleiben, wird unser Leben sehr wahrscheinlich nicht übermäßig erfreulich verlaufen. Wenn Sie jedoch in den Genuss der One Spirit Medizin kommen, wird sich die Qualität des Wissens in Ihrem Energiefeld ändern, was sich auf die Expression Ihrer Gene für Gesundheit und langes Leben auswirkt, also dafür sorgt, dass diese genetischen Informationen zum Ausdruck kommen und Ihr Leben bereichern.

Für uns ist es heute schwierig, die Qualität unseres Energiefelds anzuheben, schwieriger, als es vor zehntausend oder auch nur hundert Jahren war. Aufgrund der toxischen Belastung unseres Gehirns mit Pestiziden und Schwermetallen können wir unser Einssein mit der gesamten Schöpfung nicht mehr so mühelos erfahren wie die Menschen der Steinzeit. Selbst wenn wir sehr eifrig meditieren oder die heilige Silbe *Om* rezitieren, scheint sich uns die unsichtbare Matrix des Geistes doch immer wieder zu entziehen.

In beiden Welten

One Spirit Medizin eröffnet uns den Zugang zu dieser unsichtbaren Matrix des Wissens, in der alles mit allem zusammenhängt und unsere Gedanken jede Zelle unseres Körpers und jedes Molekül im gesamten Kosmos erreichen. Auch hier bietet uns die Physik eine schöne Metapher in dem Phänomen, das »Quantenverschränkung« genannt wird: Subatomare Teilchen können auf geheimnisvolle Weise so miteinander »verschränkt« sein, dass sich eine Veränderung der Drehrichtung bei einem der beiden unmittelbar dem anderen mitteilt, selbst wenn sie sich an verschiedenen Enden der Galaxie befinden sollten. Anfangs glaubten die Wissenschaftler, es könne sich um einen Austausch von Signalen handeln, der mit Überlichtgeschwindigkeit vonstatten geht, doch später zeigte sich, dass dieses Phänomen einfach durch die Natur der verschränkten Teilchen gegeben ist. Für die Schamanen, bei denen ich gelernt habe, gehört Verschränkung zur Natur der gesamten Schöpfung, sodass wir alle mit allem und miteinander verbunden sind. Ähnlich wie viele Indianer Nordamerikas bezeichnen sie alle Lebewesen als »meine Verwandten«.

Durch die One Spirit Medizin erhalten wir Zugang zu dem, was C. G. Jung als kollektives Unbewusstes bezeichnet hat. Gemeint ist der Teil unseres Bewusstseins, der am Gesamtbewusstsein der Schöpfung teilhat und um die Einheit mit allen Lebewesen und der Natur weiß. Wie könnte man der Erde oder ihren Lebewesen schaden, wenn man um die untrennbare Einheit mit ihnen weiß? Und wenn einem das Wohl aller anderen Lebewesen am Herzen liegt, ist es dann nicht selbstverständlich, dass man gleichzeitig auch für die eigene Heilung sorgt? Wer Erfahrung mit der One Spirit Medizin gemacht hat, für den kommt es nicht mehr infrage, auf Kosten anderer seine eigenen Interessen durchzusetzen.

Wir existieren in beiden Welten gleichzeitig, in der sichtbaren und in der unsichtbaren, und wenn uns das bewusst geworden ist, erkennen wir auch, dass wir alles in unserem Leben von der unsichtbaren Energiematrix aus selbst erträumen. Das gilt, obwohl Sie es möglicherweise nicht gern so sehen, auch für Ihre seelischen Schmerzen und Leiden. Sogar die scheinbare Trennung zwischen der sichtbaren Welt und der unsichtbaren Energiematrix ist nur eine Einbildung, eine kollektive Fehlwahrnehmung.

Um im Alltag funktionieren zu können, sind wir in gewisser Weise gezwungen, die gegenständliche Welt als die einzige Realität anzusehen, denn wie sollten wir im Zustand der Einheit, in unserem Wellenzustand, den vielen Anforderungen des Tages gerecht werden? Haben Sie jedoch Ihre Verflochtenheit mit allem im Universum einmal erlebt, werden künftig wahrscheinlich andere Dinge auf Ihrer To-do-Liste stehen, und Sie werden immer besser in der Lage sein, Ihre Liste abzuarbeiten, ohne sich dabei selbst zu sabotieren.

Ihr leuchtendes Energiefeld erlaubt Ihnen, sich mit tänzerischer

Leichtigkeit zwischen den Welten zu bewegen und den Ausgleich zwischen dem Tun der sichtbaren Welt und dem Nicht-Tun – oder einfach *Sein* – der unsichtbaren Welt zu schaffen. Sie entscheiden dann selbst, ob Sie sich gerade mit den Tätigkeiten des Alltags befassen oder in der Einheit mit dem Geist ruhen wollen. Jedenfalls werden Sie hier wie dort völlig präsent sein und sich nicht fragen, ob es anderswo vielleicht besser wäre. Ihre Vorstellungen drehen sich dann auch nicht mehr um andere und darum, dass Sie sich ein anderes Verhalten von ihnen wünschen. In dem Wissen, dass Sie im Wellenzustand ohnehin mit allem und allen verbunden und eins sind, können Sie die anderen leben lassen, wie sie möchten, und konzentrieren sich ganz darauf, Ihr eigenes Leben möglichst authentisch und fantasievoll zu führen.

Im Unsichtbaren aufwachen

Während wir schlafen, sind wir in unseren Träumen wach. Sind wir dagegen in der stofflichen Realität wach, schlafen wir im Unsichtbaren, wo unsere Träume spielen, tief und fest. In Träumen oder bei der Meditation, in tiefer kontemplativer Betrachtung oder durch Musik und Gebet können wir etwas über das unsichtbare Reich der Zeitlosigkeit erfahren. Das sind jedoch vielfach flüchtige Eindrücke, die schon auf dem Weg vom Bett zur Kaffeemaschine verblassen. Im Traum sind wir in dieser Welt der Zeitlosigkeit, wo wir beispielsweise unseren verstorbenen Eltern begegnen und schon im nächsten Augenblick fantastische Landschaften durchstreifen. Das können ganz lebendige Bilder sein, aber wenn wir dann aufwachen, lassen wir zu, dass sie uns einfach wieder entfallen, als wären sie ohne besonderen Wert. Im Westen gehören Psychologen, die auf Traumdeutung spezialisiert sind, zu den ganz wenigen, die um die Bedeutung des Träumens wissen. Das ist bei den Menschen im Amazonasgebiet, bei denen ich gelebt und gelernt habe, ganz anders. Sie berichten einander jeden Morgen von den Träumen der Nacht und beraten, ob darin Antworten auf wichtige Fragen zu erkennen sind, vielleicht auch wichtige Einsichten, von denen das ganze Dorf wissen soll.

One Spirit Medizin führt Sie zu dem zurück, was Sie ursprünglich sind, ein spirituelles und körperliches Wesen, Welle und Teilchen. Das ist möglich, weil Sie auf Ihr unsichtbares Ich aufmerksam gemacht werden, das weder Körper noch Gestalt besitzt und von außerzeitlicher Existenz ist. Ist Ihnen schon aufgefallen, dass Ihr Körper im Traum gar nicht körperlich ist, dass Sie nirgendwo schmerzhaft anecken? Im Traum sind wir reine Bewusstheit. In der unsichtbaren Welt existieren wir formlos und ichlos in wohliger, grenzenloser Weite. Nur hier in der sichtbaren Welt stoßen wir an Tischkanten, fallen in Abgründe, erleben Schmerz und Krankheit – und nur hier lernen und wachsen wir.

Durch One Spirit Medizin lernen Sie die unsichtbare Welt kennen und bekommen ein Bild von ihrem Nutzen für Ihr Leben. Leben und Tod, Form und Formlosigkeit sind ein Tanz zwischen den beiden Welten, und der leuchtende Energiekörper bildet die Brücke. Er verbindet Ihr Altern und Sterben mit Ihrem Ich in der anderen Welt, das nicht den Grenzen der Stofflichkeit und der Zeit unterliegt. Von den Schamanen habe ich gelernt, dass nach dem Leben nur Leben kommt, während der Tod nur einen kurzen Übergang zwischen der sichtbaren und der unsichtbaren Existenzform darstellt. One Spirit Medizin lässt uns Anschluss an den in der unsichtbaren Welt liegenden Ursprung von allem finden, und von dort aus können wir heilen und Leiden lindern.

Jeder Mensch möchte glücklich sein, jeder möchte von Schmerz, Krankheit, Kümmernissen, Seelenqualen und dem Stress des modernen Lebens verschont bleiben. Solange Sie nicht wissen, dass Sie Ihr tagtägliches Leben selbst gestalten können, bleibt diese Kraft ungenutzt und entgleitet Ihnen, und dann sehen Sie sich als Opfer unbekannter, beängstigender Mächte.

Durch One Spirit Medizin werden Sie fähig, sich Ihre Welt und Ihre Gesundheit ins Dasein zu träumen. Sie müssen das nicht einmal allein bewältigen, sondern haben als Mitschöpfer immer den Geist zur Seite. Haben Sie das Geschenk der One Spirit Medizin einmal in Empfang genommen, finden Sie überall und jederzeit, auch in einem überfüllten Flugzeug oder Zug, Zugang zur Weisheit der unsichtbaren Welt.

DREI

Den Tyrannen stürzen

Der Verstand ist nicht bei Verstand

In Museen und Vergnügungsparks zeigen sich Kinder immer wieder von Modellen des grimmigsten aller Dinosaurier angetan, vom *Tyrannosaurus rex.* Der *Spinosaurus* war größer und gefährlicher, die Pflanzenfresser *Diplodocus* und *Apatosaurus* waren nahezu doppelt so groß wie der *T. rex,* aber dieser war nun mal der erste, der einem großen Publikum bekannt wurde. Um die Wende zum 20. Jahrhundert rissen sich die Leute in England darum, das Skelett dieser Kreatur anschauen zu dürfen. Der furchterregende Dinosaurier bekam einen angemessen schaurigen Namen, und sein Ruf hat einen beinahe mythischen Beiklang. Er steht für den menschlichen Tyrannen, der gnadenlos alle niedermacht, die sich ihm nicht beugen. Inzwischen hat sich zwar herausgestellt, dass *Tyrannosaurus rex* wahrscheinlich Federn hatte, aber in unserer Vorstellungswelt besaß er eine dicke, undurchdringliche Drachenhaut, die ihn zum unbesiegbaren Jäger machte.

Auch im Großkatzenhaus der Zoos lebt der Mythos vom grimmigen Herrscher. Die Reißzähne und die imposante Mähne eines männlichen Löwen beeindrucken den Zoobesucher selbst dann, wenn das Tier hinter der Glasscheibe gähnt. Zwar wissen wir heute, dass die etwas kleinere, geschmeidige Löwin für die Jagd zuständig ist, während er mehr oder weniger zuschaut, dennoch bewundern alle staunend den »König der Tiere«.

T. rex und der männliche Löwe sind von großer Symbolkraft, weil das Bild des übermächtigen Herrschers fest in der menschlichen Psyche verankert ist. Wir haben die Vorstellung von einem kriegerischen Herrscher so tief verinnerlicht, dass uns das denkende Bewusstsein, unser Verstand, als die stärkste Kraft in uns erscheint und alles – Gedanken, Gefühle, Körper und spirituelles Bewusstsein – seinem Kommando untersteht. Von klein auf hören wir immer wieder, was uns vom übrigen Tierreich unterscheide, sei unser großes und komplexes Gehirn. Und tatsächlich glaubt der Verstand, er habe das Sagen und könne über unser Denken und Fühlen, ja, unser ganzes Leben bestimmen. Wir glauben, wir müssten nur umdenken, um an unseren Gewohnheiten, Süchten, Beziehungen und Gefühlen das zu ändern, was geändert werden muss. Dann denken wir um und um, aber was unsere Beziehungen, unsere Gesundheit und unsere Gefühlsregungen angeht, tut sich nicht viel.

One Spirit Medizin verspricht dagegen echte und anhaltende Besserung. Wir lassen uns nicht mehr von der Vorstellung blenden, unser Denken könne uns Gesundheit, Wohlstand, Liebe und überhaupt alles Gute verschaffen, sondern streben etwas Wirksameres an, nämlich eine Beziehung zum Geist und zur unsichtbaren Welt. One Spirit Medizin macht uns auf die Dummheit des tyrannischen Verstands aufmerksam und eröffnet uns einen Zugang zu zeitlosen Formen des Heilens.

Als Handlanger für die Heilung von Körper, Geist und Seele kann der Verstand jedoch durchaus dienen. Wir wissen längst um das Zusammenwirken von Seele und Körper und die Bedeutung ihres Wechselspiels für Gesundheit und Krankheit. Das Denken darf nur nicht überhandnehmen und alles an sich reißen.

Für unsere frühesten Vorfahren war die Verbundenheit mit dem Geist das A und O, und in den meisten indigenen Gesellschaften ist das heute noch so. In meiner Anfangszeit als Anthropologe interessierten mich besonders die ursprünglichen Völker, deren Menschen noch weitgehend wie unsere steinzeitlichen Ahnen lebten, und ich sah staunend, wie präsent der Geist in ihrem Leben war. Viele ihrer Legenden handeln von einem Himmelswesen, das auf der Erde unter den Menschen wandelt und Weisheit zu ihnen trägt. Sie glauben auch heute noch, dass wir an besonderen Orten und in einem bestimmten Bewusstseinszustand mit diesem Wesen kommunizieren können. Bei den Azteken ist es Quetzalcoatl, die gefiederte Schlange, die Hopi nennen dieses Wesen Herr der Morgendämmerung, und bei den alten Maya hieß es Kukulkan.

Quetzalcoatl, der wiederkehrende Gott, ist der Venus zugeordnet, dem Morgenstern. Der Legende nach kommt er in jedem neuen Zeitalter als Wissensbringer und Erneuerer zurück. Seine Lehren bleiben als Orientierungspunkte bestehen, ungefähr so wie manche neutestamentlichen Lehren, die uns auffordern, die andere Wange hinzuhalten oder unseren Nächsten zu lieben wie uns selbst. Alle Weisheit kommt aus dem Geist, sagt Quetzalcoatl. Körperliches Dasein ist etwas Vorübergehendes, dennoch sollen wir es ehren und bewahren, da es außerordentlich schwierig ist, einen menschlichen Körper zu erwerben – hier stimmt die Auffassung der Schamanen mit den buddhistischen Lehren überein. Die Naturvölker, bei denen ich gelernt habe, sehen das körperliche Dasein nicht als die einzige oder auch nur wichtigste Realität an. Dieser Daseinsform liegt vielmehr das unsichtbare Reich des Geistes als primäre Realität zugrunde, und das spirituelle Ich ist unser wahres Ich, das nicht geboren wird und nicht stirbt.

Der Geist führt die Medizinmänner und Medizinfrauen, bei denen ich gelernt habe, zu den Pflanzen, die lebenserhaltende

Kräfte besitzen. Grüne Pflanzen waren das Hauptnahrungsmittel unserer steinzeitlichen Vorfahren. Tatsächlich greifen Menschenleben und Pflanzenleben auf erstaunliche Weise ineinander, eine perfekte Symbiose: Sauerstoff, das »Abfallprodukt« der Pflanzenatmung, ist für uns lebenswichtig, und was wir an Kohlendioxid ausatmen, dient wiederum den Pflanzen als Nahrung. Pflanzen erzeugen mithilfe von Sonnenlicht Nährstoffe von hoher Dichte, die uns als Nahrung und Heilmittel dienen. Für unsere Vorfahren war ein respektvoller Umgang mit der Natur selbstverständlich, er sicherte ihr Überleben in der Wildnis. Um essbare und nahrhafte Beeren oder Wurzeln finden und von giftigen unterscheiden zu können, konnten sie mit der Pflanzenwelt auf eine Weise kommunizieren, die heute nur noch ganz wenigen bekannt ist. In früheren Zeiten konnte man die Pflanzen nicht im Labor auf Giftstoffe untersuchen, man musste einfach kleine Mengen probieren – immer in der Hoffnung, dass man den Test überleben werde. Bei den indigenen Völkern, die noch heute im respektvollen Austausch mit der Natur leben, wird man allerdings noch einen Zusatz zu hören bekommen, nämlich dass die Pflanzen mit den Menschen sprechen und sie deshalb nicht auf gefährliche Selbstversuche angewiesen sind.

Dieses Verfahren erkennt die Wissenschaft allerdings nicht an, einfach weil sich die so gewonnenen Ergebnisse weder messen noch wissenschaftlich beschreiben noch reproduzieren lassen. Die steinzeitlichen Sammler und Jäger besaßen ein vertrauensvolles Verhältnis zur Natur. Sie vertrauten darauf, dass die Erde hervorbringen würde, was sie benötigten.

Wie kam es, dass uns die innige Verbundenheit mit Geist und Natur verlorenging? Der Anthropologe Jared Diamond führt es auf einen großen Umbruch zurück, der vor ungefähr zehntausend Jahren stattfand, die sogenannte neolithische (jungsteinzeitliche) Revolution. In dieser Zeit ließen die Menschen ihr Dasein als Sammler und Jäger nach und nach hinter sich. Sie wurden sesshaft und gingen zu Ackerbau und Viehzucht über – und wechselten damit von einer eiweiß- und fettreichen Ernährung zu einer Kost, in der Getreide den Hauptanteil stellte. Diamond bezeichnet das als den »größten Fehler in der Geschichte der Menschheit«. Die folgenden Jahrhunderte waren bestimmt von Konflikten und kriegerischen Auseinandersetzungen, vom Aufstieg und Fall von Kulturen, wie er sagt. Grausame Herrscher, verheerende Kriege und Sklaverei beherrschten das Bild.

Eine getreidereiche Ernährung mit beispielsweise Weizen, Gerste, Reis und Mais – allesamt Lebensmittel mit einem hohen glykämischen Index, die den Blutzuckerspiegel stark beeinflussen – bedeutet letztlich, dass sich die Menschen seit der neolithischen Revolution überwiegend von Zucker ernähren. Wie mein Kollege David Perlmutter in seinem Bestseller *Dumm wie Brot* darlegt, leidet unser Körper und vor allem unser Gehirn nach wie vor unter dieser Ernährungsumstellung. Ein in Zucker gebadetes Gehirn ist dumpf und schwerfällig und kann mit One Spirit Medizin weniger anfangen als ein mit Fett ernährtes Gehirn. Im nächsten Kapitel werden Sie mehr über die schädliche Wirkung der Getreide auf den Verdauungstrakt und das Gehirn und insbesondere über das Weizenprotein Gluten erfahren.

Bei der Sesshaftigkeit und der Entwicklung der Landwirtschaft ging es immer mehr auch darum, dass man seine Ländereien und damit sein Überleben sicherte, also mussten mächtige Herrscher her, die Streitkräfte zur Verteidigung des Landes und der Bauern und der Kornspeicher zusammenziehen konnten. Zunehmend beherrschten Angst und Krieg das Denken der Menschen, das gegenseitige Vertrauen und das Vertrauen auf den Geist schwanden. Auch der unmittelbare Zugang zum Göttlichen schwand, dafür gab es jetzt Religionen und Leute, die sich als Mittler zwischen Mensch und Gott verstanden.

One Spirit Medizin erneuert unsere Verbundenheit mit dem Geist und den Kräften der Natur. Wenn wir mit uns selbst und allen Wesen dieser Erde leben möchten, dürfen wir uns nicht mehr ausschließlich von diesem tyrannischen Verstand leiten lassen. Natürlich können wir nicht in die Steinzeit und zur damaligen Lebensweise zurückkehren, aber es ist möglich, uns die Wirklichkeitserfahrung der Menschen dieser Zeit wieder zu eigen zu machen. Das ist auch notwendig, wenn wir unser Gehirn in eine Verfassung bringen wollen, die uns ein gesundes Leben sichert, in dem wir uns wohlfühlen.

Das Gehirn fit machen

Während meiner Reisen im Amazonasgebiet beobachtete ich, dass die Schamanen drei klar unterscheidbare Arten von Heilpflanzen verwendeten. Die erste Kategorie bezeichne ich als »Aspirinbaum«. Hatte man Kopfschmerzen oder Malariafieber, wurde Rinde vom Aspirinbaum – Weiden- oder Chinarinde – besorgt und zu einer Medizin verarbeitet. Es ging einfach darum, den Kopfschmerz zu dämpfen oder das Fieber zu senken. Das ist auch die Medizin, die wir in der modernen Industriegesellschaft vorwiegend praktizieren: Wir behandeln Symptome.

Eine zweite Gruppe von Heilpflanzen der Schamanen hat bereits deutlich mehr mit One Spirit Medizin zu tun. Es sind Pflanzen, die unsere körpereigenen Selbstheilungs- und Regenerationskräfte anschieben. Sie schalten die Langlebigkeitsproteine in den Zellen ein und entgiften die Nervenzellen. Hier sind Gemüsesorten aus der Familie der Kreuzblütler (z. B. die Kohlsorten) sowie Kräuter wie Koriander und Gewürze wie schwarzer Pfeffer zu nennen. Diesen Superfoods wenden wir uns in Kapitel 5 zu, da sie Eckpfeiler der One Spirit Medizin darstellen.

Heilende Pflanzen der dritten Art werden von den Schamanen zur Ernährung und Regeneration des Gehirns eingesetzt. Zu diesen Heilmitteln mit ihrer wohltuenden Wirkung auf die Großhirnrinde gehören Katzenkralle und alle Pflanzen, die reich an Omega-3-Fettsäuren sind. Zahlreiche Forschungen belegen inzwischen, dass Omega-3-Fettsäuren Schädigungen des Gehirns beheben, Demenzerkrankungen vorbeugen und Aufmerksamkeitsstörungen positiv beeinflussen können.

Niemand muss mit Zauberern oder Hexen um das Elixier der One Spirit Medizin feilschen oder im Amazonasgebiet schamanische Heiler aufsuchen. Wir können unser Gehirn in Schuss bringen, wo wir gerade sind, wir können Schaltkreise aktivieren, die sich gegen angstgesteuerte alte Programme durchsetzen und den tyrannischen Denkapparat ruhigstellen.

Das limbische System und die Nervenschaltkreise der Angst

Wenn sich der Verstand als Tyrann aufspielt, folgt er einem unbewussten Programm, das zum limbischen System gehört, einem evolutionsgeschichtlich sehr alten Teil des Gehirns. Das limbische System ist mit unserem Überleben befasst, und wenn wir unter seinem Einfluss stehen, sehen wir überall Gefahren lauern und reagieren wie ein in die Enge getriebenes Tier. Es wird auch als Säugetier-Hirn bezeichnet und kennt nur ganz einfache Antriebe – Nahrung, Kampf, Flucht und Vermehrung. Und diese primitiven Überlebensprogramme werden aktiviert, wenn unser Gehirn seine Nahrung überwiegend aus Getreideprodukten und Zucker bezieht. Nicht zufällig gehört zum limbischen System die Hirnregion, in der das Verlangen nach Süßigkeiten entsteht, wenn wir traurig oder verunsichert sind.

Das limbische System mit seiner einseitigen Ausrichtung auf Nahrung und Sex, seinem Verlangen nach Drogen und seiner Neigung zu Aggression, Gefühlsunterdrückung und anderen potenziell destruktiven Verhaltensweisen kann nur der Neocortex überstimmen. Dies ist der jüngere oder »neue« Teil der Großhirnrinde, der uns erlaubt zu lernen und zu planen, kreativ zu sein und uns Künftiges vorzustellen. Im Neocortex liegt eine Neigung zum Schönen, sei es ein klassisches Konzert oder eine elegante mathematische Lösung.

Für den Neocortex ist One Spirit Medizin ein Lebenselixier, für das limbische System mit seiner Sensationsgier, seiner Ausrichtung auf das Lustprinzip und seiner Emotionalität dagegen nicht. Unser Gehirn braucht vor allem gute Fette, um optimal zu funktionieren. Ohne diese Nahrung stottert es wie ein schlecht gewarteter Motor und hat wohl mal lichte Momente, kommt aber nicht zu tiefer Erkenntnis. Stress ist dem reibungslosen Funktionieren unseres Gehirns ebenfalls nicht dienlich. Bei Stress übernimmt allzu leicht das limbische System mit seinem Überlebensdrang das Ruder. Es hat sich zu einer Zeit entwickelt, in der wir ruhig an afrikanischen Flussufern saßen und den Sonnenuntergang über der Savanne betrachteten. Auf das Tempo der heutigen Welt ist es nicht eingestellt und kann so überreizt werden, dass es die Kontrolle über das gesamte Nervensystem an sich reißt. Dann wird die Blutzufuhr zu den Teilen des Gehirns gedrosselt, in denen wir Chancen wahrnehmen und zu kreativen Problemlösungen finden. Jetzt beherrschen uns rohe Emotionen, wir sind blind vor Eifersucht oder Wut, starr vor Angst oder so voller banger Erwartungen, dass wir keinen klaren Gedanken mehr fassen können.

Oft genug merken wir nicht einmal mehr, dass wir unter der Herrschaft limbischer Schutzprogramme stehen und nach Überzeugungen leben, die vom Überlebensinstinkt geprägt sind und um Angst und Gewalt kreisen: Die Welt ist gefährlich, überall lauern verfressene Tiger, es ist nicht genug für alle da, und der Tod ist das absolute Ende. Solche Glaubenssätze sind in den Nervenschaltkreisen unseres Gehirns verankert.

Nervenschaltkreise sind »Informations-Superhighways«, in denen unsere Wahrnehmungen und Gefühle verarbeitet werden. Sie sagen uns, dass Rot »halt« und Grün »los« bedeutet, wer sexy ist und wer nichtssagend. Sie enthalten eine dynamische Landkarte unserer Welt und der Abläufe in unserer Realität. In dieser Landkarte sind visuelle Eindrücke, Geräusche, Gerüche, Erinnerungen und Erlebnisse der frühen Kindheit verzeichnet. Es besteht sogar die Ansicht, dass die Hälfte dieser Landkarte bereits während der Schwangerschaft entsteht, wenn die Stresshormone der Mutter durch die Plazentaschranke zum Fötus gelangen. Wenn Ihre Mutter beispielsweise nicht sicher sein konnte, ob auf Ihren Vater und dessen Unterstützung Verlass war, wird Ihre Landkarte Ihnen eine Realität präsentieren, in der Sie nicht mit der Unterstützung durch Männer rechnen können. War Ihre Mutter sich dagegen der Fürsorge ihres Partners sicher, wird Ihre Karte Ihnen eine Welt zeigen, in der Sie auf Unterstützung bauen können – und so gestaltet sich dann auch Ihre Wirklichkeit.

Solche vorgeburtlich angelegten Vernetzungen pflegen sich im Leben durch entsprechende Erwartungen und Erfahrungen zu verstärken. Dies zeigt sich auch physisch, indem immer mehr Verbindungen zwischen den involvierten Nervenzellen angelegt werden. Es entstehen regelrechte Bahnen, die wegen häufiger Benutzung immer breiter werden und infolgedessen immer ausschließlicher benutzt werden. Das lässt sich mit bildgebenden Verfahren sogar demonstrieren. Aber auch das Gegenteil trifft zu: Wenn ein Nervenschaltkreis nicht mehr verwendet wird, verkümmert er, was ebenfalls in der Tomographie zu erkennen ist. Wenn Sie also beispielsweise bei einem Wochenend-Meditationskurs ein tiefes spirituelles Erlebnis hatten, dann aber einfach ganz in den Alltag zurückgehen und die Praxis nicht bewusst fortsetzen, wird die Erfahrung wieder verblassen.

Sind die Nervenschaltkreise einmal angelegt, machen sie uns zu Gewohnheitstieren. Der Strom wirklich neuer Gedanken und wirklich origineller Ideen versiegt schon früh, bereits im Alter von sieben Jahren ist in unserem Gehirn das Geflecht der Nervenverbindungen weitgehend ausgeprägt und ziemlich festgelegt. Jetzt malen wir keine lila Schweinchen mehr, wir stellen uns keine Häuser in den Wolken oder im Wurzelwerk der Bäume vor.

Wir entwickeln aber nicht nur Nervenschaltkreise für alles Praktische wie Sprechen, Lesen, Radfahren und Umgangsformen, sondern darüber hinaus können Kindheitstraumata in Nervenschaltkreise für Angst, Ärger, Kummer und Verlassenheitsgefühle übersetzt werden. Diese Grundthemen spielen wir dann immer wieder durch, auch wenn wir uns an die traumatischen Erlebnisse selbst nicht mehr erinnern. Wenn ich mir mein eigenes Leben ansehe, fällt mir auf, dass meine Leiden immer dieselben Hauptthemen gehabt haben: verlorene Liebe, Kränkung, im Stich gelassen werden. Und Angst. Vor Jahrzehnten bin ich einmal für einen Sommer nach New York gezogen. An einem drückend heißen Tag stand ich erstmals vor dem Gebäude, in dem ich wohnen würde. Auf der Eingangstreppe hockten ein paar bullige Typen in verschwitzten T-Shirts herum. War ich da etwa in einem Viertel mit lauter Straßenräubern und Totschlägern gelandet? Bald stellte sich heraus, dass sie meine Nachbarn und wirklich nette Kerle waren. Offenbar hatte ich meine Kindheitserinnerung an die kubanische Revolution auf diese unschuldigen Leute projiziert.

Es gibt auch Familienthemen, die Kinder von ihren Eltern übernehmen. Im Amazonasbecken bezeichnen sie das als »Generationenfluch«. Gene, die bestimmte Krankheiten begünstigen, können auf diesem Weg aktiviert werden, ein emotionales Muster kann sich in eine körperliche Störung übersetzen. Bei Autoimmunkrankheiten greift das Immunsystem körpereigene Zellen an, und solche Störungen treten vermehrt in Familien mit mangelhafter emotionaler Abgrenzung auf, sodass die Beteiligten nicht wissen, was zu ihnen selbst und was zum anderen gehört.

Selbst wenn wir uns große Mühe geben, unsere Gewohnheiten zu ändern, landen wir häufig doch wieder bei den alten Themen, weil die bestehenden Nervenschaltkreise sich durchsetzen. Erfreulicherweise hat sich jedoch inzwischen herausgestellt, dass wir die Verschaltung unseres Gehirns ändern können, wodurch Freude und Aufbauendes in unsere Reichweite kommen können.

Neuroplastizität

Der Begriff »Neuroplastizität« umschreibt die relativ neue Entdeckung, dass sich unsere Erfahrung und Wahrnehmung auf Struktur und Funktion unseres Gehirns auswirken. Es entspricht allerdings dem, was die Wissenden schon immer sagen, nämlich dass unser Denken die Welt gestaltet – und das schließt natürlich unser Gehirn ein. Deshalb ist es so wichtig, unser Gehirn auf die One Spirit Medizin einzustimmen.

Und das Erlebnis der One Spirit Medizin wirkt auf das Gehirn zurück. Wenn wir erkennen, dass wir eins mit der ganzen Schöpfung sind, ändern sich die Nervenbahnen in unserem Gehirn entsprechend, und wir sehen die Welt mit neuen Augen. One Spirit Medizin macht es uns leichter, alte Geschichten abzulegen und neue zu schreiben, die interessanter sind und uns besser bekommen.

Nervenschaltkreise, gebahnte Wege der Vermittlung und Verarbeitung von Informationen in unserem Gehirn, wirken als Filter, die bestimmte Dinge ausblenden und uns nur einen kleinen Teil der Realität sehen lassen. Dann sind wir wie die alten Azteken, die die Schiffe der Spanier erst einmal schlichtweg nicht sehen konnten. Vielleicht übersehen wir zum Beispiel die emotionalen Warnsignale, die von unserem neuen Schwarm ausgehen, und lassen uns auf eine ganz ungute Beziehung ein.

Diese Schaltkreise sind darüber hinaus der Mechanismus, nach dem sich Prophezeiungen selbst erfüllen: Wenn Sie glauben, die Welt sei voller Lug und Trug, wird das auch Ihre Erfahrung sein. Gesprächstherapie erweist sich oft als erschreckend wirkungslos, wenn dort immer wieder die alten Geschichten aus der Kindheit durchgesprochen werden, aber wir keine Anstöße erhalten, neue Geschichten zu schreiben.

One Spirit Medizin aktualisiert zunächst den Informationsgehalt unseres leuchtenden Energiefelds, sodass anschließend neue Nervenverbindungen geschaffen werden können. Bei diesem »Upgrade« bekommt unser Energiefeld frische Energie und neues Wissen, es werden auch stagnierende, dunkle Energien bereinigt, die mit unbewussten Erinnerungen an frühere Verletzungen verknüpft sind. So entsteht eine neue Geschichte, die in das Feld integriert wird und von da aus neue Nervenschaltkreise im Gehirn entstehen lassen kann.

Durch die One Spirit Medizin wird es Ihnen leichter fallen, in eine Stille zu kommen, in der Ihr ursprüngliches Wesen Ihnen bewusst werden kann. Sie können jetzt in der unsichtbaren Welt des Geistes sein, wann immer Sie möchten, und es wird Ihnen bewusst, dass unerschöpfliche Mittel verfügbar sind, sich ein gesundes und kreatives Leben zu schaffen.

Teil 2

Das Alte ablegen

VIER

Entgiftung des Bauchhirns

Ich lausche dem Knurren meines Magens und zwinge mich zu einer Meditation darüber. Nichts zu essen ist viel einfacher, wenn man weiß, dass man jederzeit etwas zu essen haben könnte. Ich stelle mir vor, wie meine Magenwände gegeneinander reiben und jede Muskelkontraktion vergessene Kindheitsbilder zutage fördert: Mutter, Vater, Strand, unbeschwert glücklich. Vater weg. Erschrocken. Allein. Pubertät, Liebe, Lügen, Einbildung, Täuschung, alles zusammen in einem Bild. An wen richte ich meine Gebete um Vergebung, wenn ich an nichts mehr glaube?

Hiram Bingham entdeckte Machu Picchu. Ich bin seinen Spuren durch den peruanischen Dschungel gefolgt und zur mythischen Licht-Stadt der Inka gelangt. Es ist seltsam – wenn ein »zivilisierter« Mensch einen Ort findet, an dem die Ureinwohner der Gegend jahrhundertelang gelebt haben, bezeichnet man ihn als Entdecker, als hätten die Ureinwohner den Ort geheim gehalten.

Ich habe mein Lager bei einer Höhle unterhalb der verlassenen Ruinen aufgeschlagen und möchte drei Tage fasten, bevor ich die Zitadelle betrete. Sonst würde ich das »spirituelle« Machu Picchu nicht erleben, haben die Schamanen gesagt. Ich würde dann nur lauter alte Steine sehen, aber nicht die Stadt, die über den Ruinen noch besteht. Werde ich den Schleier lüften und durch den Dunst die alte Anlage sehen können?

Und weshalb mit leerem Magen? Der alte Mann hat gesagt: »Damit du das wilde Tier in dir kennenlernst und es draußen lassen kannst.« Das wilde Tier, so zeigt sich jetzt, ist meine Vergangenheit, die als Abenteuerlust getarnte Ruhmsucht, die egoistischen Motive bei diesem Unterfangen, der Welt die Schätze alter Kulturen zugänglich zu machen. Das ist das wilde Tier in mir.
All das unfertig Zurückgelassene, die belasteten Beziehungen, die Freuden und Leiden – ganz erstaunlich, was da alles hochkommt, wenn man einmal ein paar Tage lang nicht seine drei Mahlzeiten bekommt. Mir ist bewusst, dass ich trotz meiner schlanken Statur genügend Fettreserven auch für deutlich längere Fastenperioden haben würde. Aber Hunger ist ein großer Lehrmeister. Die westliche Psychologie hat es sehr mit dem Oralen und Analen, und das wundert mich jetzt nicht mehr.

Aus meinem Tagebuch

Sie haben im Bauch eine Art zweites Gehirn – wissenschaftlich als enterisches Nervensystem bezeichnet, umgangssprachlich meist Bauchhirn oder Darmhirn genannt –, das genauso wichtig ist wie das Gehirn in Ihrem Kopf. Dabei handelt es sich um ein komplexes Netzwerk aus über 100 Millionen Neuronen oder Nervenzellen, die direkt mit dem Gehirn im Kopf kommunizieren. Dieses Nervengeflecht umhüllt den gesamten Verdauungskanal vom Mund bis zum Darmausgang. Das Bauchhirn hat es nicht mit Poesie, Liebe und Philosophie, es interessiert sich nicht für das Leben nach dem Tod. Es ist überwiegend mit dem täglichen Geschäft der Verdauung befasst: die Nahrung aufschließen, die Nährstoffe herauslösen und aufnehmen, die Abfälle ausscheiden. Darüber hinaus ist das Bauchhirn über den Vagusnerv, den größten Nerv des parasympathischen Nervensystems, mit dem Kopfgehirn verbunden und übermittelt allerlei lebenswichtige Informationen.

Fragen wir also, was das Bauchhirn dem Gehirn zwischen den Ohren mitzuteilen hat und wie das mit unseren Stimmungen, Gefühlen und »Bauchgefühlen« zusammenhängt.

Das Bauchhirn produziert und verbraucht 95 Prozent des gesamten Serotonins im Körper. Serotonin ist sowohl ein Hormon als auch ein Neurotransmitter. Es spielt eine wichtige Rolle für die Entwicklung unseres Vorderhirns, in dem unsere Emotionen verarbeitet werden. Außerdem fördert es die Bildung neuer Nervenzellen im Hippocampus, das ist der Teil des limbischen Systems, der unser Flucht-Abwehr-Verhalten reguliert. Der Hippocampus erlaubt uns, neue Erfahrungen zu machen und aus ihnen zu lernen. Vorderhirn und Hippocampus müssen einwandfrei funktionieren, wenn die One Spirit Medizin wirken soll – was mit einer weiteren wichtigen Funktion des Serotonins zusammenhängt.

Serotonin wird nachts in das Schlafhormon Melatonin umgewandelt, das dem Gehirn signalisiert, dass es sich jetzt aus der Tagesrealität verabschieden und ins magische Reich der Träume aufmachen kann. Man findet Serotonin auch bei Tieren, in grünen Pflanzen, in Pilzen sowie in Bakterien. Es ist das evolutionsgeschichtlich vermutlich älteste und am weitesten verbreitete Hormon überhaupt. Populärwissenschaftlich wird es vielfach als »Wohlfühlhormon« oder »Glückshormon« bezeichnet. Chemisch ist es mit dem im ersten Kapitel bereits erwähnten Dimethyltryptamin (DMT) verwandt, dem »Geist-Molekül«. Unsere Zirbeldrüse kann DMT synthetisieren, und dieser Stoff kommt fast überall in der Natur vor, auch bei Tieren und in den meisten Pflanzen. Darüber hinaus ist DMT ein Bestandteil der von den indigenen Völkern Amerikas traditionell verwendeten Halluzinogene, darunter Ayahuasca, ein psychedelisches Gebräu, das die Heiler im Amazonasgebiet für ihre Visionen und Heilzeremonien verwenden.

Heute bietet DMT für westliche Sucher einen Zugang zu Bereichen des Geistes, die einst die Domäne der Schamanen und anderer indigener Psychonauten waren. Mitch Schultz, Regisseur des Dokumentarfilms *DMT: The Spirit Molecule*, sagt zu den bahnbrechenden Forschungen des Psychiaters Rick Strassman über DMT und spirituelle Erfahrung: »DMT kann tatsächlich die Schichten des Ichs freilegen. Und wenn die einzelnen Schichten abgeschält werden, beginnt man eine Ahnung vom vollkommenen Bewusstsein des eigenen Seins zu bekommen. Für mich ist das realer als real, wenn man so will. Realer als diese Halluzination, in der wir Tag für Tag leben.«

Offenbar ist DMT wichtig, um in einen Bewusstseinszustand zu kommen, der für die One Spirit Medizin charakteristisch ist. Ich denke, die Natur hat unser Gehirn so angelegt, dass Serotonin in der Zirbeldrüse in DMT verwandelt werden kann, damit wir Zugang zum höheren Bewusstsein bekommen, zur unmittelbaren Wahrnehmung unserer Verflochtenheit mit der gesamten Schöpfung. Auch das spricht dafür, uns intensiv mit dem Bauchhirn auseinanderzusetzen, wo das Serotonin erzeugt wird.

Das Bauchhirn und die moderne Medizin

Unsere moderne Schulmedizin gibt sich alle Mühe, die durch schlechte Ernährung und sitzende Lebensweise entstehenden Gesundheitsstörungen mit Medikamenten und chirurgischen Prozeduren irgendwie auszugleichen. Die erstaunlichen Selbstheilungskräfte unseres Körpers macht sie sich leider so gut wie gar nicht zunutze. Nach einer aktuellen Erhebung in den USA nehmen 90 Prozent der über Fünfundsechzigjährigen regelmäßig mindestens ein verschreibungspflichtiges Medikament ein.[1] Wir verfügen über Tausende Medikamente gegen alle möglichen

Symptome, aber wir haben so gut wie nichts gegen die Ursachen eines Ungleichgewichts, das schließlich zu einer Krankheit wird.

Wie die Forschungen zeigen, gehen die meisten Krankheiten heutzutage vom Verdauungssystem aus und hängen direkt mit unserer Ernährung zusammen. Im Bauchhirn wandern auf vielen Wegen Informationen hin und her und gelangen auch in das Gehirn in unserem Kopf. Stress, auch psychischer Stress, löst körperliche Reaktionen aus, die das Verdauungssystem beeinträchtigen, während andererseits eine gestörte Darmflora die Gesundheit und Funktionstüchtigkeit des Gehirns untergräbt. In einer gestörten Darmflora nehmen schädliche Mikroorganismen überhand, sodass Giftstoffe entstehen, die dem Immunsystem schaden, die Gehirnfunktion und Stimmungslage verschlechtern und das Immunsystem schwächen.

Unlängst habe ich meine Mutter zum Arzt gebracht, und der fragte als Erstes: »Was für Medikamente nehmen Sie?« Wenn man hierzulande an Ängsten, Gedächtnisverlust oder Depressionen leidet, fragen die Ärzte und Psychologen meist nicht nach der Ernährung oder nehmen die Darmflora unter die Lupe. Und bei Magen-Darm-Problemen ist es nicht sehr wahrscheinlich, dass sich der Arzt nach Ihrer mentalen oder psychischen Belastung erkundigt. Beim Bauchhirn ist es so, dass wir gerade erst anfangen, uns mit dem zu befassen, was die Alten wussten. Ich war an diesem Tag übrigens nicht nur mit meiner Mutter beim Arzt, sondern später auch noch mit meinem Hund bei der Tierärztin. Und die fragte zuerst: »Was füttern Sie Ihrem Hund?« Mir kam der Gedanke, zuerst zu ihr zu gehen, wenn ich wieder einmal krank sein sollte.

Hier kommen noch ein paar wichtige Fragen: Schlafen Sie gut? Erinnern Sie sich morgens beim Aufwachen an Ihre Träume? Haben Sie luzide Träume oder Wachträume, also Träume, in denen Ihnen bewusst ist, dass Sie träumen? Lernen Sie schnell? Können Sie sich leicht auf neue Umstände einstellen? Können Sie den Arbeitsstress im Büro lassen, statt ihn mit nach Hause zu nehmen? Wenn Sie eine oder mehrere dieser Fragen mit Nein beantworten müssen, braucht Ihr Gehirn ein Upgrade.

Ein Bakterienzoo

Jeden Tag wirken Giftstoffe auf unser Bauchhirn ein. Sie stammen aus unseren Nahrungsmitteln, aus dem Trinkwasser, aus der Luft, die wir atmen, sogar aus der Erde selbst, wenn durch verseuchte Böden die Pflanzen und das Wasser vergiftet werden.

Unser Körper beherbergt über sechshundert Mikrobenarten, einen »regelrechten Bakterienzoo«, wie ein Wissenschaftler es einmal ausgedrückt hat – und es sind insgesamt zehnmal mehr, als wir an körpereigenen Zellen besitzen, also an Zellen, die mit unserer DNA ausgestattet sind. Diese ganzen Bakterien – auf der Haut, im Mund und im Darm – bilden harmonische Lebensgemeinschaften.

Von der Natur ist es so vorgesehen, dass wir Bakterien aus unserer Umwelt aufnehmen und ein ständiger Austausch von Bakterien stattfindet. Als Fötus im Mutterleib sind Sie bakterienfrei. Auf dem Weg durch den Geburtskanal nehmen Sie dann die ersten der Abermillionen Mikroorganismen auf, die Ihr Mikrobiom bilden. Muttermilch ist unter anderem deshalb so wichtig für das Neugeborene, weil es beim Stillen Bakterien aus der Umgebung der Brustwarzen aufnimmt, die anschließend helfen, seine Darmflora aufzubauen. Wenn das Kind seine Welt zu erkunden beginnt, kommen weitere Mikrobenarten dazu – es kaut an seinen Zehen, wird von den Eltern geküsst oder auch vom Hund abgeschleckt und stopft sich sein Essen mit ungewaschenen Fingern in den Mund.

Ein Freund und Mikrobiologe bemerkte einmal, dass Menschen sich vielleicht küssen, damit die Mikroben ausprobieren können, ob sie miteinander auskommen.

Die Hautoberfläche unseres Körpers beträgt im Durchschnitt etwa 1,7 Quadratmeter, dagegen besitzt unser Darm eine Oberfläche, die der Größe eines Tennisplatzes entspricht, also rund 250 Quadratmeter – und über diese Fläche erfolgt in Gestalt der Nahrung, die wir zu uns nehmen, der Austausch mit der Umwelt. Eigentlich bilden nicht unsere Hände oder die Hautoberfläche unsere wichtigste Kontaktstelle mit der Umwelt, sondern der Darm. Der Verdauungstrakt ist nicht auf sterile Verhältnisse angelegt, sondern kann nur mit der richtigen Bakterienbesiedelung seine Arbeit tun. Nehmen wir aber zum Beispiel ein Antibiotikum ein, richtet sich seine Wirkung gegen sämtliche Bakterien, nicht nur die ungesunden. Da ist es kein Wunder, dass so viele Menschen an Verdauungs- und Immunstörungen leiden. Unser Verdauungssystem kann die hohe Giftbelastung, die wir ihm zumuten, nicht verkraften.

Wenn unsere beiden Gehirne – das im Bauch und das im Kopf – wirklich funktionstüchtig sein sollen, ist es wichtig, dass wir unseren Körper entgiften.

Umweltgifte

Umweltgifte machen heute den weitaus größten Anteil der Giftstoffe in unserem Körper aus: Pestizide, Industriechemikalien, Konservierungsstoffe, ja sogar Medikamente, die über die Toilette ins Abwasser gelangen und trotz aller Aufbereitungsanlagen doch irgendwie wieder ins Trinkwasser gelangen. Über 80 000 Industriechemikalien sind heute im Gebrauch – vor hundert Jahren kannte man sie nicht einmal. Fossile Brennstoffe und Industrieabfälle schädigen ebenfalls die Umwelt, und ein Teil all dieser Verunreinigungen reichert sich schließlich auch in unserem Körper an.

Frühere Generationen blieben von solchen Belastungen noch weitgehend verschont. Über Hunderttausende von Jahren konnte die Erde alle vom Menschen verursachten Veränderungen mühelos verkraften. In den Gegenden, durch die wir zogen, und an den Gewässern, in denen wir fischten, blieben keine Schäden zurück. Wir lebten von Natur aus »nachhaltig« – wir ernährten uns natürlich, unsere Abfälle fanden schnell in die natürlichen Kreisläufe zurück, und unsere Unterkünfte bestanden aus Naturmaterialien wie Lehm und Stroh. Es gab keine genmanipulierten Nahrungsmittel, keine Plastikartikel mit einer Halbwertszeit von zehntausend Jahren, keinen mit Formaldehyd versetzten Nagellack.

All das änderte sich, als wir anfingen, nach Bodenschätzen wie Blei und Quecksilber zu schürfen, um daraus alltägliche Gebrauchsartikel für unsere Behausungen und sogar für unseren Körper herzustellen – Farben und Lacke, Badewannen, Glühbirnen, Installationsrohre, Zahnfüllungen. Neuerdings führen wir uns solche Stoffe auch über Seefische und anderes Meeresgetier zu. Quecksilber ist ein bekanntes Nervengift, und zusammen mit Blei wird es mit Lern- und Aufmerksamkeitsstörungen in Zusammenhang gebracht. Solche Schwermetalle reichern sich bevorzugt in Fettgewebe an, und unser Gehirn besteht zu annähernd 60 Prozent aus Fetten.[2]

Natürlich sind Schwermetalle nicht die einzigen Umweltgifte, die unsere Gesundheit belasten. Im Laufe der letzten etwa hundert Jahre haben wir Abertausende künstlich hergestellte Chemikalien in die Umwelt entlassen. Sie kommen einfach überall und in allem vor: in Pestiziden, Flammschutzmitteln, Kleidung, Shampoo, Antihaftbeschichtungen, Elektrogeräten und Plastikflaschen, in all den synthetischen Stoffen, die im Bergbau, bei der industriellen Fertigung und auch in der Medizin und im Pharma-Bereich eingesetzt werden. Zudem wissen wir nur sehr wenig darüber, wie diese Stoffe im Körper wirken. Von den 82 000 in den USA zugelassenen Chemikalien sind bisher lediglich etwa ein Viertel auf ihre körperlichen Wirkungen hin untersucht worden. Sicher ist nur, dass alle diese Stoffe nicht von Insekten oder Bakterien aufgenommen und in eine für den menschlichen Körper oder die Umwelt unschädliche Form überführt werden können. (Dass Fastfood-Fritten auch nach Monaten unter einem Sitz des Familien-SUV noch ihre Form und Farbe behalten, hat seinen Grund: Keine Mikrobe, die etwas auf sich hält, möchte mit diesem chemiegetränkten Zeug etwas zu tun haben.)

Leider bleiben die meisten dieser Stoffe unverändert, wenn sie schließlich in die Umwelt gelangen. In älteren Gebäuden finden wir heute noch Farben auf Bleibasis, und im Schlamm am Grund der Flüsse reichern sich krebserregende Stoffe aus Industrieabwässern an. Medikamente, die wir in den Abfall werfen oder in der Toilette versenken, runden die giftige Mixtur ab, die wir in den Boden, in die Gewässer und in die Luft entlassen. Zu den am weitesten verbreiteten Giftstoffen in den USA gehören Flammschutzmittel, die praktisch in allen Industrieprodukten enthalten sind und in jeder Umgebung vorkommen. Flammschutzmittel sind Beschichtungsstoffe, die als mikroskopisch kleine Teilchen abschuppen und dann, an Staubteilchen gebunden, mit der Luft verteilt werden. Forscher haben sie in allen möglichen Nahrungsmitteln in den Supermarktregalen gefunden, zum Beispiel in Butter und Erdnüssen. Wirklich beunruhigend ist aber, dass sie auch in der Muttermilch vorkommen.

Die zirkulierenden Schadstoffmoleküle werden eingeatmet, gegessen, getrunken oder über die Haut aufgenommen und verrichten ihr zerstörerisches Werk, bevor sie dann ausgeschieden werden und erneut in den endlosen toxischen Kreislauf gelangen. Und wir Menschen sind nicht die einzigen Betroffenen. Schwertwale, die vor einiger Zeit in der Straße von Georgia gestrandet sind, waren so stark mit PCB und anderen Toxinen belastet, dass sie als Sondermüll entsorgt werden mussten.

Das menschliche Gehirn ist nicht ausgerüstet für den Umgang mit solchen Massen von Umweltgiften. Das ist Ihnen vielleicht schon bekannt, aber neu dürfte für uns alle sein, dass diese Neurotoxine uns eben das Bewusstsein der Einheit verwehren, in das sich unsere steinzeitlichen Vorfahren so mühelos versetzen konnten: das Bewusstsein, das nötig ist, um Gesundheit zu finden.

Genmanipulierte Lebensmittel

Das Unheil, das wir mit künstlich hergestellten Chemikalien und Stoffen anrichten, wirkt sich auf die gesamte Nahrungskette aus. Es könnte hier aber noch eine weitere Gefahr lauern, die ebenso groß oder sogar noch tückischer ist: Für die toxische Belastung unseres Verdauungssystems sind unter anderem gentechnisch veränderte Lebensmittel verantwortlich. Selbst wenn wir berücksichtigen, dass sich die Zulassungs- und Kennzeichnungsbestimmungen, die Kontrollmechanismen, aber auch die allgemeine Akzeptanz dieser Lebensmittel in den verschiedenen Ländern stark unterscheiden, lassen sich ein paar allgemeine Aussagen machen. In den meisten Fällen merkt der Endverbraucher nicht einmal, dass Toxine auf dem Speiseplan stehen. Die Wissenschaftler nehmen immer mehr Veränderungen an der DNA von Nahrungspflanzen vor, um Produkte auf den Markt zu bringen, die länger haltbar sowie resistenter gegen Krankheiten und Schädlinge sind und auch noch besser aussehen und schmecken. Die Erfahrung zeigt ja auch, dass Obst mit kleinen Mängeln liegen bleibt und die Leute dafür nach den glänzenden, makellosen Früchten greifen.

Pflanzen können nicht weglaufen, daher hat die Natur sie mit der Fähigkeit ausgestattet, selbst schädlingsabwehrende Stoffe zu produzieren. Dennoch besteht in den USA inzwischen 90 Prozent des angebauten Maises aus genmanipulierten Sorten, die ein sehr aggressives Insektizid synthetisieren können. Insekten, die sich daran gütlich tun möchten, sterben augenblicklich, weil ihre Eingeweide platzen. Das in den Mais (aber auch in Baumwolle) eingeschleuste Gen stammt von der Bakterienart *Bacillus thuringiensis* (Bt). Das Bt-Toxin, sagt die Nahrungsmittelindustrie, stelle für Mensch und Tier kaum eine Gefahr dar, es werde im Magen schnell abgebaut. Seltsam nur, dass an Mäusen, die dem Toxin ausgesetzt werden, allergische Reaktionen und Schädigungen des Verdauungssystems zu beobachten sind. Und viele indische Farmarbeiter reagieren beim Umgang mit Bt-modifizierter Baumwolle allergisch, mit Niesanfällen, laufender Nase und brennenden, juckenden Augen.

Bt-Toxin finden wir inzwischen in 85 Prozent der amerikanischen Fließgewässer, und 90 Prozent der getesteten schwangeren Frauen hatten Bt-Toxin im Blut. Ganz offensichtlich hält sich Bt nicht an die Aussagen der Industrie, und vielleicht darf man annehmen, dass es lange genug haltbar ist, um sich dauerhaft auf unsere Nahrungsmittelversorgung auszuwirken.

Sojabohnen gehören ebenfalls zu den Feldfrüchten, die besonders gern gentechnisch verändert werden. Die Wissenschaftler haben inzwischen festgestellt, dass die gentechnisch veränderten Proteine in Mais und Soja ihre DNA in unsere gesunden Darmkeime einschleusen, wo sie noch lange nach dem Verzehr der Mais- oder Sojaprodukte wirksam bleiben.

Außerdem haben wir heute gentechnisch modifizierte Tomaten, Kürbisse und Zuckerrüben. Darüber hinaus finden wir genmanipulierte Lebensmittel auch in Bereichen des Supermarkts, wo wir sie nicht vermuten würden, etwa in der Fischtheke. Tatsächlich haben zumindest in den USA inzwischen über 70 Prozent der feilgebotenen Nahrungsmittel aus konventioneller Erzeugung genmodifizierte Bestandteile. Sofern Sie sich also nicht an Lebensmittel aus zertifizierter ökologischer Erzeugung halten, nehmen Sie an einem genetischen Experiment teil, wie es in der langen Geschichte der Erde noch keines gab.

Getreide und seine Giftwirkung

Toxine in Nahrungsmitteln, die für das Bauchhirn schädlich sind, kommen nicht nur aus der Gentechnik. Wir stehen weltweit vor neuen Krankheiten, die mit unserer getreidebetonten Ernährung zusammenhängen. Das Problem liegt zum Teil darin, dass wir heute einen anderen Weizen verzehren als die Menschen noch vor gut siebzig Jahren. Nach dem Zweiten Weltkrieg ging es vorrangig darum, den Hunger in der Welt zu bekämpfen, und im Zuge der Grünen Revolution wurden ertragreiche Kurzhalm- oder Zwerg-Weizensorten entwickelt, die zwanzigmal mehr Gluten enthalten als die alten europäischen Sorten. (Gluten bzw. Klebereiweiß ist ein Protein, das für die Backfähigkeit des Mehls wichtig ist.) Seitdem hat auch unser Brot eine andere Zusammensetzung. Die starke Zunahme der Zöliakie, eine chronische Erkrankung der Darmschleimhaut aufgrund der Unverträglichkeit von Gluten, hängt wahrscheinlich mit dieser tiefgreifenden Veränderung unserer Ernährung zusammen.

Selbst wenn Sie nicht an Zöliakie leiden, lässt sich nicht bestreiten, dass wir alle mehr oder weniger stark von einer Gluten-Unverträglichkeit betroffen sind. Gluten kommt in vielen Getreidesorten vor, etwa in Weizen, Roggen und Gerste, aber unser Verdauungssystem ist nicht dafür gemacht, gut mit einer getreidereichen Kost zurechtzukommen. So sind Getreide für viele von uns zu einer Belastung geworden, die getreidereiche Ernährung schädigt unser Bauchhirn.

Kohlenhydrate aus Getreide werden im Körper zu Glukose aufgeschlossen, die der Ernährung unseres Gehirns dienen kann. Kohlenhydrate sind aber nicht der beste Brennstoff für unser Gehirn. Seine höheren Schaltkreise haben sich beim Menschen so entwickelt, dass Fett eine bessere Versorgung für sie darstellt. Ein überwiegend mit Glukose aus Getreide ernährtes Gehirn fällt in einen eher primitiven, raubtierhaften Überlebensmodus zurück, der unserer Stimmung, unseren geistigen Funktionen und insgesamt unserer Gesundheit nicht guttut.

Zucker und seine Giftwirkung

Das Giftigste, was die Küche zu bieten hat, ist der Zucker. Ein durchschnittlicher amerikanischer Erwachsener verzehrt knapp siebzig Kilo Zucker pro Jahr, darunter auch Zuckerersatzstoffe wie Aspartam, Saccharin, Sucralose sowie Maissirup mit seinem hohen Fruchtzuckergehalt.[3] Einen Großteil dieser Menge liefern Fertignahrungsmittel.

Viele glauben sich etwas Gutes zu tun, wenn sie Süßstoff statt Kristallzucker in ihren Kaffee oder Tee geben, doch tatsächlich sind künstliche Süßungsmittel oft noch schädlicher für Gehirn und Darm. Zuckerersatz bringt das Gehirn durcheinander und erzeugt das Bedürfnis etwas zu essen, selbst wenn man eigentlich gar keinen Hunger hat. Das Bedürfnis wird dann gern mit Süßigkeiten und Gebäck befriedigt, also mit dem, was Darmpilzen und schlechten Darmbakterien Vorschub leistet und sie vermehrt. Es wird auch ein Zusammenhang zwischen Süßstoffen und Typ-2-Diabetes gesehen.

Zucker in allen Formen außer Honig reduziert auch die Menge des Wachstumsfaktors BDNF (von engl. »Brain-derived neurotrophic factor), eines Proteins, das die Bildung neuer Nervenzellen und Nervenbahnen im Gehirn stimuliert und folglich sehr wichtig für die Wiederherstellung der Gehirnstrukturen ist. Manche nehmen an, dass die zwischen Diabetes und Alzheimer erkennbare Beziehung – zurzeit ein heiß diskutiertes Thema – auch etwas mit dem durchweg hohen Zuckerkonsum im Westen zu tun hat.[4]

Gelüste, insbesondere auf süßes Junkfood, sind häufig eine Reaktion auf seelische Erschütterungen. Ihre Liebste hat Sie abserviert, oder Sie mussten in Ihrem Job eine Schlappe einstecken – wonach greifen Sie jetzt? Vielleicht nach Schokokeksen, es kann auch schon mal die ganze Packung sein. Solche Gelüste sind oft nicht einfach psychischer Natur, sie gehen auch von Ihrem Bauchhirn aus.

Wir bilden uns gern ein, dass wir uns mit Schokolade oder Tortilla-Chips vollstopfen, weil sie uns so gut schmecken. Doch wenn wir es nicht schaffen, maßvoll zuzugreifen, liegt es meist daran, dass die Hefen, Pilze und unphysiologischen Bakterien in unserer Darmflora geradezu nach Zucker gieren, und um sich den zu verschaffen, erzeugen sie bei ihrem Wirt entsprechende Gelüste. Bietet man Versuchsratten, die von Kokain abhängig gemacht wurden, Kokain und Zucker an, entscheiden sie sich grundsätzlich für Zucker. Zucker oder andere Kohlenhydrate als Vorformen des Zuckers stimulieren genau die Gehirnzentren, die auch auf Drogen wie Heroin oder Kokain reagieren. Es wird der Neurotransmitter

Dopamin freigesetzt, der Lustgefühle auslöst, und anschließend assoziieren Sie dieses Lustgefühl mit den Süßigkeiten oder Backwaren. Und da jeder gern mehr Lustgefühle haben möchte, langt man weiter kräftig zu. Es ist ein Kreislauf, der sich verstärkt, bis Sie schließlich von Ihren Trosthäppchen abhängig sind. Aber sooft Sie dem Bedürfnis nachgeben und zu Keksen, Muffins oder Nudelgerichten greifen, haben die schlechten Darmkeime mal wieder den Kampf um die Oberhoheit in Ihrem Darm gewonnen.

Endogene Toxine

Nicht alles, was für unser Bauchhirn schädlich ist, kommt aus unserer Nahrung oder der Umwelt. Toxine entstehen auch im Körper, durch eine gestörte Darmflora und beim Abbau von Hormonen. Mikroben haben wie wir einen Stoffwechsel und scheiden Abfallprodukte aus, die unser Gehirn und andere Organe beeinträchtigen.

Henry Lin forscht an der Keck School of Medicine der University of California und formuliert eine neue Sichtweise der Wirkmechanismen, wie Darmtoxine unser Gehirn beeinflussen. Nach seiner Ansicht ist es so, dass eine gestörte Dünndarmflora, verursacht durch die nicht vorgesehene Einwanderung von Bakterien aus dem Dickdarm, Reaktionen des Immun- und Nervensystems auslöst, die zu Schlaflosigkeit, Angstzuständen, Depressionen und zu Beeinträchtigungen der kognitiven Funktionen führen können.[5] Das Immunsystem des Darms gibt dem Gehirn Signale, die zur vermehrten Produktion des Corticotropin Releasing Hormon (CRH) führen, welches wiederum den Spiegel des Stresshormons Cortisol und des Neurotransmitters Dopamin erhöht und den Serotoninspiegel senkt.

Kurzum, was im Darm passiert, wirkt sich auf den ganzen Körper aus. In einem gesunden Darm tummeln sich Billionen von wertvollen Keimen, die nicht nur die Verdauung unserer Nahrung und die Freisetzung der Nährstoffe unterstützen, sondern sogar einige Vitamine selbst herstellen können. Daher haben frühere Wissenschaftler die Darmflora bereits als »das vergessene Organ« bezeichnet. Gesunde Darmbakterien wirken Entzündungen entgegen und binden Toxine, außerdem sind sie wichtig für das darmeigene Immunsystem. Sie bringen unserem Immunsystem sogar bei, zwischen pathogenen Keimen und unschädlichen Antigenen zu unterscheiden, die die Krankheitsabwehr unterstützen. Hier muss ein Gleichgewicht bestehen, damit das Immunsystem nicht übermäßig heftig auf bestimmte Antigene reagiert und es dadurch zu Allergien kommt.

Die gesunden Darmbakterien müssen immer stark in der Überzahl sein, um die potenziell schädlichen in Schach halten zu können. Dieses Gleichgewicht wird nicht nur durch Getreide und Zucker gestört. Hormone, Antibiotika und andere Medikamentenrückstände in konventionell erzeugtem Fleisch und Geflügel sowie in Milchprodukten begünstigen Pilze und schädliche Bakterien und verdrängen die erwünschten Keime. In letzter Zeit wächst die Zahl der Menschen, die an einer besonders unangenehmen und gefährlichen Form der Darmentzündung erkranken, ausgelöst durch das Bakterium *Clostridium difficile*, kurz C-diff. Dieser Keim kann sich im Darm ausbreiten, wenn die physiologische Flora durch Antibiotika geschädigt wurde.

Inzwischen gibt es ermutigende Forschungsergebnisse, nach denen man einer durch Antibiotika gestörten Darmflora und vielen Folgeschäden durch eine sogenannte Stuhltransplantation begegnen kann. Dabei wird Stuhl von einer Person mit gesunder Darmflora aufbereitet und dem Kranken durch Einlauf oder über eine Magensonde verabreicht. Das klingt sicher erst einmal ziemlich widerwärtig, aber ich denke, wer an einer lebensbedrohenden Darminfektion erkrankt ist, wird da nicht mehr so zimperlich sein. Eine im Januar 2013 im *New England Journal of Medicine* veröffentlichte Studie berichtet, dass 94 Prozent der mit einer Stuhltransplantation behandelten Colitis-Patienten geheilt wurden, aber nur 31 Prozent der Patienten, die das Antibiotikum Vancomycin bekamen.[6]

Der Mediziner Thomas Louie, der an der University of Calgary arbeitet, hat eine sicher eher akzeptable Form der Behandlung mit Kapseln entwickelt. Gegenwärtig werden diese Kapseln noch für jeden Patienten von Hand angefertigt, aber vielleicht lässt sich die Herstellung in absehbarer Zeit so weit perfektionieren, dass etwas für die unzähligen Menschen getan werden kann, die an C-diff erkranken.

Die meisten von uns sind nicht krank genug, um sich einer solchen Rosskur zur Wiederherstellung der Darmflora zu unterziehen, aber bei so gut wie jedem Menschen gibt es Anzeichen einer gestörten Darmflora, auch wenn wir vielleicht keinen Zusammenhang sehen zwischen Blähungen, Völlegefühl, Stimmungsschwankungen, leichten Depressionen und Allergien und einer nicht optimal zusammengesetzten Darmflora. Ich habe noch in meiner Studienzeit geglaubt, Blähungen seien einfach Männersache, aber inzwischen weiß ich, dass jeder davon betroffen sein kann, wenn die gesunden Darmkeime mit Zucker und glutenreichen Backwaren traktiert werden.

Durchlässige Darmwand – sehr bedenklich

Die Darmwand ist innen mit einer Zellschicht ausgekleidet. Gluten kann die feste Verbindung zwischen den Zellwänden lockern, und wenn sie zu durchlässig oder »hyperpermeabel« wird, können unverdaute Nahrungsreste und Bakterien die Membran durchdringen und ins Blut gelangen. Stellen Sie sich ein Gewebe aus Stretchmaterial vor, das immer durchlässiger wird, je weiter man es dehnt. Es gelangen immer mehr Fremdstoffe und Keime ins Blut, und irgendwann wird der Zustand kritisch.

Wenn Gluten in den Blutstrom gelangt, behandelt es der Körper wie eindringende schädliche Mikroorganismen. Dadurch kommt eine Immunreaktion in Gang, in deren Verlauf Chemokine und Zytokine freigesetzt werden. Dabei handelt es sich um Botenstoffe des Immunsystems, die den T-Killerzellen Anweisung geben, die Darmwand anzugreifen. Das führt nicht nur zu Verdauungsstörungen, sondern erzeugt auch Nahrungsmittelunverträglichkeiten, Hautausschläge, Gelenkschmerzen sowie Entzündungszustände im ganzen Körper. Nieren und Leber müssen jetzt Höchstleistungen vollbringen, um die ins Blut gelangten Toxine, die zum Teil auch die Blut-Hirn-Schranke überwinden können, abzubauen.

Diese krankhaft erhöhte Durchlässigkeit der Darmwand wird als »Leaky Gut Syndrome« (auf Deutsch »leckender« bzw. undichter Darm) bezeichnet und kann erhebliche und weitreichende Folgen für das Gehirn haben: Kopfschmerzen, Brain Fog (»Gehirnnebel«, ein Zustand der Benommenheit und Konzentrationsschwäche, der auf Glutenunverträglichkeit zurückgeführt wird), Einschränkung des Kurzzeitgedächtnisses. Bei manchen Menschen treten auch Depressionen und Ängste auf, andere werden hyperaktiv, impulsiv oder aufbrausend. Die toxische Überlastung des Gehirns legt die höheren Schaltkreise für Liebe, Schönheit, Kreativität und Freude lahm. Leider schaltet das Gehirn dann auch noch auf Autopilot und überlässt die Steuerung dem eher primitiven limbischen System mit seinen vier Grundantrieben Kampf, Flucht, Nahrungsaufnahme und Vermehrung. Und als Betroffener versuchen Sie zu verstehen, weshalb Sie innerlich so labil sind und Ihr Handy ständig verlegen oder weshalb die Welt auf einmal so feindselig und bedrohlich wirkt. In dieser Verfassung haben Sie absolut keine Chance, höhere Bewusstseinszustände zu erleben.

Die beste Maßnahme, mit der Sie einen durchlässigen Darm wieder stabilisieren und die Giftstoffbelastung abbauen können, besteht darin, dass Sie Zucker und Gluten von Ihrem Speiseplan streichen und eine gesunde Darmflora aufbauen. Beim Zucker ist es wichtig, dass Sie nicht nur alles Gesüßte weglassen, sondern auch Getreideprodukte, die im Körper schnell in Zucker umgewandelt werden und den Blutzucker hochschnellen lassen. Vollkornprodukte wirken sich nicht so stark auf den Blutzucker aus wie Produkte aus Weißmehl, aber wenn Sie Ihr Gehirn auf die One Spirit Medizin einstimmen möchten, lassen Sie besser alle Getreideprodukte weg.

Auch süßes Obst und Trockenfrüchte gilt es zu meiden, da sie einen hohen glykämischen Index haben, das heißt den Blutzucker rasch und stark ansteigen lassen. Ballaststoffreiche Obst- und Gemüsesorten sind dagegen unbedenklich und sorgen eher noch für eine langsamere Umwandlung in Glukose.

Fasten

Ein ganz wichtiger Bestandteil einer Entgiftungskur ist das Fasten. Fasten hat eine sehr lange Tradition als körperliche Reinigung und geistige Läuterung zur Vorbereitung auf spirituelle Erfahrungen.

Schamanen haben immer schon ein paar Tage lang ausschließlich Wasser zu sich genommen, um für den Empfang von One Spirit Medizin vollkommen klar zu sein.

Wir fasten nicht, um abzunehmen, das ist eher eine missbräuchliche Anwendung dieser Praxis. Beim Fasten bringen wir die Regenerationsmechanismen des Körpers in Gang und vertreiben die Nebel in unserem Gehirn. Wir bewirken mit dem Fasten eine Reinigung auf der Zellebene. Wenn wir länger als ein paar Stunden keinen Zucker und kein verarbeitetes Getreide konsumieren, kommt ein Prozess in Gang, den man als Autophagozytose oder Autophagie bezeichnet. Dabei werden Abfälle in den Zellen so recycelt, dass die Zellen sie anschließend wieder als Baumaterialien verwenden können.

Beim Entschlacken entlassen die Zellen Abfälle, die mit dem Blutstrom in den Verdauungskanal gelangen und schließlich ausgeschieden werden. Solange wir Zucker aufnehmen, befindet sich der Körper im Aufbaumodus, nimmt Reparaturen vor und erzeugt Muskelgewebe. Nehmen wir auch nur ein paar Stunden keinen Zucker zu uns, beginnen die Autophagozytose und das Recycling.

Selbst bei sehr kurzen Fastenzeiten kommen erstaunliche Dinge in Körper und Gehirn in Gang. Bereits nach vierundzwanzig Stunden nimmt die Produktion des Wachstumshormons (Somatropin), das für die Reparatur unserer Körperzellen sorgt, um das Fünfzehnfache zu. Wenn wir auch nur achtzehn Stunden lang auf Zucker verzichten, beginnen die Selbstheilungskräfte des Körpers zu wirken, die Zellen werden entgiftet, die Langlebigkeitsgene eingeschaltet. Beim Entgiftungsfasten nehmen wir von sechs Uhr abends bis zum nächsten Mittag keinerlei Zucker zu uns.

Vier Mahlzeiten am Tag

Die Entgiftung über Haut, Nieren, Leber und Lunge läuft besonders effektiv, wenn wir in dieser Zeit auf gesunde Ernährung mit Produkten aus biologischem Anbau achten. Zur Einstimmung von Körper und Gehirn auf One Spirit Medizin sollte der Speiseplan viel frisches und ballaststoffreiches Gemüse bieten, dazu gesunde Nüsse, Kerne und Öle sowie Fisch mit hohem Gehalt an Omega-3-Fettsäuren. Solche Nahrungsmittel sind reich an den Fetten, die unser Gehirn optimal ernähren. Gesunde Fette für unser Bauchhirn und für die Funktionstüchtigkeit der Mitochondrien, den »Kraftwerken« unserer Zellen, nehmen wir mit Nüssen, Kernen, Avocados sowie gesunden Pflanzenölen wie Kokosöl, nativem Olivenöl extra und Leinsamenöl zu uns.

Sorgen Sie für reichliche Zufuhr von ballaststoffreichen Gemüsen aus der Familie der Kreuzblütler, zu der alle Kohlsorten, wie Rotkohl, Blumenkohl, Brokkoli und Kohlrabi, aber auch Senf, Rettich und Radieschen gehören. Diese Gemüsesorten unterstützen den Entschlackungsprozess dadurch, dass sie einen genetischen Signalweg aktivieren, der die Produktion von Antioxidantien und entgiftenden Enzymen reguliert und die Langlebigkeitsgene in den Zellen einschaltet. Wurzelgemüse sind eher zu meiden, da sie einen hohen glykämischen Index haben und den Blutzuckerspiegel anheben.

Essen Sie in der Entschlackungsphase nur einmal am Tag Obst, und zwar am Nachmittag. Obstsäfte sollten Sie ganz weglassen, da sie ebenfalls den Blutzucker erhöhen. Nehmen Sie lieber gleich am Morgen einen frischen Saft aus grünem Bio-Gemüse zu sich. Ein wenig Karotte oder Apfel als Geschmackszusatz schadet nicht.

Nach der Entgiftung oder Entschlackung (für die auch im deutschsprachigen Raum zunehmend der Begriff »Detox« verwendet wird), kommt der Körper gut mit maßvollen Mengen anderer gesunder Nahrungsmittel zurecht, die während der Entgiftung nicht erlaubt sind. Sie können jetzt wieder eine Tasse Kaffee pro Tag und gelegentlich ein Glas Wein trinken. Stark blutzuckerwirksame Dinge wie Karotten oder Kartoffelpüree müssen Sie nicht ganz und für immer von Ihrem Speiseplan streichen, aber achten Sie stets auf Ihre Stimmungslage und auf die Signale Ihres Körpers, um zu wissen, wann Sie wieder entgiften müssen.

Die meisten Menschen nehmen am Tag drei Hauptmahlzeiten zu sich, dazu gibt es mindestens eine Zwischenmahlzeit. Während der einwöchigen Entschlackungskur werden Sie vier Mal am Tag essen (darunter zweimal Frühstück), ohne irgendwelche Snacks zwischendurch. Ihr erstes Frühstück sollte ein Saft aus grünem Blattgemüse sein, vor allem Grünkohl. Am späteren Vormittag folgt ein zweites Frühstück, das reich an gesundem Fett und Eiweiß sein soll und zum Beispiel aus Avocado, Eiern oder Räucherlachs bestehen kann – kein Obst, kein Getreide!

Zum Mittagessen kann es neben gedämpftem Gemüse und einer Eiweißquelle Ihrer Wahl auch Früchte geben. Die Eiweißnahrung kann Fisch sein oder auch Quinoa (ein »Pseudogetreide«, das mit Spinat, Mangold und roter Bete verwandt, also kein Getreide und daher glutenfrei ist). Quinoa ist nahrhaft und reich an gesundem Fett und Eiweiß.

Das Abendessen ist eine leichte Mahlzeit, wieder mit einer Eiweißquelle und gutem Fett. Wichtig ist, dass Sie nach sechs Uhr abends nichts mehr essen. Auf diese Weise fasten Sie bis zum ersten Frühstück mindestens zwölf Stunden, und die Glukose-Bildung ist für achtzehn Stunden unterbrochen. So können Ihre Zellen in die Autophagozytose eintreten.

Über Jahrtausende haben wir Menschen uns überwiegend pflanzlich ernährt, aber heute kommt es uns seltsam vor, zum Frühstück grüne Säfte, Salate oder Gemüsesuppen zu uns zu nehmen. Mit Nüssen, Kernen und gesunden Ölen, aber auch mit frischen oder getrockneten Kräutern können Sie die Gerichte schmackhafter machen. In der Vorbereitungsphase auf die One Spirit Medizin sollten Sie zur Geschmacksabrundung oder zum Salat ausschließlich Leinsamenöl oder Olivenöl bester Qualität verwenden. Zum Kochen eignet sich Kokosöl, das auch bei hohen Temperaturen stabil bleibt. Olivenöl ist hier nicht geeignet, da es bei größerer Hitze seine wertvollen Eigenschaften verliert.

Gemüse soll nie kochen und nicht zu lange erhitzt werden, weil sonst die Faserstoffe – die Ballaststoffe – ihre Stabilität verlieren und die sekundären Pflanzenstoffe und Vitamine weitgehend zerstört werden. Dämpfen Sie das Gemüse lieber oder dünsten Sie es in Gemüsebrühe. Sie können es auch roh und mit etwas gutem Öl verzehren.

Wenn Sie erlebt haben, wie gut die einwöchige Entschlackung Ihnen körperlich und seelisch tut, werden Sie vielleicht ganz auf eine überwiegend pflanzliche biologische Ernährungsweise mit guten Fetten und ohne verarbeitetes Getreide umstellen wollen. Sie tun eine Menge für Ihr Gehirn, wenn Sie sich keine Giftstoffe mehr zuführen, und die Umstellung auf eine überwiegend pflanzliche Ernährung befähigt Ihren Körper darüber hinaus, Giftstoffe besser auszuscheiden und sich gesund zu erhalten.

Wirkungen der Entschlackungskur

Während der ersten Tage einer Entschlackungskur ohne Zucker, Getreide und industriell verarbeitete Lebensmittel ist es völlig normal, wenn Sie müde sind, sich unbehaglich fühlen und alles irgendwie wehtut. Blähungen, schlechter Atem und Kopfschmer-

Detox-Ernährungsplan

Hier ein paar Anregungen für Ihre Ernährung während der Entschlackungswoche.

Erstes Frühstück (7 Uhr): Etwa 250 Milliliter grüner Saft, zum Beispiel aus folgenden Zutaten: 6 kleine Grünkohlblätter, 2 Stängel Blattkohl, ½ Gurke, 2 Selleriestangen, 1 Stück Ingwer (ca. 1 cm), ½ Zitrone und ½ Apfel.

Zweites Frühstück (10 Uhr): Eiweiß- und fetthaltige Speisen nach Wahl. Sehr gut geeignet sind Eier, Ziegenkäse, Avocado, Räucherfisch und Nüsse.

Mittagessen: Grüner Salat oder eine große Portion gedämpftes oder in Gemüsebrühe gedünstetes Gemüse. Verwenden Sie gesunde Öle und zur Abrundung Kräuter und Gewürze. Als Erweiterungen eignen sich eine Handvoll Kerne oder Nüsse, Avocado, etwas Räucherlachs oder Fisch aus Wildfang, Quinoa oder mageres Bio-Fleisch aus artgerechter Haltung.

Nachmittags: Nüsse, Kerne, zerdrückte Avocado mit Gewürzen und Kräutern, ein kleiner Salat oder grüner Saft.

Abendessen (bis 18 Uhr): Salat oder Gemüse – wie Mittagessen.

Grüntee können Sie jederzeit trinken, er enthält wenig Koffein, dafür aber viele Antioxidantien, und er öffnet die zellulären Entgiftungswege.

Trinken Sie zu den Mahlzeiten und über den Tag verteilt reichlich Wasser, mindestens 8 Gläser.

zen deuten darauf hin, dass Giftstoffe mobilisiert werden und den Körper verlassen. Trinken Sie viel Wasser, das beschleunigt die Ausscheidung über die Nieren. Auch die Haut macht mit – rechnen Sie damit, dass Sie stärker schwitzen als sonst. Gönnen Sie sich an den ersten Tagen der Entgiftung genügend Ruhepausen. Es kann auch ratsam sein, die Entschlackungskur am Wochenende zu beginnen.

Lassen Sie sich nicht irritieren, wenn es während der Entgiftung etwas dumpf in Ihrem Kopf zugeht und Sie sich schlecht konzentrieren können. Toxine reichern sich im Fettgewebe an, also auch im Gehirn, und jetzt werden sie nach und nach freigesetzt und vom Gehirn ans Blut abgegeben, um schließlich ausgeschieden zu werden. Vielleicht sind Sie auch schnell genervt oder launisch. Die körperliche Entgiftung kann Gefühle mobilisieren, die lange im Untergrund geschlummert haben. Toxische Emotionen binden sich an stoffliche Toxine, und der Körper setzt jetzt alles daran, die Dinge gründlich zu bereinigen. Achten Sie auf Gefühle und Erinnerungen, die jetzt hochkommen. Es könnten sich tiefe alte Verletzungen melden, doch gehen Sie möglichst nicht darauf ein. Das ist jetzt nicht der rechte Augenblick, große Entscheidungen zu treffen oder andere wegen persönlicher Dinge zur Rede zu stellen. Nehmen Sie sich die Zeit, die jetzt aufsteigenden Gefühlsregungen zu verarbeiten.

Ich empfehle Ihnen, während dieser sieben Tage Entgiftung ein Tagebuch zu führen. Damit ersparen Sie Ihrer Umgebung sicher manche gereizte Reaktion, zudem verschaffen Sie sich beim Tagebuchschreiben leichter Klarheit über frühere Erlebnisse, die jetzt wieder aktuell werden. Wenn Sie alte Kränkungen verarbeiten können, gelingt es vielleicht auch, sie zu verzeihen. Wahrscheinlich werden Sie Ihre Probleme nach ein paar Tagen, wenn Ihr Kopf wieder klarer wird, ganz anders sehen. Es kann sogar sein, dass sich toxische Gefühle einfach verflüchtigen.

Und da Ihr Körper jetzt besser funktioniert, schlafen Sie vielleicht weniger und fühlen sich trotzdem ausgeruhter.

Fortschritte sichtbar machen

Ihre Fortschritte, die Sie während der Entgiftungswoche machen, können Sie sich zum Beispiel durch Messung des Blutzuckers vor Augen führen. Ein Blutzuckermessgerät bekommen Sie in einfacher Ausführung schon für rund 15 Euro.

Messen Sie den Blutzucker am Morgen, bevor Sie irgendetwas zu sich nehmen. Er sollte dann bei 75 bis 90 Milligramm pro Deziliter liegen – unter 85 ist am besten. Ermitteln Sie den Wert zwei Stunden nach dem Frühstück noch einmal – er sollte jetzt nicht mehr als 40 Punkte höher liegen. Beim Entschlacken gilt ein Blutzuckerwert von 105 als normal, aber wenn Sie Diabetes und Demenz vorbeugen möchten, sollten Sie niedrigere Werte anstreben.

Um ein wirklich gutes Bild davon zu bekommen, wie sich die Blutzuckerwerte beim Entschlacken verändern, sollten Sie die Werte schon an den Tagen vor Beginn der Entgiftungswoche täglich ermitteln, dann während der Entgiftung und schließlich ein paar Tage darüber hinaus. Bei der Umstellung auf eine Kost, die Ihr Gehirn vorwiegend mit Fetten und über nährstoffreiche Pflanzen versorgt, können Sie die Werte immer wieder mal ermitteln, um zu sehen, wie Sie mit der Senkung Ihrer Blutzuckerwerte vorankommen.

Die Entgiftung senkt auch den Spiegel des »insulinähnlichen Wachstumsfaktors« IGF-1 (von engl. »insulin-like growth factor«). Das ist ein dem Insulin strukturell sehr ähnliches Hormon und eben ein Wachstumsfaktor, den wir in der Jugend benötigen, wenn wir wachsen. Bei Erwachsenen dagegen kann zu viel IGF-1 ein Risiko für pathologisches Wachstum bedeuten. Anders gesagt: Ein hoher IGF-1-Wert signalisiert ein Krebsrisiko und wird sogar als Tumormarker interpretiert. Sinkende IGF-1-Werte bedeuten demnach, dass Ihr Risiko für Krebs und andere Krankheiten abnimmt. Die Blutuntersuchungen bei den Teilnehmern an unserem siebentägigen Detox-Programm in Chile ergeben immer wieder eine Senkung des IGF-1-Werts um 30 bis 50 Prozent.

Darüber hinaus haben Kardiologen am Intermountain Medical Center Heart Institute festgestellt, dass wir durch Fasten weniger anfällig für Erkrankungen der Herzkranzgefäße und für Diabetes werden – zwei der häufigsten Todesursachen in Amerika. Der Spiegel des Wachstumshormons, das für Regeneration und ausgewogenen Stoffwechsel verantwortlich ist, schießt bereits nach vierundzwanzig Stunden förmlich in die Höhe, um das Dreizehnfache bei Männern, bei Frauen sogar annähernd um das Zwanzigfache.[7]

Entgiftung braucht Zeit

Entgiftung ist ein Prozess, der seine Zeit dauert, seien Sie sich dessen bewusst. Ihr limbisches System, dieser Tyrann, wird sich nicht so ohne Weiteres aus seiner durch Zucker und Dopamin gefestigten Stellung vertreiben lassen, von der aus es Ihre Entscheidungen, Gefühle und Wahrnehmungen steuert. Es wird Ihnen einzureden versuchen, dass sich nichts tut und man diese Entschlackung glatt vergessen kann. Aber was auch immer diesem primitiven Teil des Gehirns an Vorwänden einfallen mag, lassen Sie sich nicht auf sein endloses Quengeln ein.

Und seien Sie in dieser Zeit vor allem mit sich selbst geduldig.

Ihr Bauchhirn repariert sich, und das ist mit ein paar Unannehmlichkeiten verbunden. Schlechte Gewohnheiten, die Sie jahrelang gepflegt haben, lassen sich nicht im Handumdrehen ungeschehen machen. Aber selbst nach kurzer Entschlackung, meist schon in den ersten drei Tagen, werden Sie sich bedeutend besser fühlen, und das wird Sie dazu motivieren, generell gesünder zu leben.

Nahrungsergänzungsmittel für die Entgiftung

Im Folgenden führe ich Nahrungsergänzungsmittel auf, die Sie während der einwöchigen Entschlackungskur täglich zu sich nehmen sollten. Einige sind ziemlich hoch dosiert, aber nur für die Dauer der Entgiftung. Zusätzliche Informationen zu den Mitteln und ihrer weiteren Einnahme finden Sie im nächsten Kapitel.

Morgens nach dem Aufstehen

Vitamin B_{12} ist sehr wichtig für die Entgiftung der Leber, den Schutz der DNA und das Zellwachstum. Bei den meisten Menschen liegt ein Mangel an diesem Vitamin vor. Eine biologisch besonders wirksame Form des Vitamins ist sublinguales Methylcobalamin, das sich unter der Zunge schnell auflöst. Dosis: 2500 Mikrogramm.

Vitamin C unterstützt die Entgiftung wesentlich. Dosis: 2 Gramm.

Vitamin D_3 braucht der Körper, um Kalzium absorbieren zu können, außerdem verhindert oder lindert dieses Vitamin Depressionen, Demenz, Diabetes und Autoimmunerkrankungen. Dosis: 5000 internationale Einheiten (IE).

S-Acetylglutathion ist die erste wirklich bioverfügbare Form des Radikalfängers Glutathion. Dosis: 1 Gramm.

DHA und **EPA**, Docosahexaensäure und Eicosapentaensäure sind Omega-3-Fettsäuren, die das Gehirn benötigt, auch vorbeugend gegen Alzheimer. Sie sind in Fisch, Nüssen, Kernen und manchen Ölen enthalten, hier empfehle ich sie aber in der Form eines Nahrungsergänzungsmittels. Dosis: 3 Gramm.

Curcumin ist der Farbstoff der Gelbwurzel (Kurkuma). Es aktiviert Gene, die das Gehirn starke Antioxidantien bilden lassen. Nehmen Sie es in liposomaler Form ein. Dosis: 1 Gramm.

trans-Resveratrol, in roten Trauben und Rotwein enthalten, aktiviert ebenfalls die Produktion von Antioxidantien im Gehirn und reguliert Gene, die den programmierten Zelltod (Apoptose) steuern. Dosis: 500 Milligramm.

Pterostilben kommt in Heidelbeeren und Weintrauben vor. Zusammen mit trans-Resveratrol beugt es Krebs und anderen Krankheiten vor. Dosis: 250 Milligramm.

Probiotika sind gesunde Darmkeime. Informieren Sie sich in der Apotheke oder im übrigen Fachhandel über wirklich gute Mittel zum Aufbau der Darmflora, die Sie dann in der angegebenen Dosierung nehmen.

Kokosöl ist Düsentreibstoff fürs Gehirn. Dosis: je 1 Teelöffel am Morgen und am Nachmittag.

Zwei Stunden nach dem Abendessen

Alpha-Liponsäure unterstützt den Abtransport von Giftstoffen und Schwermetallen aus dem Gehirngewebe. Dosis: 1 Kapsel à 600 Milligramm.

Magnesiumcitrat wirkt abführend, unterstützt die Ausscheidung von Stoffwechselschlacken und entspannt die Muskeln. Dosis: 2 Kapseln mit jeweils 500 Milligramm oder 1 gestrichener Teelöffel des Pulvers.

Mit Wärme und Massage die Entgiftung unterstützen

Die Haut ist in hohem Maße an der Entgiftung beteiligt. Sie können das mit Entschlackungsbädern, Bürstenmassagen, Sauna und Dampfbad unterstützen.

Entschlackungsbäder regen den Körper zur Ausscheidung von Giftstoffen über die Haut an. Sie schwitzen sie buchstäblich aus. Sehr warmes Badewasser führt schnell zu einem Schweißausbruch, und das können Sie noch unterstützen, wenn Sie dem

Badewasser Bittersalz (Magnesiumsulfat) hinzufügen. Magnesium wird über die Haut aufgenommen und löst Schlacken, die dann über die Hautporen ausgeschieden werden. Bittersalz verbessert die Durchblutung, bewirkt eine bessere Verwertung von Sauerstoff und Mineralien und kann außerdem den Blutdruck senken sowie Entzündungen abklingen lassen. Ein willkommener Nebeneffekt ist die entspannende Wirkung des Magnesiums auf die Muskeln, was dem Stressabbau dient.

Noch entspannender wird das Entschlackungsbad, wenn Sie ätherische Öle ins Wasser geben. Beispielsweise wirkt Lavendelöl allgemein entspannend. Weitere hilfreiche Zutaten, auch gemischt, sind Natron, Apfelessig und Himalajasalz. Alle fördern die Entschlackung über die Haut.

Saunagänge regen die Haut ebenfalls zur Ausscheidung von Giftstoffen an. Die herkömmliche Heißluftsauna löst allerdings bei manchen Atembeschwerden aus und ist für die Entschlackung generell nicht so wirksam wie eine Infrarotsauna. Das langwellige Infrarotlicht als Heizquelle dringt bis ins Unterhaut-Fettgewebe und kann dort Toxine lösen.

Dampfbäder können ebenfalls die Entgiftung unterstützen. Hier wird jedoch wie in der herkömmlichen Sauna nur die Oberhaut erwärmt, sodass die entschlackende Wirkung ebenfalls hinter der einer Infrarotsauna zurückbleibt.

Bürstenmassagen regen die Durchblutung an und fördern auf diesem Wege die Entschlackung. Bürsten Sie sich vor oder während des Entschlackungsbads am ganzen Körper. Spezielle Bürsten für diesen Zweck bekommen Sie im Bioladen, Drogeriemarkt und im Internet. Säubern Sie die Bürste nach jeder Benutzung sorgfältig und lassen Sie sie gut trocknen.

Zusätzliche Tipps

Meiden Sie während der Entschlackungskur Fleisch und sämtliche Milchprodukte.
Sie sollten ein- bis zweimal am Tag Stuhlgang haben. Verwenden Sie bei Bedarf ein pflanzliches Abführmittel oder das bereits genannte Magnesiumcitrat.

FÜNF

Superfoods und Nahrungsergänzungsmittel

Seid sehr vorsichtig mit allem,
was ihr in diesen Kopf steckt, ihr werdet es
nie wieder aus ihm entfernen können.

Kardinal Thomas Wolsey über König Heinrich VIII.

Nach diesem ersten Schritt der Entgiftung ist es wichtig, dass Sie sich von jetzt an biologisch ernähren, und zwar mit Lebensmitteln von hoher Nährstoff- und Informationsdichte. Bestimmte Nahrungsmittel von besonderem gesundheitlichen Nutzen wie zum Beispiel Kulturheidelbeeren und Brokkoli nennen wir Superfoods. Mit den in diesem Kapitel aufgeführten Superfoods und Nahrungsergänzungsmitteln können Sie Krebs, Alzheimer, Diabetes und vielen anderen Zivilisationskrankheiten wirksam vorbeugen.

Wildformen vieler Superfoods waren die Grundnahrungsmittel unserer frühen Vorfahren und spielen in der Ernährung vieler indigener Völker auch heute eine wichtige Rolle. Bei den wenigen Sammler-und-Jäger-Völkern, die es heute noch gibt, sind Autismus, Demenz, Diabetes, Krebs und Autoimmunerkrankungen so gut wie unbekannt, das ist sicher kein Zufall. Unsere steinzeitlichen Vorfahren ernährten sich von Nüssen, Beeren, Obst,

Gemüse, Kleingetier und Fisch, während Getreide erst viel später zu einem Hauptbestandteil der Ernährung wurde. Wir leben heute nicht mehr so naturnah wie die Sammler und Jäger. Wir kaufen unsere Lebensmittel auf dem Wochenmarkt oder im Supermarkt, dass wir uns draußen in der Natur etwas suchen, kommt kaum noch vor. Trotzdem können auch wir uns einer idealen Ernährung annähern, wir müssen nur wissen, woraus sie besteht und worin ihr wahrer Nutzen liegt.

Die Anthropologen haben sich längst von der Vorstellung verabschiedet, die Sammler und Jäger der Frühzeit hätten einen wesentlichen Anteil ihrer Nahrung aus der Großwildjagd bezogen. Unsere Entwicklung als Menschen hat viel mehr mit den Pflanzen als mit Tieren zu tun. Sehr, sehr lange hatten wir als Jäger nicht viel Erfolg, einfach weil wir keine Jagdwaffen zur Verfügung hatten, und mit Steinen und Prügeln richtet man gegen große Tiere nicht viel aus. Selbst als es vor ungefähr 500 000 Jahren erstmals Speere gab, änderte sich wenig, denn die meisten Tiere waren einfach schneller und dazu vielleicht auch noch gerissener. Büffel- und Mammutfleisch war eine seltene Bereicherung des ansonsten pflanzlich geprägten Speisezettels. Eiweiß lieferten Nüsse, Kerne, Insekten und gelegentlich Fisch, kleinere Tiere und Reptilien. Wurde ein großes Tier erlegt, war das etwas Heiliges, eine Gabe des Geistes, die man mit der gesamten Lebensgemeinschaft teilte.

Vor 50 000 Jahren waren wir schon ziemlich geschickte Jäger, aber Tiere galten als heilig, man nahm ihnen nicht ohne Not das Leben. Als Kolumbus 1492 die neue Welt erreichte, grasten auf den Great Plains in Nordamerika noch Abermillionen Büffel, aber 1890 waren kaum noch zweihundert von ihnen übrig. Die Großwildjäger hätten ihnen um ein Haar völlig den Garaus gemacht. Ein beliebter Sport jener Zeit bestand darin, diese wunderbaren Tiere vom Ende eines fahrenden Zuges aus niederzuschießen und die Kadaver einfach liegen zu lassen. Bei indigenen Völkern hat es Jagd als Sport nie gegeben, und wenn sie ein Tier erlegt hatten, wurde alles verwendet und verarbeitet, zu Nahrung, Kleidung, Werkzeugen etc.

Vor etwa 6000 Jahren änderte sich die Ernährung der Menschen. Durch die zunehmende Sesshaftigkeit und Landwirtschaft wurde immer mehr das gegessen, was man selbst erzeugen konnte, und das waren je nach Gegend überwiegend Weizen, Mais oder Reis. Alle Getreide sind letztlich Zuckerlieferanten, und so ernährten die Menschen ihren Körper und ihr Gehirn jetzt hauptsächlich von Glukose. Was die Menschen vor dieser Zeit an Pflanzen gesammelt und verzehrt hatten, war sowohl Nahrung als auch Medizin.

Es ist noch nicht so lange her, dass Methoden der Fischerei und Jagd und schließlich der Tierzucht entwickelt wurden, die einen hohen Fleischverzehr ermöglichen. Heute kommt noch hinzu, dass der Fisch und das Fleisch auf unserem Tisch weder aus Wildfang noch aus artgerechter Freilandhaltung stammen, sondern von Tieren, die unter grauenhaften Umständen gehalten und auch noch mit Getreide ernährt werden. Sogar Lachs aus Fischzuchtbetrieben wird mit Mais ernährt. Darüber hinaus sind Fleisch- und Fischprodukte aus konventioneller Erzeugung auch noch vielfach mit Hormonen und Antibiotika belastet, und man darf sich wohl fragen, wie gesund das Fleisch auf unseren Tellern noch ist.

Pflanzen als Informationsträger

Heute weiß jedes Kind, dass grüne Pflanzen gesunde Nahrungsmittel sind. Wenigen ist jedoch klar, dass Pflanzen dem Körper nicht nur Nährstoffe liefern, sondern auch lebenswichtige Informationen. Wissenschaftler haben herausgefunden, dass Pflanzen wahre Meister sind, was die Regulation der Genexpression angeht (bei der Genexpression wird die in unserer DNA enthaltene genetische Information umgesetzt und für die Zelle nutzbar gemacht). In unserem Blutstrom zirkulieren sogenannte MicroRNAs (miRNAs), die Gene ein- und ausschalten können.[1] Diese mikroskopischen Genstränge regulieren unseren Cholesterinspiegel und leiten den Angriff auf eingedrungene Viren und Bakterien ein. MicroRNAs sind die schnellsten »social networkers« überhaupt, da sie ihre Anweisung augenblicklich an einzelne Gene übermitteln können. Sie können Gesundheitsgene einschalten sowie Gene, die Krebs, Herzkrankheiten, Diabetes und andere Zivilisationskrankheiten begünstigen, abschalten.

Dean Ornish, Arzt und Forscher am University of California Medical Center sowie Gründer und Leiter des Preventive Medicine Research Institute, hat in über dreißig Jahren Forschungstätigkeit festgestellt, dass eine überwiegend pflanzliche Ernährung über fünfhundert krankheitsverhütende Gene aktiviert und über zweihundert krankheitsbegünstigende Gene deaktiviert. In dem von ihm entwickelten Ernährungsprogramm kommen auch Vollkornprodukte vor, aber ich empfehle Ihnen, zumindest während der Entschlackungswoche ganz auf Getreide zu verzichten, damit sich der Blutzucker so weit normalisiert, dass die Autophagie einsetzen kann.

Bei unserem Entgiftungsprogramm im Rahmen der One Spirit Medizin gibt es am Morgen frischen Saft aus grünem Blattgemüse. Dadurch erhalten Ihre Gene die Anweisung, die Organe und Systeme Ihres Körpers zu reparieren und die Gesundheit des Gehirns wiederherzustellen. Zusammen mit den Nahrungsergänzungsmitteln kurbeln die grünen Säfte die Stammzellenproduktion im Gehirn und im ganzen Körper an. Die meisten grünen

Gemüse enthalten so wenig Zucker, dass sie den Blutzucker auch dann nicht in die Höhe treiben, wenn wir sie entsaften, also die Ballaststoffe abscheiden. Ballaststoffreiche Gemüse können Sie dann später zum Mittagessen genießen – Ballaststoffe verlangsamen die Zuckeraufnahme und unterstützen die Verdauung, auch weil sie die Darmflora günstig beeinflussen. Beachten Sie aber, dass Wurzelgemüse wie Karotten und rote Bete während der Entschlackungskur ungeeignet sind, weil sie den Blutzuckergehalt stärker erhöhen.

Die Bedeutung der sekundäre Pflanzenstoffe

Manche Pflanzen gelten wegen ihres hohen Gehalts an sekundären Pflanzenstoffen und wegen der hochwertigen Informationen, die sie Ihrer DNA mitteilen, als Superfoods. Die sekundären Pflanzenstoffe schützen auch die Pflanzen selbst vor Bakterien, Pilzen und Schädlingen und verleihen ihnen antioxidative, entzündungshemmende und andere gesundheitlich wertvolle Eigenschaften. Sie sind der Grund dafür, dass es bei den Stämmen, die ich im Amazonasgebiet kennengelernt habe, die vier Geißeln der modernen Gesellschaft nicht gibt – Krebs, Herzkrankheiten, Diabetes und Demenz.

Pflanzen mit hohem Gehalt an sekundären Pflanzenstoffen, zum Beispiel die verschiedenen Kohlsorten aus der Familie der Kreuzblütler sowie Tomaten, Nüsse und Kerne bilden einen Hauptbestandteil der Ernährung in sogenannten Blue Zones (»Blauen Zonen«). Darunter versteht man Gegenden, in denen die Menschen bei guter Gesundheit besonders alt werden, dazu gehören vor allem Okinawa (Japan), Sardinien, Nicoya (Costa Rica), die Insel Ikaria in der Ägäis und Loma Linda in Kalifornien. In Loma

Linda lebt eine große Gemeinschaft von Siebenten-Tags-Adventisten, die sich vegetarisch ernähren und großen Wert auf sportliche Betätigung legen.

Als Faustregel gilt, dass der Gehalt an sekundären Pflanzenstoffen und die Qualität als Superfood von Obst und Gemüse umso höher ist, je kräftiger die Farbe ausfällt. Sekundäre Pflanzenstoffe können wir zwar auch als Nahrungsergänzungsmittel zu uns nehmen, aber der Verzehr in der natürlichen Form ist vorzuziehen, weil die Nährstoffe in ihrer lebendigen Form deutlich wirksamer sind.

Auch wenn wir annehmen, wir ernährten uns bereits gut, haben wir bei den sekundären Pflanzenstoffen oft Defizite. Untersuchungen zeigen, dass Obst und Gemüse aus dem Supermarkt deutlich weniger sekundäre Pflanzenstoffe enthalten als das, was wir auf dem Markt kaufen oder im eigenen Garten ernten. Doch sogar die Früchte und Gemüse vom Bauernmarkt können sich nicht mit wild wachsender Nahrung messen. Jo Robinson, Autor des Buchs *Knoblauch gegen Krebs und Blaubeeren für das Herz,* schreibt in einem Artikel: »Wild wachsender Löwenzahn, einst bei den amerikanischen Ureinwohnern eine Frühjahrs-Leckerei, weist einen siebenmal höheren Gehalt an sekundären Pflanzenstoffen auf als der Spinat, den wir als ›Superfood‹ betrachten. Die aus Peru stammenden violetten Kartoffeln liefern achtundzwanzigmal mehr krebshemmende Anthocyane als unsere gewöhnlichen Kartoffeln. Es gibt eine Apfelsorte, die hundertmal mehr sekundäre Pflanzenstoffe enthält als die Golden Delicious im Supermarkt.«[2]

Der Grund für diese Nährstoffverarmung ist laut Robinson darin zu suchen, dass die Menschen vom Beginn des Ackerbaus an immer die süßesten und am wenigsten bitteren Pflanzen für den Anbau verwendet haben, sodass den meisten Wildpflanzen der saure oder strenge Geschmack durch Selektion »abgewöhnt« wurde.

Heute wissen wir, dass bitterer, zusammenziehender Geschmack auf einen hohen Polyphenolgehalt hindeutet, mit dem die betreffende Pflanze sich vor Krankheiten und Fressfeinden schützt. Wir dagegen bevorzugen seit Jahrtausenden zuckerreiche und ballaststoffarme Pflanzen, die schnell Energie liefern und uns einfach besser schmecken. In der Folge nimmt der gesundheitliche Nutzen unserer Nahrung stetig ab.

Am besten sind wir heutzutage versorgt, wenn wir regional erzeugtes, nicht mit Pestiziden belastetes Obst und Gemüse der Saison essen. In den meistern Läden mit konventioneller Ware bekommen wir Obst und Gemüse, das lange vor seiner Reife geerntet wurde, um dann auf den langen Transportwegen nachzureifen. Auf diese Weise entwickeln die Produkte jedoch weniger Geschmack und Nährwert, als wenn sie natürlich in der Sonne gereift wären. Kaufen wir bei örtlichen Erzeugern, stellen wir sicher, dass wir immer frische Ware bekommen, die dann auch noch eine bessere CO_2-Bilanz hat, das heißt durch kurze Transportwege weniger Kohlendioxid-Ausstoß verursacht. Sollten Sie sich nicht auf diese Weise versorgen können, ist Bio-Tiefkühlware die nächstbeste Alternative. Beeren und Gemüse werden sofort nach der Ernte schockgefrostet und sind relativ nährstoffreich. Verarbeitete Ware in Dosen und Gläsern sollten Sie meiden, da sie oft alle möglichen ungesunden Zusätze und kaum mehr Nährwert enthält. Sollten Sie Gelegenheit haben, Wildkräuter, Wildsalate und wild wachsende Beeren zu sammeln, nutzen Sie sie unbedingt! Salat mit frisch gepflückten Löwenzahnblättern ist wirklich unvergleichlich.

Gemüse aus der Familie der Kreuzblütler

Zu den gesündesten Superfoods gehören die Gemüse aus der Familie der Kreuzblütler, das sind insbesondere verschiedene Kohlsorten. Diese Gemüse sind nicht nur reich an Ballaststoffen, Antioxidantien und sekundären Pflanzenstoffen, sondern aktivieren auch über einen sogenannten Transkriptionsfaktor das Entgiftungssystem in den Zellen und schalten die Langlebigkeitsgene ein.

Dieser hochwirksame Transkriptionsfaktor stellt für alle Gewebe und Organe des Körpers einen Schutz vor vielerlei Krankheiten dar, zum Beispiel Krebs, Herzkrankheiten, Demenz, Lungenkrankheiten und Autoimmunkrankheiten. Wir haben es hier mit einem der wichtigsten zellulären Schutzmechanismen zu tun, der dazu da ist, freie Radikale einzufangen und oxidativem Stress durch Toxine und Karzinogene entgegenzuwirken. (Freie Radikale sind Moleküle, die ein Elektron verloren haben und deshalb bemüht sind, anderen Molekülen Elektronen wegzunehmen – was Entzündungszustände und allerlei andere Gesundheitsstörungen heraufbeschwört.)

Brokkoli stammt aus dem Mittelmeerraum und wird schon in römischen Texten der Antike erwähnt. In der italienischen Küche ist er weit verbreitet, und Thomas Jefferson hat ihn aus Europa nach Amerika mitgebracht. Brokkoli ist meist grün, aber es gibt auch eine violette Sorte. Alles am Brokkoli ist essbar, die Stiele ebenso wie die Röschen. Sie können ihn dämpfen, backen, rösten, grillen oder klein schneiden und roh dem Salat beigeben. Sie können ihn auch für Suppen oder Aufläufe verwenden, aber von dicken Cremesuppen und Aufläufen mit Käse ist wegen der Milchprodukte und Fette abzuraten. Brokkoli enthält neben vielen anderen Nährstoffen eine Menge Kalzium, Selen und Zink. Besonders interessant ist an diesem Kohl das Sulforaphan, ein stark antioxidativ wirkender Inhaltsstoff, der die Entgiftungswege der Zellen öffnet. Brokkoli besitzt krebshemmende Eigenschaften und verstärkt die Expression der Langlebigkeitsgene in den Zellen.

Blumenkohl ist in Europa und Asien beheimatet. Normalerweise ist er weiß, aber es gibt auch violette und orangefarbene Varietäten. Er ist reich an Nährstoffen und Ballaststoffen und wird gern in indischen Currys verwendet oder mit Kurkuma im Backofen gegart. Sie können ihn wie Brokkoli dämpfen, backen, grillen, roh essen und auch in Suppen und Aufläufen verwenden.

Weißkohl und **Rosenkohl** sind feste Kohlköpfe mit dicht anliegenden Blättern und ebenfalls sehr nährstoffreich. Weißkohl mit seinen großen Blättern wurde im alten Griechenland und Rom gegen Krankheiten aller Art verwendet. Die kleinen Rosenkohl-Röschen sind reich an Folsäure und den Vitaminen A und C, können aber etwas herb schmecken, wenn sie nicht ganz gar sind – was den Rosenkohl zum am wenigsten beliebten Gemüse unter den Kreuzblütlergewächsen macht. Das ist bedauerlich, denn im Backofen gegrillt oder gebacken kann er sehr schmackhaft sein.

Pak Choi, auch Senfkohl genannt, ist aus der asiatischen Küche nicht wegzudenken. In China wird er seit über 6000 Jahren angebaut, in den gemäßigten Zonen inzwischen weltweit. Pak Choi ist von hoher Nährstoffdichte und bietet unter anderem ganze achtundzwanzig wertvolle Pflanzenstoffe[3], darunter auch einen, der vorbeugend gegen Eierstockkrebs wirkt[4]. Neben den Vitaminen A, C, K und Folsäure enthält er auch viel Kalzium. Pak Choi ist eine bessere Kalziumquelle als Spinat, weil er keine Oxalsäure enthält, die das Kalzium bindet und für den Körper schwer verwertbar macht. Pak Choi eignet sich gekocht und roh zum Verzehr und ist auch eine schöne Zugabe zum grünen Saft.

Grünkohl ist wie Spinat und andere nicht kopfbildende grüne Gemüse inzwischen weltweit sehr beliebt, und das mit Recht. Er bietet reichlich Ballaststoffe und sekundäre Pflanzenstoffe, liefert die Vitamine C und K sowie Betacarotin und schließlich Kalzium und Magnesium. Grünkohl ist ein fester Bestandteil meines morgendlichen Safts, da er zu den besonders wirksamen und kraftvollen Pflanzen gehört.

Blattkohl, zum Beispiel Schwarzkohl, den man als Bündel von Stängeln kauft, besitzt einen unvergleichlich hohen Gehalt an sekundären Pflanzenstoffen. Den Forschungsergebnissen nach ist er unter den Kreuzblütlern am stärksten cholesterinsenkend und wirkt außerdem vorbeugend gegen Krebs und Herz-Kreislauf-Erkrankungen. Diese Art gehört zu den ältesten in der Kohlfamilie und war schon im alten Griechenland und Rom beliebt. Nach Amerika kam er im Zuge des Sklavenhandels aus Afrika und ist inzwischen ein fester Bestandteil der Südstaatenküche. South Carolina hat ihn sogar zum Landesgemüse erklärt. Es gibt viele Zubereitungsarten, unter anderem werden die großen Blätter als Umschlag für Wraps mit anderen Gemüsen verwendet.

Brauner Senf, auch indischer Senf genannt, stammt aus Asien. Er hat meist grüne, manchmal aber auch rötliche bis bläuliche Blätter und besitzt wie Rucola eine gewisse Schärfe. Der braune Senf ist außerordentlich reich an sekundären Pflanzenstoffen. Mit seinen cholesterinsenkenden Eigenschaften kommt er gleich nach dem Blattkohl, und bei den krebshemmenden Eigenschaften steht er unter den Kreuzblütlern nur hinter dem Rosenkohl zurück. Besonders wertvoll ist dieses Gemüse, wenn Sie es nach dem Zerkleinern fünf Minuten liegen lassen, bevor Sie es kochen.

Rucola, manchmal auch Garten-Senfrauke oder einfach Rauke genannt, liefert relativ kleine grüne Blätter von pfeffrigem Geschmack. Neben sekundären Pflanzenstoffen und Antioxidantien, die das Immunsystem stärken, enthält Rucola auch reichlich Vitamin A, C und K. Rucola ist sehr beliebt als Salat, und wenn er Ihnen zu scharf ist, nehmen Sie entweder nur zarte, junge Blätter oder mischen ihn mit milderen Salatsorten. Rucolapesto macht sich sehr gut auf gerilltem Gemüse oder gegrillten Garnelen. Dafür geben Sie die Blätter zusammen mit Olivenöl und zerkleinerten Walnüssen (noch ein Superfood) oder Pinienkernen in den Mixer, einmal kräftig durchmixen und fertig.

Weitere Gemüse, Salate, Kräuter und Gewürze

Sellerie wurde schon von den alten Römern angebaut und fand sich sogar in ägyptischen Gräbern. In arktischen Gebieten und Alaska, wo besonders unempfindliche Formen gedeihen, wird er auch bei Zeremonien verwendet. Sowohl Staudensellerie als auch Knollensellerie enthält viele Vitamine, vor allem Vitamin K, und Mineralstoffe wie Kalzium, außerdem reichlich Ballaststoffe. Beide Arten können roh, gebacken, gekocht oder gebraten verwendet werden. Mit Nussmus sind Selleriestangen eine köstliche und gesunde Zwischenmahlzeit. Aber Vorsicht, manche Menschen reagieren allergisch auf Sellerie.

Spinat ist reich an Magnesium, Betacarotin und Vitamin C, er liefert sogar Omega-3-Fettsäuren. Wie Tomaten und Rosenkohl enthält Spinat auch Alpha-Liponsäure, und die ist wichtig für die Synthese von Glutathion, einem Antioxidans, das der Funktionstüchtigkeit unseres Gehirns dient.

Mangold gehört zu den nahrhaftesten Gemüsen. Neben dem grünen Mangold gibt es auch rote und gelbe Sorten, deren Pigmente antioxidativ und entzündungshemmend wirken und darüber hinaus die Entgiftung unterstützen. Mangoldblätter enthalten außerdem Syringasäure, ein Flavonoid, das den Blutzuckergehalt günstig beeinflusst.

Gartensalat eignet sich bestens als nährstoffreiche Zugabe zu allen Salatgerichten. Besonders nahrhaft und gesund sind die dunkleren, eher lockeren Sorten. Frischer Gartensalat eignet sich hervorragend zum Mischen mit gekochtem oder rohem Gemüse jeder Art. Sie können ihn mit Öl, Essig, Zitronensaft und Kräutern anmachen, aber meiden Sie sahnige Dressings und vor allem fertig gekaufte Salatsoßen, die meist Zucker und Konservierungsmittel enthalten.

Kelp oder Braunalge ist eine in der asiatischen, insbesondere der japanischen Küche beliebte Art von Meeresalgen. Kelp weist einen hohen Kalziumgehalt auf und liefert beachtliche Mengen der Vitamine C, K, Riboflavin und Folsäure. Bedenken Sie aber, dass auch viel Natrium enthalten ist.

Petersilie ist das beliebteste Küchenkraut der Welt. Petersilie wird gern zum Garnieren verwendet, ist aber weitaus mehr als nur Dekoration. Sie ist insgesamt vitaminreich, enthält aber vor allem erstaunliche Mengen an Vitamin K und ist auch eine gute Vitamin-C-Quelle. Weniger bekannt ist die krebshemmende Wirkung der Petersilie. Das Kraut enthält Öle, die gegen das Tumorwachstum in der Lunge wirksam sind und die Karzinogene aus Tabakrauch und Grillkohlefeuer neutralisieren.

Koriandergrün spielt in der mexikanischen, südamerikanischen und asiatischen Küche, aber auch zum Beispiel im Süden Portugals eine wichtige Rolle. Es enthält Stoffe, die toxische Metalle binden können, passt also sehr gut in eine Entgiftungsdiät. Das Kraut soll gut für die Verdauung sein, und ein Tee daraus hilft bei verdorbenem Magen.

Basilikum gehört ebenfalls zu den heilkräftigen Gewürzkräutern und ist bei Köchen sehr beliebt. Das klassische Pesto besteht hauptsächlich aus Basilikum, und die Blätter passen sehr gut zu anderen Superfoods, insbesondere zu Tomaten. Basilikum enthält wie Thymian antibakteriell wirkende Öle, die möglicherweise auch schädliche Bakterien im Darm reduzieren können. Auch der Gehalt an Magnesium, gut für das Herz, ist hoch.

Kurkuma oder Gelbwurzel ist ein wichtiges Gewürz in der One Spirit Medizin. Kurkuma gehört zu den Hauptbestandteilen des Currys, leistet gute Dienste für Entgiftung und Gehirnregeneration und besitzt entzündungshemmende, antioxidative, pilzhemmende und antibakterielle Eigenschaften. In Indien wird Kurkuma täglich verwendet, und die Zahl der Alzheimer-Erkrankungen ist hier deutlich geringer als in den USA. Sein gesundheitlicher Nutzen ist am höchsten, wenn Sie es beim Kochen verwenden, Sie können Kurkuma auch mit etwas Pfeffer als Nahrungsergänzungsmittel einnehmen. Erhältlich ist Kurkuma als das getrocknete und pulverisierte Rhizom (unterirdischer Sprossteil, oft »Wurzel« genannt) oder auch in frischer Form.

Das Sanskritwort für Kurkuma lautet *Haridra.* Haridra Ganesha ist einer der zweiunddreißig Aspekte der elefantenköpfigen Hindu-Gottheit Ganesha, er läutert die Gläubigen und bringt ihnen Glück. Auch heute noch spielt Kurkuma in Asien eine Rolle als Glücksbringer bei Ritualen, da es Fülle und Gesundheit verheißt.

Kurkuma ist von kräftig erdigem Geschmack, die Schnittstelle am frischen Rhizom ist leuchtend orange, das trockene Pulver sattgelb – man assoziiert damit die Kraft der Sonne.

Der aktive Bestandteil der Gelbwurzel, das Curcumin, wirkt vorbeugend gegen Krebs, bindet freie Radikale, unterstützt Herz, Leber und Verdauungssystem. Außerdem wirkt Curcumin cholesterinsenkend. Bekannt ist, dass es bei Infektionen hilft und schädliche Bakterien im Darm und auf der Haut bekämpft. Es schaltet die Gene ein, die für die Produktion des Wachstumsfaktors BDNF (von engl. »brain-derived neurotrophic factor«) zuständig sind, und veranlasst das Gehirn, sein eigenes hochwirksames Antioxidans Glutathion zu produzieren. Schließlich aktiviert es auch noch ein Gen mit der Bezeichnung SIRT1, das vielfach auch Langlebigkeitsgen genannt wird. Leider ist Curcumin nicht sonderlich bioverfügbar, das heißt, nur wenig von dem, was Sie zu sich nehmen, gelangt dann auch in den Körper. Am besten greifen Sie zu speziellen Präparaten.

Nüsse, Samen und Kerne

Mit Nüssen, Samen und Kernen führen wir uns reichlich gesunde Pflanzenfette zu. Die Öle aus Kokosnüssen, Walnüssen, Mandeln und Leinsamen sowie Olivenöl extra vergine enthalten Omega-3-Fettsäuren in hoher Konzentration, und die lange Liste der gesundheitlichen Vorzüge reicht von der Senkung des Cholesterinspiegels bis zur Linderung von Depressionen.

Unter den Nüssen sind die Walnüsse führend, was die sekundären Pflanzenstoffe angeht. Manche der allgemein als Nüsse bezeichneten Früchte sind keine Nüsse im botanischen Sinn, sondern Samen oder Steinkerne, beispielsweise Mandeln, Kokosnüsse, Paranüsse, Pekannüsse und Cashewkerne. Nichtsdestotrotz haben sie ebenfalls viele positive Inhaltsstoffe. Mandeln sind sehr ballaststoffreich, Paranüsse enthalten Selen mit seinen krebshemmenden Eigenschaften. Cashewkerne sind mit ihrem hohen Gehalt an Eisen, Zink und Magnesium eine Gehirnnahrung, Pekannüsse hemmen die Bildung von Plaques in den Arterien. Macadamianüsse haben unter den Nüssen den höchsten Gehalt an gesunden einfach ungesättigten Fettsäuren und wirken damit positiv auf den Cholesterinspiegel. Auch Erdnüsse – eigentlich Hülsenfrüchte – sind sehr nährstoffreich, hier sollten Sie aber aufpassen. Viele Menschen reagieren empfindlich auf sie, und eine Erdnussallergie kann richtig gefährlich werden.

Samen und Kerne liefern uns viel Eiweiß und Omega-3-Fettsäuren. So sind Hanfsamen mit ihren zehn essenziellen Aminosäuren eine gute Eiweißquelle, überdies enthalten sie Omega-3- und Omega-6-Fettsäuren im idealen Mengenverhältnis. Sesam enthält reichlich Kalzium und andere Mineralstoffe. Sonnenblumenkerne fördern die gesunde Verdauung. Kürbiskerne haben cholesterinsenkende Bestandteile; sie regulieren die Beförderung des Speisebreis vom Magen in den Darm und wirken dadurch günstig auf die Verdauung.

Sie können Nüsse, Samen und Kerne über den Salat streuen, zu Gemüsegerichten verwenden oder pur essen. Kaufen Sie ungeröstete biologische Ware, die Sie am besten im Kühlschrank verwahren.

Avocado

Schon sehr lange wissen die Völker Amerikas um die wunderbaren Eigenschaften der Frucht des Avocadobaums. Lassen Sie sich vom hohen Fettgehalt der Avocado nicht irritieren, es handelt sich um gesunde einfach ungesättigte Fettsäuren, darunter die Ölsäure, die das Brustkrebsrisiko senkt und die Aufnahme der Nährstoffe im Darm fördert. Avocados enthalten Lutein, ein Carotinoid, das der Makuladegeneration (Funktionsverlust verschiedener Zellen der Netzhaut) entgegenwirkt, sowie Folsäure, eine Substanz aus der Gruppe der B-Vitamine, die Herzkrankheiten und Gehirnschlägen vorbeugt. Mit ihrem Ballaststoffreichtum und dem niedrigen glykämischen Index unterstützen Avocados die Regulierung des Blutzuckers. Sie enthalten auch das Antioxidans Glutathion, und zusammen mit Spinat oder Tomaten und ihrem hohen Gehalt an Alpha-Liponsäure sind sie ein ideales Gespann zur Erhaltung der Zellgesundheit. Guacamole, ein Dip aus Avocado, Tomate, Petersilie sowie etwas Limettensaft, Salz und Zwiebel, ist besonders reich an sekundären Pflanzenstoffen. Nur sollten Sie nicht Tortilla-Chips zum Dippen nehmen, sondern rohes Gemüse.

Beeren

Kulturheidelbeeren sind zwar mit der europäischen Waldheidelbeere verwandt, aber nicht aus dieser hervorgegangen. Sie waren ursprünglich in Amerika beheimatet. Was den Gehalt an sekundären Pflanzenstoffen angeht, sind Heidelbeeren kaum zu überbieten, ich nenne nur das Pterostilben, das cholesterin- und blutdrucksenkend wirkt und vor Krebs und Demenz schützt. Bei den amerikanischen Ureinwohnern im Nordosten der heutigen USA waren die kleinen Früchte immer schon sehr beliebt. Heute wissen wir, dass sie Antioxidantien sowie Eisen, Selen und Zink liefern. Die Nährstoffdichte ist bei der Wildform höher als bei der Kulturform.

Gojibeeren, auch **Wolfsbeeren** genannt, stammen ursprünglich aus China, wo sie seit Jahrhunderten als »Früchte des langen Lebens« gepriesen werden. Sie haben eine hohe Nährstoffdichte, so ist ihr Gehalt an Antioxidantien zwei- bis viermal so hoch wie bei Kulturheidelbeeren, dazu enthalten sie neun essenzielle Aminosäuren, die sie zu einem vorzüglichen Lieferanten von Eiweißbausteinen machen. In der chinesischen Medizin spielt die Gojibeere eine wichtige Rolle. Normalerweise werden die Beeren roh verzehrt oder man bereitet einen Tee oder eine Suppe aus ihnen. Für medizinische Zwecke werden jedoch vielfach Extrakte verwendet.

Obst, Fleisch und Fisch

In früheren Zeiten stand den Menschen nicht das ganze Jahr über jede Sorte Obst zur Verfügung. Sie aßen nur das Obst der jeweiligen Gegend und nur dann, wenn es reif war, das war außer in tropischen Gegenden normalerweise im Spätsommer und im Herbst.

Ihr Körper war darauf eingestellt. So sorgt das von der Bauchspeicheldrüse erzeugte Hormon Insulin dafür, dass aufgenommener Zucker in Fett umgewandelt und gespeichert wird, was für unsere frühen Vorfahren bedeutete, dass ein Teil des mit den Früchten aufgenommenen Zuckers als Fett eingelagert werden konnte, um während der langen Wintermonate als Energiequelle dienen zu können. Für uns heute gibt es jedoch keine kargen Winter mehr, was bei vielen leicht am Fettansatz um die Leibesmitte zu erkennen ist. Kurz, unser Körper ist evolutionsgeschichtlich nicht darauf eingestellt, dass wir über die eigentliche Saison hinaus größere Mengen Obst zu uns nehmen. Dies bringt unseren Insulinhaushalt durcheinander und lässt den Blutzucker hochschnellen, sogar mitunter in gefährliche Bereiche. Nehmen Sie also Obst nur in Maßen zu sich und wirklich als Obst, nicht als Saft. Sie wollen ja auch die wohltuenden Ballaststoffe haben und Ihren Blutzuckerspiegel nicht unnötig anheben. Wenn Sie außerhalb der Obstsaison wirklich Verlangen danach haben, versuchen Sie es mit ein paar tiefgekühlten Heidelbeeren oder mit etwas Dörrobst, wie Beeren oder Rosinen.

Unser grüner Morgensaft zählt natürlich nicht zu den Obstsäften. Kaufen Sie aber keine fertigen Mixgetränke, die hauptsächlich aus Fruchtsaft bestehen und mit wenig Grünkohl oder Spinat eingefärbt werden. Ihr selbst bereiteter Saft aus grünem Blattgemüse versorgt Sie anhaltend mit Vitaminen und Mikronährstoffen – auch solchen, die Krankheitsgene hemmen und Gesundheitsgene munter machen. Frische grüne Säfte können ein wenig streng schmecken, daher können Sie sie zur Eingewöhnung mit frischen oder tiefgekühlten Beeren anreichern.

Bei der Entschlackung zur Vorbereitung auf eine Visionssuche sind Avocados, Nüsse, Samen und Eier (sofern Sie nicht allergisch gegen Eier sind) gute Eiweißquellen. Beim Entschlacken sollten

Sie kein rotes Fleisch zu sich nehmen, später beim Aufbau Ihres Bauchhirns dürfen Sie es jedoch in Maßen genießen. Fisch und rotes Fleisch liefern »vollständiges« Eiweiß mit sämtlichen essenziellen Aminosäuren.

Essen Sie aber nicht irgendein Fleisch, sondern unbedingt Fleisch von freilaufenden Tieren. Das Fleisch von Weidevieh mit einer natürlichen Ernährung ist besonders reich an Omega-3-Fettsäuren. Essen Sie nur einmal pro Woche rotes Fleisch. (Ich persönlich habe rotes Fleisch ganz von meinem Speisezettel gestrichen und bemerke keine nachteiligen Folgen.)

Wenn Fisch bei Ihnen selten oder gar nicht auf den Tisch kommt, sollten Sie das ändern. Sogar Konserven sind besser als gar kein Fisch. Seit unsere Vorfahren in ferner Vergangenheit von der afrikanischen Savanne aus an die Küsten gewandert sind, gab es bei ihnen Fisch und anderes Meeresgetier. Überall in der Welt entwickelte sich die Zivilisation an Küsten, Seen und Flussufern, die ersten frühen Hochkulturen entstanden an Flüssen. Heute kann sich eigentlich jeder mit Fisch versorgen. Tun Sie es.

Fisch besitzt einen hohen Gehalt an Omega-3-Fettsäuren vom Typ Docosahexaensäure (DHA) und ist deshalb eine vorzügliche Gehirnnahrung zur Vorbereitung auf die One Spirit Medizin. Meiden Sie Zuchtfisch, der häufig mit Antibiotika belastet ist und zudem mit Soja und Getreide gefüttert wird, was überhaupt nicht der natürlichen Ernährung dieser Tiere entspricht. Die wild lebenden Formen, vor allem Kaltwasserfische wie Alaska-Wildlachs, Sardine und Hering, weisen einen geringeren Toxingehalt auf. Bedenken Sie aber, dass sich in großen Fischen (die sich unter anderem von den kleinen ernähren) Quecksilber anreichern kann, weshalb Sie Tunfisch und Schwertfisch lieber meiden sollten.

Interessanterweise galt DHA-reiches Fischöl bei den Indianern der Nordwestküste der USA als so wertvoll, dass sie es als eine Art

Währung benutzten. Der dort vorkommende Kerzenfisch aus der Familie der Stinte ist nicht nur ein guter Speisefisch, sondern wurde darüber hinaus zur Ölgewinnung verwendet. Er ist so fettreich, dass der getrocknete Fisch mit einem Docht durchzogen als Kerze verwendet wurde.

Fermentierte Nahrungsmittel

Fermentation, das Haltbarmachen von Lebensmitteln durch Vergärung, ist den Menschen überall auf der Welt seit mindestens 10 000 Jahren bekannt. Man nutzt hierbei gesunde, natürlich vorkommende Bakterien, um beispielsweise Wein, Bier, Apfelmost und Essig, aber auch Brot und Käse herzustellen. Fermentierte Nahrungsmittel versorgen uns mit wichtigen Enzymen und Probiotika, die unserem Darm guttun. Darüber hinaus unterstützen sie die Ausscheidung von Giftstoffen wie etwa Schwermetallen.

Meine Lieblingsnahrungsmittel dieser Art sind eingelegtes Gemüse, Sauerkraut und Misosuppe. Wunderbare Rezepte dafür finden Sie leicht im Internet. Falls Sie das Einlegen selbst ausprobieren möchten, müssen Sie sehr sauber arbeiten, um keine schädlichen Bakterien einzuschleppen.

Unsere Vorfahren machten ihre Nahrung auf diese Art haltbar und gesundheitlich noch wertvoller. Die eigentliche Arbeit wird von natürlich vorkommenden Bakterien verrichtet, die Zucker in Milchsäure umwandeln. Die Weston A. Price Foundation in den USA widmet sich der Verbreitung von Forschungsergebnissen und anderen Informationen über Nahrungsmittel von hoher Nährstoffdichte. In einem dieser Berichte heißt es zum Verfahren des milchsauren Einlegens: »Stärken und Zuckerstoffe in Gemüse und Obst werden von den vielen Arten von Milchsäurebakterien aufgeschlossen und in Milchsäure umgewandelt. Diese Lactobazillen kommen überall vor, vermehrt an der Oberfläche von allem Lebendigen und insbesondere auf Wurzeln und bodennahen Pflanzenteilen. Der Mensch braucht nur zu lernen, wie man ihre Vermehrung kontrolliert fördern und dadurch nützlich machen kann – wie wir es ja auch gelernt haben, bestimmte Hefen gezielt einzusetzen, um aus dem Zucker im Traubensaft Alkohol und schließlich Wein entstehen zu lassen.«[5]

Antibiotika, Präbiotika und Probiotika

Im Westen, vor allem in den USA, werden Antibiotika in der Medizin seit Jahrzehnten viel zu häufig eingesetzt. Zudem wird es immer schwieriger, Fleisch, Geflügel und Milchprodukte zu finden, die wirklich frei von Antibiotika sind. Viele Tiere in allzu enger Stall- oder Käfighaltung bekommen Antibiotika routinemäßig ins Futter gemischt, um sie irgendwie bei »Gesundheit« zu halten – aber zuletzt landen die Antibiotika auf unseren Tellern.

Antibiotika bringen unser Mikrobiom durcheinander, doch mit Präbiotika und Probiotika können wir etwas für die Gesundheit unseres Darms und Bauchhirns tun. Die Wirkung der Antibiotika lässt sich aufheben und weiterer Schaden abwenden.

Präbiotika nennen wir Nahrungsbestandteile, die das Wachstum der gesunden Darmflora fördern. Das sind vor allem feste und flüssige Faserstoffe beziehungsweise Ballaststoffe, die im Darm eine Art Substrat bilden, auf dem die gesunden Darmbakterien besonders gut gedeihen. Sie sollten deshalb – auch für die Gehirnfunktion – ballaststoffreiche Nahrung wie beispielsweise Gemüse aus der Familie der Kreuzblütler zu sich nehmen. Ballaststoffe binden auch vermehrt Wasser, was die Darmpassage der Nahrung beschleunigt und den Stuhlgang erleichtert.

Probiotika sind gezielt zugeführte gesunde Darmkeime, die der Verdauung dienen und schädliche Mikroorganismen fernhalten. Manche probiotischen Bakterien nehmen wir im Alltag in uns auf, sei es dass wir beim Gärtnern Staub einatmen, unseren Hund oder unsere Katze streicheln oder einfach jemandem die Hand geben. Gesunde Bakterien sind überall, und wir »fangen sie uns ein«, wenn wir mit Bio-Gemüse hantieren, um beispielsweise die Erde zu entfernen, oder auch wenn wir in einem See schwimmen. Ein einziges Gramm Bodenkrume enthält über 40 Milliarden probiotische Keime! Gehen Sie oft ins Freie, denn auch so machen Sie Ihr Bauchhirn fit für die One Spirit Medizin.

Wenn Sie meinen, dass Sie auf natürlichem Weg nicht genügend probiotische Bakterien bekommen, können Sie sie auch gezielt einnehmen. Achten Sie unbedingt darauf, dass Sie wirklich hochwertige, lebensfähige Bakterien bekommen, da Sie sonst viel länger auf positive Ergebnisse warten müssen. Der Mikrobiologe Comptom Ron Bada hat in den fünf Blauen Zonen der Erde (mit besonders hoher Lebenserwartung) »smarte« Probiotika gesammelt und unter anderem zu dem Mittel ProAlive Probiotic verarbeitet, das Sie in den USA über die Website www.ascendedhealth.com bestellen können. Im europäischen Raum finden Sie Grundinformationen und eine ganze Produktlinie zum Beispiel beim Grazer Institut AllergoSan (www.allergosan.at) oder über das Verbraucherportal Probiotika-Info (www.probiotika-info.de).

Nahrungsergänzungsmittel

Wenn Sie empfänglich für die One Spirit Medizin sein und dauerhaft von ihr profitieren möchten, hängt viel davon ab, dass Sie Ihre Essgewohnheiten ändern. Natürlich kann es schwierig sein, alle Ernährungsratschläge umzusetzen, vor allem in Zeiten, in denen Sie nicht auf frisches Obst und Gemüse aus regionalem Anbau zurückgreifen können. Hier können Ihnen Nahrungsergänzungsmittel helfen, weiterhin zu entschlacken, Ihren Darm gesund zu erhalten und sich gehirnfreundlich zu ernähren.

Viele dieser Nahrungsergänzungsmittel wurden bereits im vorigen Kapitel erwähnt, im Zusammenhang mit unserer einwöchigen Entschlackungskur. Jetzt wollen wir uns ansehen, welchen Platz sie grundsätzlich in Ihrer Ernährung haben können. Sie beeinflussen Ihr Bauchhirn auf verschiedene Weise, und sie sind alle wichtig für die Funktion und Regeneration Ihres Gehirns und Ihrer Organe. Sprechen Sie vor der Einnahme von Nahrungsergänzungsmitteln mit Ihrem Arzt, Heilpraktiker oder Ernährungsberater und hören Sie vor allem auf Ihren Körper. Die richtige Dosierung ist erfahrungsgemäß bei jedem ein wenig anders und ändert sich auch mit den Jahreszeiten. Achten Sie darauf, wie Sie sich fühlen, lernen Sie die subtilen Signale Ihres Körpers zu erkennen und zu deuten.

DHA, Docosahexaensäure, ist eine Omega-3-Fettsäure und besonders wichtig für das Gehirn, dessen Fettmasse sogar zu einem sehr hohen Anteil daraus besteht. Das Fett in Muttermilch besteht zu fast 50 Prozent aus DHA. DHA wirkt eng mit einer anderen Form von Omega-3-Fettsäure zusammen, der Eicosapentaensäure, kurz EPA. Beide sind in Fisch, Nüssen, Samen und manchen Ölen enthalten. Da der Körper beide nicht selbst herstellen kann, sollten Sie täglich 3 Gramm als Fischöl oder aus Algenprodukten zu sich nehmen. Die beste DHA liefert Krill. Forschungsberichten zufolge haben Menschen mit einem hohen Anteil von DHA in ihrer Ernährung ein um 85 Prozent niedrigeres Risiko, an Alzheimer zu erkranken.[6]

ALA, Alpha-Liponsäure (die Abkürzung bezieht sich auf engl. »alpha lipoic acid«) findet sich in jeder Zelle des Körpers und spielt eine wichtige Rolle bei der Entgiftung. ALA kann durch sogenannte Chelatbildung Schwermetalle binden, die dann über Darm, Nieren und Haut ausgeschieden werden können. Die Säure unterstützt auch die Entgiftungsarbeit der Leber. Sie können davon 300 Milligramm pro Tag einnehmen.

Kurkuma, ein Gewürz, dem Superfood-Eigenschaften zugesprochen werden, erhöht die Superoxiddismutase und das Glutathion im Körper, zwei für das Gehirn wichtige Antioxidantien, auf die wir im nächsten Kapitel näher eingehen werden. Nehmen Sie 1 Gramm des Wirkbestandteils Curcumin in Tablettenform ein oder die Hälfte dieser Menge in liposomaler Form.

trans-Resveratrol ist ein Stoff, der sich in der Haut roter Trauben und daher auch im Rotwein findet, darüber hinaus aber auch in manchen anderen Beeren. Er schaltet die Langlebigkeitsgene ein und kurbelt die Produktion von Antioxidantien an, darunter die der Super-Antioxidantien des Gehirns Superoxiddismutase und Glutathion. Empfohlen werden 500 Milligramm pro Tag.

Pterostilben, in Heidelbeeren und Weintrauben enthalten, kann Untersuchungen zufolge den Cholesterin- und Glukosespiegel und darüber hinaus den Blutdruck senken. Gemeinsam wirken Pterostilben und trans-Resveratrol vorbeugend gegen Krebs,

Herzkrankheiten, Diabetes und andere Krankheiten. Pterostilben schaltet die Gene ab, die die Entstehung und Vermehrung von Krebszellen ermöglichen, während trans-Resveratrol die Gene für die Apoptose (den programmierten Zelltod) reguliert. Die empfohlene Tagesdosis ist eine Kapsel Pterostilben zu 250 Milligramm.

Vitamin B_{12} ist sehr wichtig für die Entgiftung der Leber, aber auch für den Aufbau der Myelinschicht der Gehirnzellen. Außerdem benötigen wir dieses Vitamin für den Schutz unserer DNA und für die Produktion von Neurotransmittern. Mangel an Vitamin B_{12} ist in der modernen Industriegesellschaft weit verbreitet. Nehmen Sie 2000 Mikrogramm pro Woche Methylcobalamin, eine bioaktive Form von Vitamin B_{12}.

Vitamin C ist unverzichtbar für jegliche Entschlackung. Nehmen Sie 1 Gramm pro Tag.

Vitamin D_3 ist eine Form von Vitamin D, die der Körper selbst herstellt, wenn er Sonnenlicht ausgesetzt ist. Aber selbst wenn Sie sich viel im Freien aufhalten, bekommen Sie wahrscheinlich nicht genügend Vitamin D_3. Fisch und Lebertran sind die einzigen Nahrungsmittel, die reichlich Vitamin D_3 liefern, kleine Mengen sind in Eigelb und Rinderleber enthalten sowie in angereicherter Milch. Vitamin-D-Mangel wird mit Winterdepressionen, Diabetes, Demenz und Autoimmunstörungen in Zusammenhang gebracht. Personen, die 600 oder mehr internationale Einheiten (IE) Vitamin D_3 pro Tag erhalten, zeigen gegenüber Kontrollgruppen ein um 50 Prozent geringeres Risiko, an Alzheimer oder Demenz zu erkranken.[7] Die Dosierungsempfehlungen sind sehr unterschiedlich, sie reichen von 800 bis 1000 IE pro Tag bis hin zu 10000 IE pro Tag für maximal fünf Monate.[8]

S-Acetylglutathion ist die erste wirklich bioverfügbare Form des Radikalfängers Glutathion. Es schützt unsere DNA und spielt eine wichtige Rolle für den Energiestoffwechsel und für die Funktion der Mitochondrien.[9] Außerdem unterstützt es die Entgiftung von Leber, Lunge, Nieren und anderen Organen.[10] Nehmen Sie 200 Milligramm pro Tag.

Kokosöl ist eigentlich kein Nahrungsergänzungsmittel, liefert aber erstklassigen Brennstoff für unser Gehirn. Es besteht aus mittelkettigen Triglyzeriden, die nach der Aufspaltung im Magen direkt in den Darm und von dort aus ins Blut und in die Mitochondrien der Zellen gelangen. Nehmen Sie zwei Esslöffel pro Tag ein, einen am Morgen und den zweiten am Nachmittag oder Abend. Kokosöl schmeckt auch gut in der Suppe und sogar im Tee.

Nahrungsergänzungsmittel sind Medizin und daher mit Augenmaß anzuwenden. Wir nehmen ohnehin schon zu viele Vitamine und Mineralien ein, die unser Körper kaum verwerten kann. Am Ende von Kapitel 4 finden Sie eine Übersicht über alle Nahrungsergänzungsmittel für eine natürliche Entschlackung.

Teil 3

Den schleichenden Tod überwinden

SECHS

Die Todesuhr zurücksetzen

Man kann kaum einen größeren Fehler machen, als zu versuchen, in zwei Sprüngen über einen Abgrund zu setzen.

David Lloyd George, britischer Premierminister

Genetisch sind wir in erster Linie auf Vermehrung und nicht auf langes Leben programmiert. Die Natur möchte, dass wir Nachkommen zeugen, damit die Menschheit nicht aussterben kann. Man könnte sagen, die Menschheit ist unsterblich, aber jeden Einzelnen holt der Tod. Etwa ab dem fünfunddreißigsten Lebensjahr geht es mit dem Körper langsam bergab. Die Produktion der körpereigenen Antioxidantien sowie der Wachstumshormone, die unter anderem für Muskelwachstum und eine elastische und glatte Haut zuständig sind, geht zurück. Erste Falten zeigen sich, Wunden heilen nicht mehr so schnell wie früher, und ein langer Abend ist auch nicht mehr das, was er mal war – jetzt gehen wir spätestens um elf ins Bett.

Die Naturvölker haben ebenso viel Sinn für die Schönheit und Spannkraft der Jugend wie für die Weisheit des Alters. Sie verehren und achten die Alten und holen sich Rat bei ihnen. Ihr Wissen steht nicht in Büchern, sondern ist im kollektiven Gedächtnis bewahrt, und dafür sind die Alten von ganz entscheidender Bedeutung. Wie wir unsere Bibliotheken sichern, so schätzen die indigenen Völker ihre lebenden Träger des Wissens.

Die Schamanen des Amazonasgebiets besitzen keine biochemischen Kenntnisse, aber sie wissen trotzdem, wie man die Proteine und Gene des langen Lebens wieder in Ordnung bringt, wenn sie zum Beispiel durch Stress beschädigt wurden. Sie kennen Pflanzen, die Giftstoffe und Schlacken aus den Zellen befördern, sodass die Mitochondrien wieder funktionstüchtig werden. Die Mitochondrien sind diese kleinen Kraftwerke in den Zellen, die Energie aus der Nahrung in eine für die Zelle verwertbare Form bringen. Das lange Leben – es beginnt damit, dass wir unsere Mitochondrien wieder in Schuss bringen.

Die Mitochondrien

Natürlich wussten unsere steinzeitlichen Vorfahren nichts von Mitochondrien. Sie bezeichneten das Prinzip, das Alter und Niedergang aufhielt, als »die weibliche Lebenskraft«. Die Wissenschaft gibt uns heute eine weniger mystisch klingende Deutung dieser Lebenskraft – die aber auch wieder auf das Weibliche hinausläuft.

Mitochondrien sind winzige fadenartige Zell-Organellen, die Kohlenhydrate durch ihren Stoffwechsel in Energie umwandeln, sie werden auch als Kraftwerke der Zellen bezeichnet. Darüber, wie sie zu dieser Funktion kamen, existieren konkurrierende Theorien. Nach einer dieser Theorien waren die Mitochondrien die ersten sauerstoffatmenden Organismen auf der Erde. Vor Milliarden Jahren haben sich die ersten primitiven Bakterien gegenseitig gefressen, sie haben sich aber auch von der sehr gehaltvollen Ursuppe in den frühen Ozeanen der Erde ernährt. Als die Nahrung knapper wurde, entstanden die ersten blaugrünen Algen und erschlossen sich eine neue Nahrungsquelle: die Sonne, mit deren Energie sie andere Stoffe zu synthetisieren vermochten. Das war ein gewaltiger Durchbruch hin zu dem, was wir Photosynthese nennen. Von jetzt an gab es für alle Organismen, die das Sonnenlicht zu nutzen vermochten, Nahrung in Hülle und Fülle. Aber das grüne Leben erzeugte als Abfallprodukt einen Stoff, der für die damaligen Verhältnisse hoch giftig war: Sauerstoff. Ein Großteil des freien Sauerstoffs in der damaligen Atmosphäre wurde im Gestein gebunden, doch der Sauerstoffgehalt stieg schließlich schneller, als er unschädlich gemacht werden konnte. Da die meisten Lebensformen dieser Epoche den Sauerstoff nicht verwerten konnten, kam es zu einem globalen Massensterben. Mit einer Ausnahme: Die Mitochondrien wurden die ersten Sauerstoff-Atmer und wurden so zur erfolgreichsten Lebensform überhaupt.

Als die ersten mehrzelligen Organismen auftraten, schlichen sich die Mitochondrien bei ihnen ein und lebten zunächst in fröhlicher Symbiose mit den Zellen ihrer Wirte, bis sie schließlich in diese Zellen selbst einwanderten. Da hatten sie eine warme und sichere Umgebung und versorgten die Zellen im Gegenzug mit »Treibstoff«.

Mitochondrien besitzen ihre eigene DNA, die ganz anders ist als unsere. Unsere DNA ist als Doppel-Helix aufgebaut, die der Mitochondrien wie eine Art Perlenschnur. Wir haben mehr als 24 000 Gene, die Mitochondrien gerade einmal 38. Die jedoch haben es in sich. Die Mitochondrien sind mit ihrem Sauerstoff-Stoffwechsel nicht nur die Energielieferanten unseres Körpers, sondern überwachen auch dessen Todesuhr, da sie den Prozess der Apoptose, des programmierten Zelltods, steuern. Geht die Todesuhr richtig, wissen alte Zellen genau, wann sie sterben müssen, um gesunden neuen Zellen Platz zu machen. Geht die Todesuhr nach, wissen die Zellen nicht, wann ihre Zeit gekommen ist, und dann können Krebszellen entstehen. Geht die Uhr dagegen vor, sterben die Zellen zu früh ab, und es kommt zum vorzeitigen Altern.

ATP – der Treibstoff des Lebens

Die DNA der Mitochondrien wird nur über die mütterlichen Gene vererbt. Man kann demnach sagen, das die Mitochondrien buchstäblich für die bereits von unseren frühen Vorfahren erkannte weibliche Lebenskraft stehen, die von Generation zu Generation weitergegeben wird. Wie die Zellen bereits in der Frühzeit der Evolution von der Zusammenarbeit mit den Mitochondrien profitierten, so dient es auch heute unserem Körper, wenn wir diese weibliche Kraft hegen und pflegen. Die Mitochondrien besitzen nicht nur eine Schlüsselfunktion für unsere Gesundheit, sondern stellen uns darüber hinaus den Brennstoff bereit, den wir brauchen, um uns über die höheren Nervenschaltkreise der One Spirit Medizin anzunähern.

Dieser Brennstoff trägt den Namen Adenosintriphosphat oder ATP. ATP ist die Währung des Körpers. Die Zellen verbrauchen davon so viel, wie sie benötigen, und der Überschuss kommt auf die Bank, in diesem Fall die Leber, wo das Kapital gespeichert wird, bis es für irgendwelche Körperfunktionen gebraucht wird.

Um ATP zu erzeugen, verheizen die Mitochondrien Sauerstoff, ungefähr so, wie ein Automotor mittels Sauerstoff die Energie des Benzins freisetzt – nur nicht so explosiv. Wir atmen Sauerstoff ein, er gelangt mit dem Blut zu den Zellen des ganzen Körpers, und dort setzen die Mitochondrien ihn ein, um die Energie aus unserer Nahrung in ATP umzuwandeln.

Jede Zelle ist bedroht, wenn die Mitochondrien geschädigt sind und nicht reibungslos funktionieren. Über zweihundert der heute verbreiteten Gesundheitsstörungen – von Krebs, Herzkrankheiten, Fibromyalgie und chronischer Müdigkeit bis hin zu Parkinson, Demenz, Leberzirrhose und Migräne – werden mit Fehlfunktionen der Mitochondrien in Verbindung gebracht. Sie sind leicht durch Toxine zu irritieren, auch wenn es sich um pharmazeutische Giftstoffe handelt. Der Naturheilkundler John Neustadt und der Psychiater Steve Pieczenik haben die aktuellen Forschungsberichte gesichtet und kommen zu diesem Ergebnis: »Medikamente erweisen sich inzwischen als eine Hauptursache für Schäden an den Mitochondrien, was vielleicht auch viele ihrer unerwünschten Nebenwirkungen erklärt. Alle Arten von psychotropen Substanzen schädigen nachweislich die Mitochondrien, und das gilt auch für cholesterinsenkende Mittel, für Analgetika wie Paracetamol und viele andere.«[1]

Beschädigte Mitochondrien vermehren sich schneller als gesunde und ernähren sich nur von Zucker, während gesunde Mitochondrien auch Fett verwerten können. Krebszellen mit ihren defekten Mitochondrien ernähren sich von Zucker, weshalb es aus wissenschaftlicher Sicht ratsam erscheint, zur Vorbeugung und Bekämpfung von Krebs weitgehend auf den Verzehr von Kohlenhydraten zu verzichten.[2]

Wenn die Mitochondrien beschädigt sind, verlangsamt sich Ihr Stoffwechsel. Ihr Körper weiß dann nicht mehr, wie er Fett verbrennen kann, und Sie schaffen es einfach nicht abzunehmen. Die Fettspeicher Ihres Körpers entwickeln sich zu Deponien für Gift- und Schlackenstoffe. Gut möglich, dass Sie unter Stimmungsschwankungen leiden, dass Sie oft müde sind und sich allgemein unwohl fühlen. Häufige Energietiefs verleiten Sie dazu, zu schnellen Lösungen zu greifen, wie etwa einem Powerriegel. Doch der verschärft das Problem nur, weil er die Zucker liebenden schädlichen Darmkeime ernährt und außerdem Ihren Blutzuckerspiegel erhöht. Entzündungen sind die Folge, der oxidative Stress nimmt zu, die Mitochondrien werden noch stärker belastet. Die Mechanismen des programmierten Zelltods entgleisen, immer mehr geschädigte Mitochondrien verbleiben in Ihren Zellen und beschleunigen den Alterungsprozess. Die geschädigten Zellen wiederum gehen zu unkontrolliertem Wachstum über, und es entstehen Geschwülste. Gehirnzellen altern schneller und sterben ab, ganze Hirnregionen erleiden Schaden. Wenn die Todesuhr der Apoptose nicht richtig tickt, sind Sie gesundheitlich fortan weniger robust, und Ihre Lebensspanne verkürzt sich.

Autophagie – Recycling der Mitochondrien

Für die Gesundheit des Gehirns ist es ganz wichtig, dass kränkelnde Mitochondrien abgebaut werden, damit frische und vitale neue Mitochondrien ihren Platz einnehmen können. Autophagie oder Autophagozytose – diese aus dem Griechischen abgeleiteten Begriffe bedeuten wörtlich »sich selbst fressen« beziehungsweise »Sichselbstfressen der Zelle« – ist sozusagen die Müllabfuhr in den Zellen: Abfallprodukte werden abgebaut, beschädigte oder tote Mitochondrien werden recycelt und dienen der Rückgewinnung von Aminosäuren, den Bausteinen neuer Eiweißmoleküle für neue Zellen.

Sportliche Betätigung an frischer Luft bringt die Autophagie in Gang. In Bewegung verbraucht der Körper mehr Sauerstoff, sodass schwache Mitochondrien absterben und vitalen neuen Platz machen. Auch Entschlackungsmaßnahmen fördern das Mitochondrien-Recycling. Und wenn wir darauf achten, dass unsere Ernährung reich an sekundären Pflanzenstoffen ist, aktivieren wir in den Zellen die antioxidativen Mechanismen, die unsere Mitochondrien schützen und gesund halten.

Fasten und der Insulinzyklus

Die wirksamste und zugleich müheloseste Unterstützung der Autophagie ist das Fasten. Schon während der kurzen »Fastenpause« zwischen Abendessen und Frühstück schaltet der Körper in den Reparaturmodus. Beim längeren Fasten tritt der Körper nach einiger Zeit in einen Zustand ein, den man Ketose nennt: Statt von Kohlenhydraten ernähren sich die Mitochondrien zunehmend von Fett. Die Evolution hat uns beigebracht, Fett zu speichern, damit wir in Mangelzeiten darauf zurückgreifen können. Unsere frühen Vorfahren aßen, wenn es etwas gab, und dann hieß es abwarten, bis ihnen wieder irgendein Fang gelang oder sie essbare Pflanzen sammeln konnten. Die Fähigkeit unseres Körpers, bei Bedarf die eigenen Fettreserven anzuzapfen, war äußerst nützlich, um strenge Winter mit knappem Nahrungsangebot zu überleben. Heute können unsere Mitochondrien nicht mehr so einfach umschalten, weil wir sie dauernd mit leicht verwertbaren Kohlenhydraten füttern, die das Insulinsystem ständig in Gang halten. Der Insulinkreislauf muss erst einmal unterbrochen werden, damit die Mitochondrien im Gehirn und anderswo von der Zuckerernährung zur Fetternährung übergehen können. Ist diese Umschaltung gelungen, hebt sich der Nebel im Gehirn, und wir nehmen ab.

Ketonkörper sind Moleküle, die in der Leber aus Fettsäuren erzeugt werden, wenn beim Fasten Glukose knapp wird und unser Körper zur Fettverbrennung übergehen muss. Die Energiedichte von Ketonkörpern ist um ein Mehrfaches höher als die von Zucker.[3] Sobald Sie dann wieder Kohlenhydrate essen, schaltet sich sofort das Insulinsystem ein. Ihre Mitochondrien stürzen sich auf den Zucker, essen sich satt und lassen den Rest der Mahlzeit stehen. Jetzt schüttet Ihre Bauchspeicheldrüse Insulin aus, um den überschüssigen Zucker aus dem Blut in die Zellen zu transportieren. Sind die Zellen jedoch bereits ausreichend mit Glukose versorgt, lassen sie die Sendung zurückgehen – so wie man vielleicht den Nachtisch wegschiebt, wenn man nicht mehr kann. Andererseits lässt man so einen köstlichen Schokoladenkuchen ja nicht einfach verkommen, weshalb Ihr Körper den Zucker in Fett umbaut und einlagert. Und wenn das immer so weitergeht, wenn ständig Zucker im Blut zirkuliert, das auf die Zellen verteilt oder eingelagert werden muss, können Sie das Insulinsystem schließlich gar nicht mehr abschalten und die Fettverbrennung kommt nicht mehr in Gang. Als Ergebnis sammeln sich in Ihren Zellen Schlacken an, die den Mitochondrien überhaupt nicht bekommen.

Wenn der hohe Blutzucker zum Normalzustand geworden ist, befinden Sie sich in einer prädiabetischen Verfassung. Da Ihre Zellen keinen weiteren Zucker mehr aufnehmen können, verringern sie die Zahl der Insulinrezeptoren in den Zellwänden, und es entsteht das, was medizinisch »Insulinresistenz« heißt. Die Bauchspeicheldrüse nimmt jedoch weiterhin ein zunehmendes Überangebot von Zucker im Blut wahr und pumpt ordentlich Insulin nach. Am Ende kommt es zu Entzündungen und Zellschäden.

Sollten Sie sich also kohlenhydratreich ernähren, um den Bauch herum zunehmen und darüber hinaus an Stimmungsschwankungen leiden und sich oft wie benebelt fühlen, sind Sie wahrscheinlich bereits auf dem Weg in die Insulinresistenz – ein Zustand, der Ihren Mitochondrien schweren Schaden zufügt. Verringern Sie die Zufuhr von Zucker und Getreide zugunsten einer überwiegend pflanzlichen Ernährung mit gesunden Fetten, dann hat die Bauchspeicheldrüse keinen Grund mehr, so viel Insulin freizusetzen, und der ganze Kreislauf kann sich beruhigen. Die Autophagie kommt in Gang. Abfallstoffe in den Zellen werden abgebaut und ausgeschieden. Die Mitochondrien können recycelt werden. Alles läuft, wie es soll.

Ein entgleistes Insulinsystem hat etwas von einer Stadt, in der die Müllabfuhr streikt. Erst häuft sich der Abfall in der Küche, dann in der Mülltonne und schließlich auf der Straße. Als ich einmal spät am Abend durch New York ging, fielen mir die überall gestapelten Plastiksäcke mit Müll auf. Am nächsten Morgen war alles weg, aber was, wenn die Müllabfuhr nicht gekommen wäre? Wenn wir das Insulinsystem nicht zurückregulieren, gibt es in unseren Zellen keine Müllabfuhr. Es sammeln sich Toxine an, die die Mitochondrien schädigen, der »Treibstoff« verbrennt nicht mehr sauber, und es entstehen massenhaft freie Radikale, die den Mitochondrien noch stärker zusetzen.

Wir fasten jede Nacht, wenn wir schlafen. Beim Fasten zur Vorbereitung auf One Spirit Medizin verlängern wir allerdings die Zeit zwischen dem Abendessen und der ersten Mahlzeit des nächsten Tages, sodass unser Insulinsystem nicht länger als acht Stunden pro Tag in Betrieb ist.

Allgemein lässt sich sagen, dass es nicht notwendig ist, länger als achtzehn Stunden am Stück auf Zucker und Kohlenhydrate einschließlich Obst zu verzichten. Bereits nach so kurzer Zeit beginnen die Reparaturarbeiten, und der Nebel im Gehirn lichtet sich. Auch im muslimischen Fastenmonat Ramadan fastet man nur von Sonnenaufgang bis Sonnenuntergang. Solange Sie bei dieser Form des Fastens genug trinken und sich körperlich nicht zu sehr anstrengen, kann es sogar sein, dass Hungerattacken ausbleiben oder so mild ausfallen, dass sie Sie nicht belasten.

Hunger ist gut, ein Anzeichen dafür, dass Sie von Glukoseverbrennung auf Fettverbrennung umstellen. Das limbische System des Gehirns jedoch mag am liebsten Zucker und wird Ihnen einreden wollen, dass Sie einen Schwächeanfall bekommen, wenn Sie nicht augenblicklich dieses Stück Mohnstriezel verschlingen. Geben Sie dem nicht nach. Gestatten Sie Ihrem Gehirn diese Intrigen, während Sie sich zugleich auf die Fakten besinnen: dass Ihr Körper notfalls über genügend Nahrungsreserven für die nächsten vierzig Tage verfügt. So lange Fastenperioden empfehle ich allerdings nicht.

Oxidativen Stress vermindern

Mitochondrien verwenden Sauerstoff zur Glukose- und Fettverbrennung, um für den Körper Energie zu gewinnen. Läuft diese Verbrennung jedoch nicht sauber und effizient, entstehen als gefährliche Nebenprodukte freie Radikale – ungefähr wie bei diesen alten Autos, die außer Benzin auch Schmieröl mitverbrennen und gewaltige Qualmwolken ausstoßen. Als freie Radikale bezeichnen wir Atome oder Moleküle, die aus irgendeinem Grund ein Elektron eingebüßt haben und dadurch instabil und besonders reaktionsfreudig sind. Um sich wieder in den stabilen Zustand zu bringen, versuchen sie anderen Molekülen ein Elektron zu entreißen, und wenn das gelingt, ist anschließend dieses andere Molekül ein freies Radikal. Die Gesamtbelastung des Körpers durch das Wirken der freien Radikale wird als oxidativer Stress bezeichnet. Eine gewisse Anzahl freier Radikale ist normal und sogar notwendig, aber wenn der oxidative Stress überhandnimmt und zu viele Zellen dadurch geschädigt werden, altern die Gewebe schneller, und wir werden anfälliger für Krankheiten.

Verschlimmernd wirken Umweltgifte, die unsere Mitochondrien zusätzlich belasten. Das gilt besonders für Pestizide, die ja dazu da sind, die Mitochondrien von Schädlingen zu zerstören. Darüber hinaus enthalten sie, um dem Regen standzuhalten, spezielle Haftstoffe und sind nicht leicht von den Pflanzen abzuwaschen. Beschädigte Mitochondrien erzeugen mehr freie Radikale als intakte. Anschließend schädigen die freien Radikale die Fette und Proteine unseres Körpers, ja sogar die DNA in den Zellkernen. Oxidativer Stress ist ein Teufelskreis.

Eine Ernährung mit viel Zucker, Weißmehl und anderen stärkehaltigen Nahrungsmitteln facht die Produktion freier Radikale an. Anders gesagt: Nudeln, Fritten, Müsli und Schokoladenkuchen tun uns wirklich nicht gut. Je stärker der oxidative Stress, dem ihr Körper ausgesetzt ist, desto mehr Antioxidantien brauchen Sie, um die Schäden in Grenzen zu halten.

Antioxidantien können Sie beispielsweise aus Beeren gewinnen, aber bei einer mittleren Belastung würden Sie an die zwanzig Kilo Beeren pro Tag vertilgen müssen, um die Abermilliarden freien Radikale abzufangen. Zum Glück kann der Körper selbst Antioxidantien herstellen, dabei unterstützen ihn beispielsweise die Gemüse aus der Familie der Kreuzblütler. Streichen Sie also alles Schädliche von Ihrem Speiseplan und greifen Sie stattdessen zu gesunden biologischen Nahrungsmitteln – damit tun Sie eine Menge gegen Oxidation und Entzündungen, die Ihr Bauchhirn unnötig unter Stress setzen.

Entzündungen

Lokale Entzündungen sind eine natürliche und gesunde Immunantwort. Wenn Sie hinfallen und sich das Knie aufschlagen, schickt der Körper sofort vermehrt Plasma und Leukozyten zur Wunde, damit eventuell von außen eindringende Bakterien gleich abgefangen und unschädlich gemacht werden können. Chronische Entzündungen dagegen stören das biochemische Gleichgewicht des Körpers, was dazu führen kann, dass unser Immunsystem auch gesunde Zellen und Gewebe als fremd einstuft und attackiert. Das kann Herzkrankheiten und Autoimmunerkrankungen nach sich ziehen, rheumatoide Arthritis, Diabetes, multiple Sklerose und andere. Im Gehirn können chronische Entzündungszustände schwere Schäden anrichten und Zustände wie Parkinson und Alzheimer, aber auch Aufmerksamkeitsstörungen nach sich ziehen.

Gehirnstrukturen wiederherstellen

Wenn oxidativer Stress und Entzündungen abklingen, kann sich der Hippocampus (nach dem lateinischen Wort für »Seepferdchen«) erholen. Dieser Teil des Gehirns reguliert zusammen mit einem anderen Teil, der Amygdala (»Mandelkern«), emotionale Reaktionen wie Ärger und Angst.

Der Hippocampus spielt auch für das Lernen eine wichtige Rolle. Er ist am Erwerb aller neuen Fähigkeiten beteiligt, ob wir lernen, ein Musikinstrument zu spielen oder ob wir uns an eine Ernährung gewöhnen, die für Gesundheit und langes Leben förderlich ist. Leidet der Hippocampus Schaden, lernen wir nicht mehr, wir verlieren unsere Neugier und Begeisterung für das Leben.

Schließlich hat der Hippocampus auch noch mit dem Gedächtnis zu tun. Ist er in seiner Funktion eingeschränkt, leidet unser Kurzzeitgedächtnis, das Langzeitgedächtnis bleibt unbeeinflusst. Das erklärt vielleicht auch, weshalb Demenzkranke sich oft sehr gut an Ereignisse erinnern, die Jahrzehnte zurückliegen, aber nicht wissen, was vor zwei Wochen oder auch nur vor zehn Minuten war.

Der Hippocampus besitzt keinen Zeitsinn und verwechselt manchmal etwas Aktuelles mit ähnlichen Dingen, die vielleicht zwanzig Jahre zurückliegen. Wir haben gerade jemanden kennengelernt, der uns an einen früheren Partner erinnert – und schon ist es vorbei mit der möglichen neuen Beziehung. Auch für alte Verhaltensweisen, abgedroschene Gedanken und verbrauchte Gefühle ist der Hippocampus zuständig. Wenn er nicht richtig funktioniert, erleben wir immer wieder die gleichen unangenehmen Situationen und peinigenden Gefühle.

Vor ein paar Jahren lud mich ein Freund zu seiner Hochzeit ein. Es war seine fünfte. Als ich ihn darauf ansprach, sagte er, diesmal sei alles anders. Mein Freund versuchte seinen Hippocampus mit einer weiteren Eheschließung zu reparieren, doch das ist kein sehr vielversprechender Ansatz, um das Gehirn in Ordnung zu bringen. Ich versuchte ihm schonend beizubringen, er möge doch aufhören, die richtige Partnerin zu suchen, um dafür selbst endlich der richtige Partner zu werden. Nein, so sah er das nicht. Ein halbes Jahr nach der Trauung rief er mich an und teilte mir mit, seine Ehe sei beendet. Er machte mir Vorwürfe, weil ich ihn nicht daran gehindert hatte, eine so rohe und rücksichtslose Person zu heiraten. Ich zitierte Joseph Campbell, der einmal gesagt hat: Eine Lektion, die du nicht lernst, heiratest du irgendwann. Außerdem erklärte ich ihm, er müsse unbedingt seinen Hippocampus in Ordnung bringen, sonst werde er sich immer wieder Frauen dieser Art suchen – und sie leider auch finden.

Wenn der Hippocampus Schaden gelitten hat, signalisiert er der Amygdala, dass die Welt gefährlich ist und uns wer weiß was drohen könnte. Wir reagieren darauf mit Überlebensreflexen, die uns bald alles ringsum als bedrohlich erleben lassen. Sobald jedoch der Hippocampus wieder ganz funktionstüchtig ist, sehen wir da, wo zuvor Gefahren zu lauern schienen, lauter Chancen. Ich habe einen Patienten, der an der Börse ein Vermögen verdient hat, weil er in Firmen investierte, die alle anderen schon am Ende sahen.

Der Hippocampus kann gesund werden, wenn der Serotoninspiegel ansteigt und die Produktion von Stammzellen im Gehirn wieder in Gang kommt. Vor wenigen Jahrzehnten glaubten wir noch, das Gehirn könne keine neuen Neuronen oder Nervenzellen bilden. Heute wissen wir, dass unser Gehirn in gerade einmal sechs Wochen neue Stammzellen bauen kann, um damit neue Nervenschaltkreise anzulegen, die es uns erlauben, die Welt neu und anders zu sehen. Statt Ihr Leben durch neue Partner, neue Jobs oder die Unterbringung der Kinder im Internat ändern zu wollen, sollten Sie lieber die Produktion des Wachstumsfaktors BDNF (von engl. »Brain-derived neurotrophic factor«) im Gehirn ankurbeln. Dazu müssen Sie Ihr Gehirn allerdings erst einmal dazu erziehen, nicht immer nach Schema F zu verfahren und die uralten Programme für Angst, Aggression, Abwehr und dergleichen triste Emotionen nicht einfach weiterlaufen zu lassen.

Wenn Sie das Betriebssystem Ihres Computers aktualisiert haben, können Sie neue Programme verwenden, die mehr leisten. So ähnlich ist es auch mit dem Upgrade Ihres Gehirns: Es macht Sie fit für ein neues und konstruktiveres Denken, das Ihrer Gesundheit und Ihrem seelischen Wohlbefinden dient. Das Upgrade Ihres Gehirns durch gute Ernährung und förderliche Aktivitäten beugt außerdem Krankheiten vor, die mit dem Altern und der modernen Lebensweise verbunden sind. Wenn Sie vergesslich werden oder sich schlecht konzentrieren können, gehen Sie vielleicht lachend darüber hinweg, und einen Moment der Verwirrung tun Sie als »altersbedingte Gedächtnislücke« ab, während Sie gleichzeitig an Schreckgespenster wie Alzheimer oder Demenz denken, die ja für mehr als die Hälfte der über Achtzigjährigen traurige Realität werden. Der Gedanke, dass das Gehirn im Alter nachlässt, erschreckt uns, aber in Wahrheit muss es gar nicht so sein. Die für die westliche Zivilisation typischen Alterskrankheiten wie Herz-Kreislauf-Erkrankungen, Alzheimer, Demenz und Parkinson sind weitgehend vermeidbar. Und die Prävention beginnt damit, dass wir den Hippocampus in Ordnung bringen, das Wachstum neuer Gehirnzellen anregen und uns so ernähren, dass unser Gehirn immer auf gute Fette zurückgreifen kann.

Die Chemie des Gehirns

Unsere steinzeitlichen Vorfahren mögen nichts über die Chemie des Gehirns gewusst haben, aber sie kannten sich bestens mit Pflanzen aus, die den Körper befähigen, sich selbst zu heilen. Inzwischen haben die Wissenschaftler drei Schlüsselenzyme und Proteine entdeckt, die Körper und Gehirn reparieren. Darüber hinaus, und das ist wirklich erstaunlich, regen Sie die Fähigkeit des Körpers an, Stammzellen zu erzeugen, und damit unterstützen sie uns eigentlich beim Aufbau eines neuen und gesünderen Körpers.

Eines dieser Enzyme, den Wachstumsfaktor BDNF, habe ich im vorigen Abschnitt bereits erwähnt. Er gibt nicht nur den Anstoß zur Bildung neuer Gehirnzellen, sondern ist auch wichtig für die Wiederherstellung des Gehirns und für die Anlage neuer Nervenverbindungen, die wiederum neue Formen des Denkens und Wahrnehmens und neue Reaktionsweisen entstehen lassen. Haben Sie sich schon einmal neu in Ihren Partner verliebt? BDNF erneuert Ihr Gehirn so, dass Ihnen Ihr Leben und Ihre Welt wie neu verzaubert vorkommen kann.

Ungenügende BDNF-Produktion wird mit Alzheimer, Demenz und Depressionen in Zusammenhang gebracht. Toxine, Stress,

Bewegungsmangel und zuckerreiche Ernährung senken den BDNF-Spiegel. Wenn Sie nicht genügend Omega-3-Fettsäuren mit der Nahrung aufnehmen – am besten aus Fisch und Fischöl –, sollten Sie entsprechende Nahrungsergänzungsmittel nehmen, damit mehr BDNF gebildet wird und neue Nervenstammzellen entstehen können.

Wenn Sie Ihr nächtliches Fasten eher mit gesunder Fett- und Eiweißnahrung als mit Kohlenhydraten beenden, bildet Ihr Körper mehr BDNF. Um den Effekt noch zu verstärken, können Sie überlegen, ob Sie nicht alle drei oder vier Wochen einen Fastentag einlegen möchten. Auch Bewegung erhöht den BDNF-Spiegel, wobei aber wichtig ist, dass es Ihnen Spaß macht. Forschungsergebnisse lassen erkennen, dass Sport der genussvollen Art für Ihren BDNF von größerem Nutzen ist als etwas, was Sie nur tun, weil es sein muss.

Glutathion, ebenfalls ein Enzym, wirkt antioxidativ und entzündungshemmend, außerdem entgiftend, und zwar wie eine Art Fusselbürste, die überall im Körper Giftstoffe aufnimmt und zur Leber transportiert, wo sie zerlegt werden. Glutathion hilft der Abwehrkraft Ihres Körpers auf die Sprünge und unterstützt den Aufbau und Erhalt Ihrer Muskulatur.

Befindet sich zu wenig Glutathion im Körper, nimmt die Schädigung der Mitochondrien durch freie Radikale zu, die dann weniger Energie erzeugen und die Todesuhr der Zellen nicht mehr regulieren können. Nahrungsmittel wie Grünkohl, Spinat, Avocado und Kürbis befähigen den Körper, mehr Glutathion zu bilden. Leider fehlt vielen Menschen, und ich bin einer von ihnen, ein Gen, das zur Bildung von Glutathion notwendig ist, und der Hälfte der Menschheit fehlen Gene für die ausreichende Produktion des Enzyms. Bei Menschen mit ernsten Erkrankungen liegt der Prozentsatz noch höher, und bei chronischen Erkrankungen ist in der Mehrzahl der Fälle die Versorgung mit Glutathion kaum nennenswert.

Von außen zugeführtes Glutathion nützt dem Körper nichts, weil es im Darm abgebaut wird. Ich empfehle deshalb zur Einnahme S-Acetylglutathion, das den Verdauungstrakt übersteht und ins Blut gelangt. Ich nehme es zweimal die Woche ein und finde die Wirkung sehr überzeugend.

Superoxiddismutase (SOD) ist ein unübertroffenes Antioxidans, ein Enzym, das mit einem einzigen Molekül über eine Million freie Radikale neutralisieren kann. Auch die Vitamine C und E gelten als gute Antioxidantien, aber bei ihnen liegt das Verhältnis bei eins zu eins: Ein Molekül kann ein Radikal ausschalten. Da sich im Körper unzählige freie Radikale herumtreiben, viel zu viele für die empfohlene Tagesdosis dieser Vitamine, brauchen wir die geballte Kraft der Superoxiddismutase, wenn wir wirklich etwas ausrichten wollen.

Mangel an SOD spielt eine Rolle bei der Entstehung von Arteriosklerose, der Verhärtung unserer Arterien durch altersbedingte Ablagerungen, und für den Abbau von Collagen in alternder Haut. Unser Körper produziert SOD selbst, und sie wird auch mit der Nahrung aufgenommen, aber wenn wir über viele Jahre massenhaft freien Radikalen ausgesetzt waren, die über Pestizide und andere Umweltgifte in unseren Körper gelangt sind, müssen wir schon etwas beherzter vorgehen. Sie können Ihre körpereigenen SOD-Produktion mit Nahrungsergänzungsmitteln ankurbeln, trans-Resveratrol und Kurkuma sind geeignet. Außerdem empfehle ich Nahrungsmittel wie Kulturheidelbeeren und Weintrauben, die reich an Pterostilben sind – oder Sie nehmen es als Nahrungsergänzungsmittel ein. (Alles über diese Nahrungsergänzungsmittel können Sie in Kapitel 5 nachlesen.)

BDNF, Glutathion und SOD sind also Mittel, die den Alterungsprozess verlangsamen und gesunde Mitochondrien erzeugen. Für den Schamanen sind sie aber noch aus einem anderen Grund wichtig: weil sie das Gehirn gleichsam überholen und uns so auf die One Spirit Medizin einstimmen. Mit der Erfahrung des Einen Geistes haben wir einen Ausgangspunkt, von dem aus wir die Gesundheit von Geist und Körper wiederherstellen und uns die Welt ins Dasein träumen können.

SIEBEN

Sich von Stress befreien

Bei den großen Fortschritten der Zivilisation handelt es sich um Vorgänge, welche die Gesellschaften, in denen sie auftreten, beinahe ruinieren.

Alfred North Whitehead

Vor langer Zeit sagte mein Lehrer Don Jicaram zu mir, wenn ich mir wirklich das Wissen des Regenwalds aneignen wolle, müsse ich eine Nacht ganz allein an einem der Nebenflüsse des Amazonas verbringen. Er setzte mich in einer abgelegenen Gegend am Flussufer ab, als gerade die Sonne unterging. Und es war wirklich ein schöner Platz – ein richtiger Sandstrand, eingerahmt von gewaltigen Bäumen, die dort *Shiwawaco* genannt werden. Am anderen Ufer versorgten sich Aras und andere Papageien an einer natürlichen Salzlecke aus Tonerde mit den Mineralstoffen, die zu ihrer täglichen Ernährung gehören. Die letzten Sonnenstrahlen fielen auf die ockerfarbene Salzlecke und ließen das Gefieder der Vögel blau und rot aufleuchten. Ganz plötzlich war es dann dunkel, wie das in den Tropen so ist.

Ich wühlte in meinem Rucksack und musste feststellen, dass der alte Mann mir meine Taschenlampe und die Streichhölzer, die ich für solche Fälle immer bei mir trage, stibitzt hatte. Ich versuchte mir einzureden, ich sei hier im Garten Eden, von nichts als Schönheit umgeben und ganz geborgen. Dann wurde es aber richtig dunkel, und erst jetzt ging mir auf, dass ich mich allein im stockfinsteren Dschungel befand. Das machte mir Angst, jedes Knacken oder Rascheln schreckte mich auf. Sicher schlich da ein Jaguar im Unterholz herum und konnte mich jeden Moment anfallen und zerfleischen. Doch es wurde Morgen, und alles war wieder wunderbar – sogar als ich frische Jaguarspuren im Sand entdeckte. Ich musste mich danach noch oft im Regenwald aufhalten, bis ich verstand, dass man dort ganz in Sicherheit sein kann, auch wenn man nur mit dem Allernötigsten ausgerüstet ist. Ich lernte, keine Beute zu sein.

Zur Beute für Jaguare und andere Raubtiere werden wir dadurch, dass sie unsere Angst riechen. Ein Jaguar wittert unsere Angst kilometerweit, wie auch ein Straßenräuber in der Stadt ein untrügliches Gespür für mögliche Opfer hat. Angst setzt in unserem Körper eine ganze Kaskade chemischer Reaktionen in Gang, unsere Ausdünstungen ändern sich und verwandeln sich in die eines gejagten Tiers. Angst lässt uns die Welt als räuberisch erleben, und unsere Gedanken kreisen dann fast ausschließlich um unseren Schutz: »Bin ich in Sicherheit? Habe ich genug von allem, was meine Sicherheit ausmacht? Liebe, Geld und so weiter?« Angst hält uns in einem dauerhaften Alarmzustand, der uns zum Opfer macht – und eben zur leichten Beute.

Gefühle können uns krank machen. Schamanen wissen, dass die meisten unserer Probleme einen emotionalen Hintergrund haben. Emotionen sind sehr alte Überlebensprogramme, die im limbischen System niedergelegt sind, und wenn unser Nervensystem und Denken von »toxischen« Emotionen beherrscht wird, leben wir gefährlich. Wenn wir uns nicht länger als Opfer unserer Lebensumstände fühlen, sondern Entdeckungsreisende werden möchten, müssen wir unsere Gefühle heilen. Dafür müssen wir keine weiten Wege auf uns nehmen, Gelegenheiten bieten sich überall. Das Leben konfrontiert uns immer wieder mit Herausforderungen und Stresssituationen, die wir nutzen können, um toxische Emotionen wie Angst und Ärger in aufbauende Gefühle wie Liebe und Mitgefühl zu verwandeln und dadurch neue Nervenverbindungen in unserem Gehirn zu schaffen.

Schamanen unterscheiden zwischen momentanen, vorübergehenden Gefühlsregungen und solchen, die in uns schwelen und uns vergiften – daher der Ausdruck »toxische Emotionen«. Sicher ärgern Sie sich manchmal über Ihre Kinder oder Ihren Partner. Dann schickt diese Gefühlswallung einen Schwall von Stoffen durch Körper und Gehirn, die durch den Ärger entstehen, doch das Gefühl vergeht schnell, und Sie finden in Ihre Gelassenheit zurück. Toxische Emotionen dagegen halten sich stunden-, tage- oder jahrelang in Ihrem Körper und im limbischen System. Die Hirnforscherin Jill Bolte Taylor beschreibt den Unterschied zwischen vorübergehenden Gefühlen und toxischen Emotionen in ihrem Buch *Mit einem Schlag:* »Innerhalb von neunzig Sekunden nach der Auslösung ist die chemische Komponente dieser Wut in meinem Blut restlos verschwunden, und meine automatische Reaktion ist vorbei. Bleibe ich jedoch auch danach noch wütend, dann geschieht es deshalb, weil ich mich dazu entschieden habe, diesen Kreislauf weiterlaufen zu lassen. In jedem Augenblick treffe ich die Wahl, weiterzumachen oder aufzuhören.«[1]

Angst gehört zu den ganz besonders ungesunden Gefühlen. Sie macht uns blind für alle Chancen, die sich bieten. Panik sieht keinen Ausweg. Angst löst eine Flucht-Abwehr-Reaktion aus, die über die HPA-Achse (Hypothalamus-Hypophysen-Nebennierenrinden-Achse, engl. »hypotalamic-pituitary-adrenocortical axis«) verläuft. Wenn Sie Gefahr wittern, setzt der Körper unabhängig davon, ob tatsächlich Gefahr besteht oder nicht, über die HPA-

Achse eine Stressreaktion in Gang, die die Blutzufuhr zum präfrontalen Cortex einschränkt, zu dem Teil des Gehirns, in dem Möglichkeiten wahrgenommen werden können.

Es gibt natürlich reale Gefahren in der Welt, aber wie wir reagieren, können wir weitgehend selbst bestimmen. Wenn Sie nicht mehr Beute sein möchten, müssen Sie Ihre Überzeugung überprüfen, dass diese Welt ein Haifischbecken ist. So werden Sie erkennen, dass Ihr Stress weniger mit den Menschen und Umständen als vielmehr mit Ihren eigenen Glaubenssätzen zu tun hat. Und dann können Sie mit Ihrer Welt im Einklang sein, anstatt sich ständig in einem Kampfgebiet zu sehen, dem Sie einfach nicht entkommen.

Was genau wir im Alltag als emotionalen Stress erfahren, hängt oft direkt mit einengenden Glaubenssätzen und der ständig aktiven Flucht-Abwehr-Bereitschaft zusammen.

Hinderliche Glaubenssätze

Unsere Annahmen über die Welt können uns auf unmerkliche Weise unter Stress setzen. Solche Überzeugungen haben wenig mit Intelligenz oder Bildungsstand zu tun, dafür umso mehr mit Kindheitserfahrungen, die unser Weltbild prägen – ein Weltbild, das unser Gehirn dann für bare Münze nimmt. Man bekommt manchmal sogar den Eindruck, dass Experten umso realitätsblinder werden, je mehr Sachverstand sie besitzen. Vor dem Einmarsch in den Irak zeigten sich zahlreiche amerikanische Experten überzeugt, dass Saddam Hussein dabei war, umfangreiche Lager an Massenvernichtungswaffen anzulegen. Später stellte sich bekanntlich heraus, dass es keine gab. Die »Fakten«, die man uns präsentierte, waren reine Hirngespinste. Aber diese Experten hatten den Kongress nicht belogen. Sie waren davon überzeugt, die Wahrheit zu kennen.

Wenn wir uns eine Meinung bilden, gewichten wir alles, was mit unseren Ansichten übereinstimmt, viel stärker als anderes, das unserer Sicht der Dinge nicht entspricht. Dem westlichen Bewusstsein gelten Wissenschaft und Rationalität im Allgemeinen mehr als die Intuition, und selten kommt es zu Bestrebungen, beide Arten des Erkennens so zu verbinden, dass man ein wirklich umfassendes Bild bekommt. Wenn ich mit Medizinern spreche, fragen sie immer nach wissenschaftlichen Forschungen, die meine Aussagen über Gesundheit und Krankheit unterstützen, auch wenn sie insgeheim schon wissen, dass meine Aussagen zutreffen. Deshalb fließt in dieses Buch über die uralte schamanische Medizin so viel Wissenschaft ein, und wir würden gern noch viele weitere Forschungsberichte zu diesem Thema in den Fachzeitschriften sehen.

Solange wir uns nur einer der beiden Erkenntnisarten bedienen, besteht die Gefahr, dass wir voreingenommen sind, ohne es zu wissen. Wir beharren darauf, dass ein streng wissenschaftliches Vorgehen zu verlässlicheren Ergebnissen führt als die Intuition, und wir ignorieren die Erkenntnis, dass wir mit einer Kombination der beiden Ansätze zu den besten Ergebnissen kommen. Douglas Dean und John Mihalasky haben zehn Jahre lang zum Phänomen der außersinnlichen Wahrnehmung bei hohen Entscheidungsträgern in der Industrie geforscht und festgestellt, dass diejenigen, die risikobehaftete Entscheidungen letztlich aufgrund von intuitiven Eingebungen trafen, deutlich höhere Gewinne einfuhren als andere, die sich allein auf »Fakten« und Logik beriefen.[2] Intuition ist nicht unbedingt so irrational, wie gestandene Rationalisten annehmen. So haben die beiden Nobelpreisträger Herbert Simon und Daniel Kahneman bei ihren Forschungen herausgefunden, dass Experten, die ihre Entscheidungen intuitiv treffen, letztlich aus einem großen Erfahrungs- und Wissensschatz schöpfen.[3] Natürlich ist eine Entscheidung, die aus einer spontanen Regung heraus getroffen wurde – »Ich weiß gar nicht, warum ich ihn ausgesucht habe, ich mochte einfach seinen Blick« – wahrscheinlich eine rein emotionale Reaktion, die genauso gut falsch wie richtig sein kann. Die Schamanen, die ich kenne, sind jedoch ganz gewiss Heiler, die genau wissen, was sie tun, und sie schöpfen aus einer Quelle der Weisheit, die im Laufe vieler Generationen in der Zusammenarbeit mit dem Geist entstanden ist.

Weit verbreitet und sehr folgenreich ist die Grundannahme, wir könnten uns nicht selbst um unsere Gesundheit kümmern, sondern müssten sie den Ärzten, Medikamenten und Therapien überlassen. Tatsächlich überlassen wir uns da einem Gefühl der Machtlosigkeit, das uns davon abhalten kann, die Schritte, die für unser Leben oder Überleben wichtig sind, selbst einzuleiten. Die One Spirit Medizin ruft uns in Erinnerung, dass wir keineswegs ausschließlich auf die medizinischen Fachleute und Verfahren angewiesen sind. Wir können uns mithilfe der Kräfte unseres persönlichen Bewusstseins und des großen Geistes auf die Selbstheilungskräfte besinnen, die in uns stecken. Wir haben die Wahl und können kränkende Emotionen, die Ärger und Sorgen nähren und uns deprimieren, entlassen, um an ihrer Stelle freundlichere Gefühle aufzubauen, die unseren Körper bei seiner Selbstheilung unterstützen.

Solange wir uns von unseren beengenden Glaubenssätzen leiten lassen, die im limbischen System gespeichert und dort aktiv sind, werden wir immer von anderen hören wollen, was zu tun ist. Und das sind ja nicht nur die Ärzte, die über medizinische Maßnahmen bestimmen, sondern auch die politischen Experten mit ihren Wahlempfehlungen und schließlich die Medien, die uns sagen, wer unsere Feinde sind.

Ungeprüfte Glaubenssätze weisen uns gern feste Rollen zu, insbesondere die des Opfers, die des Täters und die des Retters. Sie besetzen die drei Ecken des »Dreiecks der Ohnmacht«, wie ich gern sage. Wir inszenieren Dramen um diese drei Rollen, und im Lauf der Geschichte agieren wir, als hätten wir uns im Gestrüpp verirrt und könnten diesen »Ohnmachts-Plot« einfach nicht abschütteln. Kein Wunder, dass es irgendwie immer das Gleiche ist. Wir weisen den Beteiligten immer wieder die gleichen Rollen zu und inszenieren wieder und wieder dasselbe alte Drama.

Und einerlei, ob wir Opfer, Täter oder Retter sind, es läuft immer darauf hinaus, dass wir auf die Aktionen anderer reagieren. Wo immer die Menschen von eingeschränkten Überzeugungen ausgehen, können wir diesen Ablauf beobachten. Für die Indios in Südamerika, die sich an den westlichen Standard angepasst haben, waren die spanischen Eroberer die Täter, sie selbst waren die Opfer, und der katholischen Kirche fällt die Rolle des Retters zu.

Wenn neue Patienten zu mir kommen, möchten viele mich als ihren Retter sehen, der sie von ihrer Krankheit befreit, die sie zum Opfer macht. Diese mir zugedachte Rolle muss ich erst einmal in aller Deutlichkeit ablehnen. Danach geht es darum, sie dabei zu unterstützen, aus ihrer Opferrolle auszubrechen, denn nur dann kommen sie an ihre eigenen Heilkräfte heran. Sonst würden sie nichts anderes als Magie von mir wollen, bei der sie unbeteiligte Zuschauer bleiben können.

Die Standardrollen Opfer, Täter und Retter halten uns in Angst, Abwehr, Neid und Konkurrenzdenken gefangen. Stellt dann jemand etwas besonders Cleveres oder Originelles auf die Beine, können wir nicht einfach bewundernd Beifall spenden, sondern sind insgeheim neidisch und spielen die Leistung unauffällig herunter. Wenn wir mit unseren Gefühlen ins Reine kommen, haben wir die Chance, beengende Glaubenssätze hinter uns zu lassen und unser Leben im Gesamtzusammenhang zu sehen –

frei von Voreingenommenheit, die uns nicht klar sehen lässt. Aus den Erzählungen von Menschen, die Prüfungen bestanden, um schließlich für sich selbst und ihre Gemeinschaft heilend wirken zu können, lässt sich weitaus mehr Kraft gewinnen als aus den kümmerlichen Drei-Rollen-Dramen, die wir immer wieder produzieren.

Reizüberflutung, Flucht und Abwehr

Zwei der großen Stressursachen, mit denen wir heute zu tun haben – Reizüberflutung und die ständig aktivierte Flucht-Abwehr-Bereitschaft – gehen gern Hand in Hand. Wir werden mit Informationen und Sinnesreizen förmlich bombardiert, sodass die HPA-Achse ständig aktiviert ist und wir uns in einem dauerhaften Zustand der Flucht-Abwehr-Bereitschaft befinden.

Allein schon Fernsehen und Internet lassen in einer Woche mehr Reize auf uns los, als unsere steinzeitlichen Vorfahren im Laufe eines ganzen Lebens verarbeiten mussten. Und wir sind eigentlich immer mit hängender Zunge unterwegs, um mit allem Schritt zu halten, sodass wir chronisch überfordert sind. Ich weiß nicht, wie oft ich schon den Satz gehört habe: »Ohne Kaffee wüsste ich nicht, wie ich irgendwas gebacken kriegen sollte.« Unser Gehirn ist darauf ausgelegt, dass es mit *einem* brüllenden Löwen irgendwie umgehen kann – wenn der ganze Urwald auf uns losgeht, ist es überfordert. Unser Gehirn kann heute die ganzen Eindrücke nicht mehr verarbeiten, geschweige denn die Dinge mit etwas Abstand betrachten. Aber nur so wären wir imstande zu unterscheiden, was Krise ist und was nicht und wo wir aktiv werden müssen und wo nicht.

Die Medien berichten von Kriegen und sonstigen Katastrophen

in fernen Ländern, aber unser Flucht-Abwehr-System ist natürlich ganz auf das lokale Geschehen ausgerichtet und versteht *fern* gar nicht erst. Wenn wir also etwas über weltweite Probleme lesen oder sehen, erfasst unser Denken durchaus, dass sich das anderswo und nicht genau vor uns abspielt, aber andere Teile unseres Gehirns nehmen alles sofort bildlich auf. Wenn der Hippocampus, in dem die Flucht-Abwehr-Reaktion geschaltet wird, ein Video von irgendwelchen schrecklichen Dingen sieht, geht er davon aus, dass das hier und jetzt geschieht – und schaltet auf Alarm. Ist es ein durch Stress und Toxine vorgeschädigter Hippocampus, erscheint ihm die Gefahr umso bedrohlicher und näher.

Nach meiner Überzeugung kann man die Hippocampus-Schädigung eines Landes am Waffenbesitz seiner Bewohner ablesen. Wie die *Washington Post* schrieb, gibt es in keinem anderen Land der Welt so viele private Waffen wie in den USA – auf hundert Einwohner kommen neunzig Handfeuerwaffen. Und bei Mord und Tötungsdelikten mit Handfeuerwaffen liegt das Land ebenfalls vorn.[4] Der Hippocampus sieht hinter jedem Baum Gefahren lauern.

Unsere Flucht-Abwehr-Bereitschaft – einschließlich der dritten Variante, der Erstarrung bei totaler Überlastung der HPA-Achse – ist auch deshalb praktisch ununterbrochen aktiviert, weil wir meist sehr schnell auf hereinkommende Informationen reagieren müssen. Unsere Gefühle werden von Hormonen vermittelt, die eher langsam im Körper unterwegs sind. Wir kosten die Liebe zu einem Kind oder einen Haustier aus, und manchmal wurmt uns etwas tagelang. Unsere Gedanken dagegen schießen als elektrische Impulse in Lichtgeschwindigkeit durch unser Nervensystem und fordern sofortige Reaktionen. Die Informationsflut und verbreitete Koffeinsucht in unserer Gesellschaft lassen die Kluft zwischen Denken und Fühlen, Kopf und Bauch immer größer werden, und das Ergebnis nennen wir Reizüberflutung. Wir schlafen, aber wir kommen auch dabei nicht zur Ruhe. Wir sind ständig überarbeitet und chronisch müde. Aus diesem Grund ist die HPA-Achse ununterbrochen aktiv und vergiftet unser Gehirn mit Stresshormonen, bis wir in Angststarre fallen oder die chronische Erschöpfung uns lahmlegt.

Wir haben weiter vorne schon von Neuroplastizität gesprochen, dem Phänomen, dass viel benutzte Nervenschaltkreise zu so etwas wie Signal-Autobahnen werden. Bei vielen Menschen gilt das heute für die Flucht-Abwehr-Reaktion. In den USA wäre nach den Angaben des National Institute of Mental Health in jedem Jahr bei gut 25 Prozent der Amerikaner eine psychiatrische Diagnose angebracht, davon 17 Prozent Ängste und 7 Prozent Depressionen.[5] Besonders traurig: Bei Teenagern kommen Ängste und Depressionen heute fünf- bis achtmal häufiger vor als noch vor fünfzig Jahren.[6]

Der Hippocampus ist so etwas wie der Thermostat der HPA-Achse. Er bestimmt, was wir als Gefahr wahrnehmen, was als Chance und was als belanglos. Je höher der Thermostat eingestellt ist, desto später schaltet er sich ein, und das bedeutet, dass wir nicht so leicht aus der Ruhe zu bringen sind und die Welt uns nicht gar so gefährlich erscheint. Ist der Thermostat jedoch niedrig eingestellt, wird der Flucht-Abwehr-Reflex schon bei kleinen Schwankungen ausgelöst, und wir sehen Gefahren, wohin wir blicken.

Die HPA-Achse steuert nicht nur unsere Reaktion auf Gefahren, sie ist auch an der Regulation unserer Verdauung, Stimmungslage, Sexualität, Energiespeicherung und des Immunsystems beteiligt – und daraus ergibt sich, dass eine Überlastung dieser Achse wirklich gefährlich werden kann. Wenn unsere Flucht-Abwehr-Reaktion ausgelöst wird, sorgt die HPA-Achse für eine vermehrte Produktion der Hormone Adrenalin und Cortisol. Einen plötzlichen Adrenalinstoß kann man leicht mit Munterkeit und Lebenslust verwechseln, aber Lebenslust erfrischt, während eine Überflutung mit Stresshormonen die Gewebe und Organe einschließlich des Gehirns schädigt und uns in den Burnout treibt.

Wie wir gegensteuern können

Der Hippocampus besitzt viele Cortisolrezeptoren, und wenn die Nebennieren uns bei Stress mit Cortisol fluten, kann das auf Dauer den Hippocampus schädigen. Ernähren wir jedoch unser Gehirn mit Omega-3-Fettsäuren, kann sich der Hippocampus regenerieren, sodass der Flucht-Abwehr-Reflex dann nicht mehr so leicht ausgelöst wird. Schon nach sechs Wochen fangen Sie wieder an, Schönheit zu sehen, wo bis dahin nur Hässliches zu erkennen war, und wo früher Gefahren zu lauern schienen, erkennen Sie jetzt Chancen. Der Hippocampus erholt sich sehr schnell, und sobald Ihr Gehirn nicht mehr unter zu viel Adrenalin und Koffein leidet, lösen sich auch die unangenehmen Folgen der Stressüberlastung.

Dann kommt das Flucht-Abwehr-System zur Ruhe, und in der Alchemistenküche der Zirbeldrüse werden wieder körpereigene psychotrope Stoffe gebraut, die Gefühle von Freude, Glück und Verbundenheit erzeugen. Das Gehirn kann die beiden Molekülarten – Angst und Stress und andererseits Glück – nicht gleichzeitig produzieren. Hier heißt es: entweder – oder.

Wichtig ist, dass wir uns nicht mehr so vielen Anregungen aussetzen und uns ganz bewusst Auszeiten nehmen – Minuten, Stunden und ganze Tage ohne innere Dramen. Meditation, selbstvergessene Beschäftigung mit erfreulichen Dingen und Naturerlebnisse eignen sich wunderbar zum Stressabbau. Und immer wenn es Ihnen zu viel wird, können Sie sich kurz unterbrechen und ein paar Mal tief durchatmen.

Ich habe einen Patienten, der als Liebhaber offenbar nicht viel hermacht. Dieser Meinung ist zumindest seine Frau. Er verhalte sich beim Sex so gierig, als ob er Heißhunger habe, den er möglichst schnell stillen wolle. Er sei nur auf den Höhepunkt aus, und für ein gemeinsames lustvolles Vorspiel habe er keinen Sinn. Es sei, als müsse er unbedingt als Erster auf der Ziellinie sein. Bei seiner Arbeit als Investmentbanker komme ihm diese Haltung zustatten, aber im Bett, nein, da sei es entschieden der falsche Ansatz. Er war schlichtweg nicht in der Lage, es geruhsam angehen zu lassen und die innige Nähe zu genießen. Das Paar kam nach einem halben Jahr erfolgloser Paartherapie zu mir, und ich verordnete den beiden als Erstes eine therapeutische Dosis von Omega-3-Fettsäuren. Damit – und mit ein wenig Coaching durch seine Frau – gelang es dem Mann, den Genuss an sinnlichen Entdeckerfreuden für sich zu erschließen. Darüber hinaus konnten wir mithilfe einer schamanischen Technik seine Flucht-Abwehr-Bereitschaft »zurücksetzen«. Als auf der HPA-Achse wieder Normalität eingekehrt war, konnte er sich ohne Scheu dem Liebesspiel mit seiner Frau hingeben.

Ohne diese Adrenalin- und Dopaminsucht, die uns auf Hochtouren laufen und ständig kampfbereit sein lässt, kommen auch mehr Umsicht und Augenmaß in unser Leben. Vorschnelle Entscheidungen und angstgesteuerte Impulshandlungen werden viel seltener, wenn der Mechanismus der HPA-Achse nicht mehr alles beherrscht. Nur wenn das Gehirn nicht mehr aus der Flucht-Abwehr-Bereitschaft herauskommt, lässt es sich von den alten Mustern leiten, die uns an das Dreieck der Ohnmacht fesseln und zu den immer wieder gleichen, unproduktiven, wenn nicht destruktiven Aktionen verleiten.

Wieder träumen können

Sobald wir nicht mehr chronisch im Flucht-Abwehr-Modus sind, besinnen wir uns auf das Träumen, und nicht nur in der Nacht, sondern auch tagsüber. Sammler und Jäger wenden nur ungefähr drei Stunden des Tages für die Nahrungsbeschaffung auf, ansonsten haben sie frei, betätigen sich künstlerisch oder träumen. Die Hadza in Tansania und die !Kung in Botswana arbeiten nur etwa vierzehn Stunden die Woche. Als unsere frühen Vorfahren zu Ackerbau und Viehzucht übergingen, mussten sie fortan so viel mehr Zeit in die Erzeugung von Nahrungsmitteln investieren, dass sie kaum noch zusammen am Feuer sitzen konnten, um sich Geschichten zu erzählen. Die Industrialisierung brachte in dieser Hinsicht auch keine Vorteile, im Gegenteil, die Arbeiter mussten jetzt schier endlos in den Fabriken schuften. Nur die Menschen an der Spitze der Macht-Pyramide und die ganz unten, die Superreichen und die mittellosen Mönche, konnten sich der Kontemplation widmen. Auch heute ist es nicht ganz einfach, zu meditieren oder kreativ zu träumen, wenn die Tage sich zwischen E-Mails und Wäschewaschen abspielen.

Dabei kann man den Wert des Tagträumens gar nicht hoch genug ansetzen. James H. Simons, von Hause aus promovierter Mathematiker, baute einen Hedgefonds auf, den er mit seinen eigenen mathematischen Modellen und Computerverfahren zu unglaublichen Erfolgen führte und der ihn zum vielfachen Milliardär machte. Simons engagiert sich sehr stark für philanthropische Belange und in der Wissenschaftsförderung. Er führt seinen Erfolg auf etwas zurück, was er selbst »Sinnieren« nennt. Der *New York Times* erzählte er: »Ich bin nie einer von der schnellen Sorte gewesen. Ich lasse mir die Dinge gern einfach so durch den Kopf gehen, und dieses Sinnieren hat sich für mich als eine ziemlich gute Art des Vorgehens erwiesen.«[7]

In die Sterne gucken und der Fantasie freien Lauf lassen, dafür ist keine Zeit mehr. Heute müssen ellenlange Erledigungslisten abgearbeitet werden. Endloses Tun hat das Sein und das Träumen verdrängt. Dann stehen wir irgendwo draußen, kleben am Display unseres Smartphones und wischen vom SMS-Eingang zur Wetter-App, aber fühlen wir die Sonne noch, den Wind auf der Haut?

Die Technik gewährt uns jederzeit Zugang zu allem, was es an Informationen gibt. Gibt es Streitpunkte, benötigen wir lediglich einen Hotspot oder nutzen einfach unsere Flatrate, um die Sache schnell zu recherchieren. Aber eigentlich wissen wir nicht, was wir mit all den Informationen tun sollen und wo in diesem ganzen Wissen echte Erkenntnis steckt. Information will immer irgendeinen nächsten Schritt von uns – kaufen, verkaufen, machen. Wahres Wissen bringt uns dazu zu träumen.

Bei uns im Westen gibt es für alle Informationen Spezialisten: Ein Internist kennt sich vielleicht bis ins kleinste Detail mit dem Verdauungstrakt aus, aber wenn das Gefühlsleben des Patienten zur Sprache kommt, zieht er die Schultern hoch. Und andersherum: Ein Psychologe, der es mit angstkranken oder schwermütigen Menschen zu tun hat, kommt vielleicht gar nicht erst auf die Idee, sich nach Verdauungsproblemen zu erkundigen, obwohl es tatsächlich so ist, dass viele »Seelenprobleme« hier ihren Ursprung haben. Die medizinischen Zuständigkeiten sind strikt geregelt – dieser ist auf das Herz spezialisiert, jener auf das Gehirn, ein Dritter auf das Skelett oder den Dickdarm, aber selten entsteht ein ganzheitliches Bild zum Wohl des Patienten.

Die Todesfurcht überwinden

Starre Glaubenssätze, Reizüberflutung, ständig aktive Flucht-Abwehr-Bereitschaft – alle unsere Stressbelastungen fügen sich zum Urstress der Todesangst zusammen. Die Naturvölker haben ihre Einweihungs- und Übergangsriten, die die Menschen ganz direkt mit dieser Angst konfrontieren, und durch die vorweggenommene rituelle Todeserfahrung überwinden sie die Angst vor dem tatsächlichen körperlichen Tod. Was die Schamanen »den Tod durchleben« nennen, weckt ein tiefes Wissen um die andere Wirklichkeit, um die ungebrochene Fortdauer des Lebens in der unsichtbaren Welt. Wer den Tod durchlebt hat, der macht sich nicht mehr ständig um Alltagsdinge Sorgen, und sein Blick wird frei für den wahren Sinn und Zweck des Lebens.

Beim Upgrade Ihres Gehirns werden Sie feststellen, dass Sie durchaus von Dingen lassen können, die Ihnen bisher unverzichtbar für Ihre Sicherheit und Ihr Glück, ja als überlebenswichtig erschienen. Ist die Angst als Grundhaltung gegenüber dem Leben einmal überwunden, kann Unsicherheit Sie nicht mehr aus dem Konzept bringen, einfach weil Sie sich zutrauen, irgendwie damit zurechtzukommen. Sie werden sich in der Welt willkommen und geborgen fühlen, Sie werden erleben, dass das Universum Ihre Absichten billigt und unterstützt.

Von der Trennung zur Einheit

Das limbische System unseres Gehirns nimmt die Dinge eher getrennt denn als Einheit wahr. Es zerlegt die Realität in überschaubare Brocken, die es verstehen zu können glaubt, doch dabei entgeht ihm das Gesamtbild. Die höheren Gehirnanteile dagegen spüren irgendwie, dass die sichtbare Welt der materiellen Phänomene und die unsichtbare Welt des Geistes und der Energie nicht getrennt sind. Nur unsere Alltagswahrnehmung, die auf praktische Belange ausgerichtet ist, sieht die beiden Seiten als getrennt und verschieden. Hier in der sichtbaren Welt nehme ich meinen Körper als von dem meines Nachbarn getrennt wahr, aber in der unsichtbaren Welt ist alles mit allem verflochten und nicht zu isolieren.

Die unsichtbare Welt ist reine Einheit und weder räumlich noch zeitlich zu verorten. Sie ist allgegenwärtig, aber als solche nicht sinnlich erfahrbar, wir erkennen sie nur an ihren Manifestationen. Unmittelbar erfassen können wir das unsichtbare Reich nur aufgrund einer Verschiebung unserer Wahrnehmung, die die Grenze von Raum und Zeit zwischen den Welten für einen Moment verschwinden lässt.

Solange Sie nicht zumindest einen kurzen Einblick in die andere, die unsichtbare Wirklichkeit bekommen haben, wird Ihr Gehirn eher an Trennung glauben und sich von dem, was es »da draußen« wahrnimmt, tendenziell bedroht fühlen. Haben Sie jedoch Erfahrungen mit der One Spirit Medizin gesammelt, verschwindet dieses Gefühl der Getrenntheit, weil Sie sich als integralen Bestandteil des großen Ganzen wahrnehmen.

Von da an können Sie auch Gesundheit und Wohlbefinden ins Dasein träumen, Sie können sich Freiheit von Mangel und Angst glaubhaft vergegenwärtigen und sich in harmonischen Beziehungen mit allen Menschen und sonstigen Lebewesen und der Erde erleben. Sie werden sehen, dass man den Tod weder fürchten noch fliehen muss, weil er einfach ein Durchgang in einen anderen Erfahrungsraum ist.

In der gewohnten äußeren Welt sind unsere Möglichkeiten beschränkt, weil unsere Sinne nur einen Ausschnitt der Wirklichkeit erfassen. Unser Denkapparat ist darauf abgerichtet, das aktuelle Geschehen mit früher Erlebtem zu vergleichen. Aber in der anderen Wirklichkeit schöpfen wir aus der Ursuppe alles Geschaffenen, aus der immer wieder Neues hervorgehen kann. Das scheinbar Unmögliche wird möglich.

Dieser Zugang zur unsichtbaren Welt gab den Menschen vor 50 000 Jahren den Mut, dem Horizont entgegen und darüber hinaus zu segeln und schließlich Australien zu besiedeln oder sich zu Fuß ins Unbekannte aufzumachen und über die Beringstraße nach Amerika einzuwandern. Wer aus eigener Anschauung um die andere Welt weiß, der sieht keine Grenzen des Möglichen mehr und wird sich dafür einsetzen, eine Zukunft Gestalt annehmen zu lassen, die einfach noch keine Gelegenheit hatte, sich zu zeigen.

Große Ideen, die unserem wahren Wesen, aber nicht unbedingt unserem Bild von uns selbst entsprechen, entspringen der anderen Wirklichkeit. Wer sich mit der gewöhnlichen Welt identifiziert und daran glaubt, dass in einer solchen Welt das Mögliche begrenzt ist, wird wohl den Kopf schütteln, wenn er von solchen Ideen hört – aber am Ende sind sie doch von solcher Kraft, so unwiderstehlich, dass man sie nicht auf Dauer ignorieren kann.

Wenn Sie mutig genug sind, dann kann die One Spirit Medizin Sie in ein ganz anderes Leben versetzen, ein Leben mit neuer Gesundheit, neuer Weisheit, neuen Unternehmungen, neuen Beziehungen, neuen Chancen. Sie werden sich zunehmend wohl in Ihrer eigenen Haut fühlen. Veränderungen, die Sie vornehmen, werden sich als dauerhaft erweisen. Sie werden sich unbeirrbar von Ihren Träumen leiten lassen.

Teil 4

Wiedergeburt aus der Stille

ACHT

Eine neue Mythologie

Religionen, Philosophien und Künste,
die Gesellschaftsformen der frühen und
der historischen Menschheit, die großen
Entdeckungen in Wissenschaft und Technik,
ja selbst die Träume, die im Schlaf ihre Blasen
werfen, steigen aus dem ursprünglichen
Zauberkreis des Mythischen auf.

Joseph Campbell

Sie haben Ihren Körper entgiftet und dann mit Superfoods und Nervennahrung Ihr Gehirn fit gemacht. Anschließend haben Sie angefangen, sich von toxischen Emotionen und beengenden Glaubenssätzen zu befreien, um schließlich die Flucht-Abwehr-Bereitschaft zu normalisieren, sodass Ihr Gehirn zur Produktion der Geist-Moleküle (wie Dimethyltryptamin) übergehen konnte. Im nächsten Schritt der Vorbereitung auf die One Spirit Medizin werden Sie Ihre Genexpression verbessern, um die Gesundheitsgene ein- und die Krankheitsgene abzuschalten. Dazu müssen Sie sich in das passwortgeschützte Programm des leuchtenden Energiefelds Ihres Körpers einhacken. Das wird möglich, wenn Sie sich von den alten Geschichten Ihrer Familie und Kultur lösen, die Ihnen nur eine eingeschränkte Lebenserfahrung ermöglichen. Danach können Sie sich neue und weniger einschränkende Mythen zu eigen machen, die besser Ihrer Fähigkeit entsprechen, sich einen neuen Körper und eine neue Welt zu erträumen.

Aber weshalb Mythen? Nun, Ihre rechte Gehirnhälfte kann ganz schlecht mit trockenen Fakten umgehen, dafür umso besser mit Geschichten und Mythen. Dass Fernsehserien wie *Game of Thrones*, Filme wie *Der Herr der Ringe* und *Krieg der Sterne* oder auch die Harry-Potter-Bücher so erfolgreich sind, macht deutlich, wie sehr uns Fantasy und das Mythische faszinieren. Dennoch unterschätzen wir die Kraft der Mythen und sehen in ihnen kaum mehr als Zaubermärchen oder unterhaltsame Geschichten. Doch schon der berühmte Mythenforscher Joseph Campbell hat klar herausgestellt, dass Mythen nicht nur den Stoff für Comics und Blockbuster-Filme liefern. Sie beeindrucken uns weitaus stärker und tiefer, als uns bewusst ist. Schon in sehr jungen Jahren geraten wir in den Bann übermächtiger Mythen, die unsere Weltanschauung und unsere Wahrnehmung der Welt prägen und folglich auch unsere alltäglichen Entscheidungen mitbestimmen.

Eine Mythologie fasst die Überzeugungen und Wertvorstellungen einer Gruppierung oder Kultur zusammen. Die großen abendländischen Mythologien unterscheiden sich in mancher Hinsicht von denen in anderen Gegenden der Welt. Es scheint aber auch Mythen von universaler Gültigkeit zu geben, die in der kollektiven Psyche der Menschen verankert sind und archetypische, das heißt überall und zu allen Zeiten gleiche Energien transportieren. In solchen universalen Mythen kommen oft ganz normale Menschen vor, die sich, und zwar in vielen Fällen unfreiwillig, auf eine Heldenreise machen, auf der sie unüberwindlich erscheinende Hindernisse bewältigen und Großes vollbringen.

Die Mythen der alten Griechen drehen sich um die nur allzu

menschlichen Ränkespiele der olympischen Götter und um die Reisen und Großtaten heroischer Gestalten wie Odysseus, Herakles und Achilles. Unsere modernen Mythen sind kaum weniger fesselnd als die der Antike. Ein klassischer amerikanischer Mythos mit dem Titel »Vom Tellerwäscher zum Millionär« erzählt vom typisch amerikanischen Selfmademan, der es mit entschlossenem Einsatz zu Ruhm und Reichtum bringt. Ganz ähnlich auch der Mythos vom tapferen Waisenkind, das es schafft, mit Mut, Hochherzigkeit und Liebreiz eine bedrückende, lieblose Kindheit zu überstehen und sein Glück zu finden. Solche Mythen nehmen ein gutes Ende, Tugend wird belohnt. Es sind Leitmythen, die den Unternehmergeist der Amerikaner bis zum Ende des 20. Jahrhunderts beflügelt haben. Dann tauchte auf einmal eine neue Gattung von Börsenmaklern und Internet-Wunderkindern auf, die praktisch über Nacht Milliarden an sich rafften.

In den Mythen des 21. Jahrhunderts liegt die Gewichtung etwas anders. Es sind jetzt oft reine Fantasiegeschichten, die in fernen Sternensystemen oder in von Drachen, Zauberern und Fabelwesen bewohnten magischen Gefilden spielen. Oder sie begeben sich auf die dunkle Seite der Fantasie und erzählen düstere, apokalyptische Untergangsgeschichten. In beiden Versionen geht es nicht mehr um steinreiche ehemalige Tellerwäscher oder herzige Waisenkinder. Dennoch bleibt die Thematik letztlich gleich: Ein ganz normaler Mensch hat sich mit gewaltigen Herausforderungen herumzuschlagen und erfährt im Verlauf der Geschichte eine tiefgreifende Verwandlung.

Die in einen Mythos gebannten Überzeugungen und Wertvorstellungen können von großer Kraft sein. Wenn Sie Ihren persönlichen Leitmythos gefunden haben, kann es sein, dass Sie Ihr Leben völlig umkrempeln, um diesem Mythos gerecht zu werden. Ändern Sie Ihren Mythos, und Ihre Überzeugungen und Wertvorstellungen ändern sich ebenfalls – und zuletzt auch die Realitäten Ihres Lebens.

Aber Sie gelangen nur zu neuen Mythen, wenn Ihr Gehirn entsprechend vorbereitet ist. In einem kaputten Gehirn laufen nur immer und immer wieder die alten Programme ab, und das sind überwiegend die vier Urprogramme des limbischen Systems: Kampf, Flucht, Futter und Vermehrung. Solange uns Aggression, Angst, Mangel und Gier umtreiben, können wir nicht einmal in schweren Krisen auf andere Werte und Überzeugungen umschalten, die unbewusste Programmierung macht unsere schönsten Bemühungen zunichte.

Abendländische Mythen

Die jüdisch-christliche Tradition hat uns im Westen Mythen von großer Durchsetzungskraft hinterlassen. In unserer Psyche haben sie den Stellenwert von Computerprogrammen, die pausenlos im Hintergrund laufen. Wir sind uns dieser Programme nicht einmal mehr bewusst, aber sie prägen unser Selbstwertgefühl und unser Weltbild, sie färben unser tagtägliches Leben.

Eine der ersten biblischen Geschichten, die wir als Kinder hören, ist die von Adam und Eva aus dem ersten Buch Mose, der Genesis. Und schon diese Geschichte lädt uns etwas auf die Schultern, das Erbsünde genannt wird: Weil wir im Garten Eden gegen Gottes Gebot verstießen, wurden wir für immer aus dem Paradies vertrieben und können nicht mehr direkt mit Gott sprechen – oder mit den Flüssen, Steinen, Bäumen und Tieren. Naturvölker, etwa die Ureinwohner Subsahara-Afrikas, Australiens oder Amerikas, kennen so etwas wie die Vertreibung aus dem Paradies nicht. In ihren Mythen werden sie nicht nur nicht aus dem Paradies vertrieben, sondern es wird Ihnen ausdrücklich anvertraut, sie sind die Hüter und Bewahrer der Erde. Wir sagen zwar oft, wir würden gern mehr im Einklang mit der Natur leben, aber tief in uns verwurzelte Überzeugungen hintertreiben diese guten Absichten und Bemühungen. Dann sagen wir uns, dass wir als Einzelne ja doch nichts ausrichten können oder dass unsere Wirtschaft kollabieren würde, wenn wir uns an das Kyoto-Protokoll halten und den Ausstoß an Treibhausgasen entscheidend drosseln. Am Ende läuft es immer wieder auf Maßnahmen zur kurzfristigen Stabilisierung der Wirtschaft hinaus, und gegen den Klimawandel wird nicht viel unternommen.

Aus derselben Quelle stammen noch ein paar weitere Mythen, die wir gründlich verinnerlicht haben, nicht zuletzt der Glaube, das ewige Leben sei einigen Auserwählten vorbehalten, und es hänge von Geistlichen ab, ob wir ein Visum für die Fahrt zum Himmel bekommen oder nicht. So etwas wäre für die indigenen Völker, bei denen ich gelebt habe, völlig undenkbar. Für sie ist der Himmel hier auf der Erde, und niemand bleibt ausgeschlossen. Dieses Erdendasein ist das ewige Leben – der Tod ist lediglich der Übergang von einem Zustand in einen anderen, gleichsam von unserer Existenz als »Teilchen« in eine andere, in der wir »Welle« sind. Im Buddhismus und anderen östlichen Philosophien wird das ähnlich gesehen: Das Bewusstsein ist ewig, und das Paradies besteht einfach darin, dass man in diesem Leben erwacht. Jeder hat diese Möglichkeit.

Aus schamanischer Sicht ist die Ewigkeit jedem zugänglich, der sein Gehirn entsprechend einstimmt und sich durch One Spirit Medizin einen neuen und besseren Körper schafft. Letztlich wird nicht nur der stoffliche Körper geheilt, sondern auch unser leuchtendes Energiefeld, der Lichtkörper, der uns über dieses Leben hinaus bis ans Ende der Zeit erhalten bleibt. Davon ist im Westen so gut wie gar nicht die Rede.

Ein weiterer hartnäckiger und belastender Mythos besagt, dass es das Böse als ein eigenständiges Prinzip gibt. Mich überzeugt die gegenteilige Anschauung weitaus mehr, nämlich dass wir in einem wohlwollenden Universum leben, das nichts unversucht lassen wird, um die Dinge in unserem Sinne zu regeln, sofern wir auf gutem Fuß mit ihm stehen.

Diese alten Geschichten halten sich hartnäckig im »kollektiven Unbewussten«, wie C. G. Jung es nannte, einer Art Archiv aller Ideen und Erinnerungen der Menschheit. Die kollektiven Mythen sind uns so selbstverständlich geworden, dass wir kaum einmal innehalten, um uns zu fragen, ob diese oder jene Geschichte nicht reichlich alt ist. Meist bedarf es globaler Krisen, bahnbrechender technischer Entwicklungen oder grundlegend neuer Entdeckungen, damit alte Mythen neuen weichen können. So wie die Erfindung der Druckerpresse die kollektive Mythologie in den darauffolgenden Jahrhunderten veränderte, wird jetzt durch das Internet der Erzählfaden unserer Zeit neu gesponnen. Mit einer neuen Mythologie können wir die Kräfte, die in unser Leben hineinwirken, transformieren, um uns individuell auf die One Spirit Medizin vorzubereiten und kollektiv einen tragfähigen Zukunftsentwurf für die Erde zu erarbeiten.

Archetypische Kräfte

In der heutigen Zeit ist es klar, dass wir Menschen einmütiger und kreativer zusammenarbeiten müssen – in einer Weise, die eher dem archetypisch Mütterlichen nachgesagt wird. Wenn wir in Einklang miteinander und mit Mutter Erde leben wollen, wird es Zeit, die männliche Mythologie der Eroberung, Herrschaft und hierarchischen Machtverteilung abzulösen. Aber auch als Einzelne müssen wir die selbstbezogene, auf Kampf und Macht fixierte limbische Mentalität aufgeben.

Um dies zu erreichen, genügt jedoch nicht allein das Vorhaben, dass wir uns ändern werden. Es wird notwendig sein, dass wir uns aktiv auf archetypische Energien einlassen, die unseren Überzeugungen und Wertvorstellungen, aber auch unserem Handeln eine neue Ausrichtung geben können. Diese Archetypen prägen und leiten uns Menschen seit unvordenklichen Zeiten, nach C. G. Jung sind sie Formen in der Psyche, die offenbar stets und überall präsent sind. Ihren Niederschlag finden die Archetypen auch in der Mythologie, durch mündliche Überlieferung, in Weisheitslehren und heiligen Büchern oder als Bestandteil religiöser und weltlicher Riten übermittelt. Mythen und volkstümliche Erzählungen über die Auseinandersetzung des Menschen mit den archetypischen Kräften, die einst als Götter gedeutet wurden, existieren in jeder Kultur der Erde, seit es Sprache gibt.

Geschichten, die uns stark beeindrucken, handeln von universalen Dingen, die etwas tief in uns anklingen lassen. Ob wir von den Irrfahrten des Odysseus lesen, im Kino eine Lovestory verfolgen oder einen Song über einen Mann hören, der die Geliebte schließlich durch seine Unbeirrbarkeit gewinnt – immer werden unsere tiefsten Sehnsüchte und Träume angesprochen. Etwas beflügelt uns da, und wenn wir das Buch zuklappen, aus dem Kino kommen oder das Radio ausschalten, fühlen wir wieder, dass wir eigentlich jeden Augenblick dieses so kurzen Lebens auskosten möchten.

Aber es gibt auch Mythen, die uns ärmer und schwächer machen und die sich in Bücher, Filme und Nachrichtensendungen eingeschlichen haben. Wenn wir uns solchen Mythen zu sehr aussetzen, wiederholen wir sie in unserem Leben, weil wir nichts dagegenhalten können. Dann lassen wir uns auf das Gerangel mit einem jüngeren Rivalen ein oder werden von Gaunern ausgenommen und bleiben bei Gewohnheiten, die uns körperlich und psychisch schaden und spirituell verarmen lassen. Wir nehmen nur noch das wahr, was uns erprobt und bewährt erscheint, und zum schöpferischen Austausch mit der Welt sind wir dann nicht mehr in der Lage. In unserer Dauerkrise sehen wir nicht, dass der Rivale vielleicht unser Partner sein könnte und sich mit dem Gauner möglicherweise nett spielen ließe.

Vor einiger Zeit führte ich eine Andenexpedition, bei der sich Mark, einer der Teilnehmer, sehr über die indigene Mythologie ereiferte, mit der wir da Bekanntschaft machten. Mark ist ein erfolgreicher Börsenmakler und glaubt, wie das in diesen Kreisen so ist, dass der Kuchen nun mal eine begrenzte Anzahl von Stücken hat und man sich seins einfach schnappen muss, bevor es ein anderer tut. Die Schamanen hielten ihm entgegen, er greife nach Stücken des falschen Kuchens. Sicher, dieser Kuchen werde ihm mehr Reichtum bringen, aber der wahre Kuchen, der sei anderswo und bestehe aus Weisheit und Großzügigkeit, und davon gebe es genügend Stücke für alle. Wörtlich sagten die Schamanen: »Sogar ein Eichhörnchen weiß, wann sein Nussvorrat für den Winter groß genug ist.«

Das war für Mark wie eine Ohrfeige, er kam schnaubend zu mir und meinte, die Indios wollten ja nur sein Geld, sie wollten ihm Steine, Federn und Klamotten andrehen und sich an ihm bereichern. Er werde keinen Moment länger bleiben. Zum Glück befanden wir uns so hoch in den Bergen, dass man erst am nächsten Tag an den Abstieg denken konnte. Ich brachte Mark schonend bei, dass es eigentlich etwas anderes war, was ihn da kränkte, nämlich das uneingestandene Wissen, dass Geld und Ruhm sein Herz und seine Seele einfach nicht befriedigen konnten. Das räumte er widerstrebend ein. Ja, seine Definition für Erfolg war einseitig, das sah er ein. Er würde den Blick weiten müssen, wollte er Frieden finden.

Wenn unsere persönliche Mythologie zeitgemäß sein soll, müssen wir die scheinbar so überzeugenden, in Wahrheit jedoch beengenden Glaubenssätze ablegen, die jeden von uns in seiner eigenen kleinen Hölle leben lassen. Mark glaubte, er müsse steinreich werden, um etwas für die Welt tun zu können, etwa mit Spenden an Wohltätigkeitsorganisationen. Da erschreckte ihn die Erkenntnis, dass er vielmehr an sich und seinem Mythos von der Knappheit etwas ändern musste. Wir können unseren persönlichen Mythos nur dann ändern, wenn wir mit den altbekannten Geschichten anders umgehen, um diese Energien klüger und effizienter einsetzen zu können. Die Beziehung zu Ihrem inneren Krieger beispielsweise könnten Sie so abwandeln, dass Sie alle Gewalttätigkeit gegenüber sich und anderen aufgeben und Ihre Kampfkraft den wirklich wichtigen Auseinandersetzungen oder dem Sport vorbehalten.

So werden wir Krieger, die gegen ihre eigenen Dämonen antreten, anstatt sich Leute zu suchen, gegen die sie hetzen und die sie unterwerfen können. Wir können den heiligen Krieg gegen den Ungläubigen in uns selbst führen – oder uns das ganze Säbelrasseln sparen, um herauszufinden, was dieser Ungläubige uns eigentlich sagen will. Und genauso können wir mit dem schmollenden inneren Kind umgehen, das sich immer durchsetzen möchte, oder mit dem Prinzesschen, das alle Aufmerksamkeit und Bewunderung für sich haben möchte.

Schritte zu einer neuen Mythologie

In den nächsten vier Kapiteln werden wir uns vier Mythen ansehen, an denen abzulesen ist, welche Kraft mit einer neuen persönlichen Mythologie verbunden sein kann. Die Geschichten von

Übung

Einen neuen Mythos erzählen

Persönliche Mythen sind Programme, die tief im Unbewussten schlummern und in Träumen und Geschichten sichtbar werden. Jeder ist der Held in seinen persönlichen Mythen, aber wenn es ein Mythos ist, der uns an Beschränkung und Ohnmacht fesselt, müssen wir neue Mythen finden, die uns beflügeln, um unsere Gesundheit und unser Wohlergehen zu sichern.

Der alte Mythos: Wenn Sie eine neue Geschichte finden wollen, müssen Sie die alten kennen, die sich jetzt als hinderlich erweisen. Schreiben Sie eine kleine Erzählung, höchstens eine Seite, über einen Mann oder eine Frau im tiefsten Burgverlies. Wie kam dieser Mensch hierher? Und welche Ängste und Glaubenssätze halten ihn oder sie hinter Schloss und Riegel?

Der neue Mythos: Bleiben Sie eine Weile ruhig sitzen, damit sich eine neue Vision von Ihnen und Ihrem Leben entwickeln kann. Und jetzt schreiben Sie die neue Geschichte, in der Sie frei sind, die Burg verlassen und ins Unbekannte aufbrechen, wo Gefahren und Chancen auf Sie warten und Sie Ihr Schicksal selbst gestalten. Benennen Sie die Stärken und Überzeugungen, auf denen Ihre neue Geschichte beruht.

Parzival, Psyche, Arjuna und Siddhartha verdeutlichen uns die Schritte des Weges, auf dem wir uns von überholten Glaubenssätzen lösen und unser Schicksal in eine andere Richtung lenken können. Alle vier Gestalten traten eine Heldenreise der Verwandlung an, aus der sie als gottähnliche Wesen hervorgingen.

Um uns diese Mythen zu erschließen und ihre Kraft für uns zu gewinnen, werden wir uns des Medizinrads bedienen. Dies können wir als eine Art Lehrmethode der indigenen Völker Amerikas verstehen, aber letztlich finden wir es in allen erdverbundenen spirituellen Traditionen wieder. Es sind Traditionen, in denen das weibliche Prinzip, der Mutterarchetyp, verehrt wird und die Beziehung zum Geist eine entscheidende Rolle spielt.

Stonehenge in England und Machu Picchu in Peru, uralte heilige Stätten, die heute vielen Menschen weltweit als Heiligtümer gelten, sind vielleicht die berühmtesten Beispiele einer Spiritualität, die innig mit dem Land und den Zyklen der Natur verbunden ist. Kennzeichen beider Stätten sind gewaltige Steingebilde, die eine Ausrichtung auf den Jahreslauf der Sonne erkennen lassen: von der Frühjahrs-Tagundnachtgleiche zur Sommersonnenwende zur Herbst-Tagundnachtgleiche und schließlich zur Wintersonnenwende und wieder von vorn.

Das Medizinrad führt uns vor Augen, wie wir mit den Herausforderungen auf dem Weg der Transformation umgehen können. Wir folgen dem Rad von Süden nach Westen, Norden und Osten und lernen unterwegs, wie wir mutiger und kreativer leben können, um uns auf unsere Heilung durch die One Spirit Medizin vorzubereiten.

Die mit dem Medizinrad verbundenen Praktiken sind nicht bei allen indigenen Völkern Amerikas gleich, ich folge hier dem, was ich bei meinen Lehrern im Amazonasgebiet gelernt habe. Wir beginnen im Süden mit dem Weg des Heilers und der Heilung unserer alten Wunden. Es folgt im Westen die Reise zum Göttlich-Weiblichen, auf der wir uns der Todesfurcht stellen. Im Norden schließt sich der Weg des Wissenden an, und hier lernen wir, still zu sein wie die glatte Oberfläche eines Sees, der alles widerspiegelt und nichts verzerrt. Zuletzt kommen wir im Osten zum Weg des Sehers oder Visionärs, und hier üben wir, Mitschöpfer zu sein und die Welt ins Dasein zu träumen.

Es sind Beispiele für die klassische Heldenreise, auf der wir das Gewohnte hinter uns lassen und furchtlos ins Unbekannte aufbrechen.

Auf dem Weg zur One Spirit Medizin ist jeder insofern ganz auf sich gestellt, als niemand uns das Werk der Transformation abnehmen kann. Das bedeutet aber nicht, dass Sie das Medizinrad ganz allein abschreiten werden. Sie befinden sich hier immer in der Gesellschaft mutiger und weiser Männer und Frauen, die den Weg vor Ihnen gegangen sind. Das Universum ist immer bereit zu helfen, aber nur mit der nötigen Bescheidenheit werden wir wirklich etwas davon haben. Ohne diese Bescheidenheit fallen wir allzu leicht in das Alte und Gewohnte zurück, in die lähmenden alten Ich-Geschichten. Das Ego würde gern das Medizinrad einmal schnell umrunden und dann gleich vollkommen geheilt sein, aber so funktioniert Transformation nicht. Wir müssen uns geduldig und engagiert die Lektionen aller vier Richtungen erarbeiten, dann erst sind wir bereit für One Spirit Medizin.

Wenn Sie das Medizinrad ganz durchlaufen haben, steht mit der Visionssuche der letzte Schritt zur One Spirit Medizin an.

NEUN

Der Weg des Heilers

Wie wir die Vergangenheit abstreifen und die Mutterwunde heilen können

Im Leben eines jeden Mannes kommt der Zeitpunkt, an dem er sich der Vergangenheit stellen muss. Für den Geträumten, der die Kraft allenfalls gestreift hat, geschieht das normalerweise auf dem Sterbebett, wenn er mit dem Schicksal um ein paar Augenblicke mehr feilscht.

Der Träumer dagegen, der Mann der Kraft, taucht allein und am Feuer in diesen Augenblick ein, um die Gespenster seiner Vergangenheit zum Zeugnis aufzurufen wie vor Gericht. Das ist das Werk des Heilers, und hier beginnt das Medizinrad.

Auf der Südhalbkugel, auf der die erdverbundenen Traditionen der Anden beheimatet sind, ist das Kreuz des Südens eine markante Erscheinung nicht nur am Himmel, sondern auch im Herzen der Menschen – ganz so, wie der Große Bär und der Polarstern die Bewohner der Nordhalbkugel berühren und leiten. Mit seinen vier

Sternen gibt das Kreuz des Südens dem Sternengucker Orientierung und bildet auch symbolisch den Weg durch die vier Quadranten und Stadien des Medizinrads ab, an dessen Ende die One Spirit Medizin steht. Der Weg des Heilers beginnt im Süden des Medizinrads.

Der Süden gilt als die Domäne der Schlange, da die Milchstraße in der indigenen Kosmologie als Himmelsschlange gesehen wird. Der Schlangen-Archetypus steht überall auf der Welt für Sexualität und Lebenskraft. In den östlichen Traditionen haben wir die *Kundalini* genannte Schlangenkraft, häufig dargestellt als die an der Basis der Wirbelsäule wie eine Schlange eingerollte Lebenskraft. Die Schlange steht auch für die Instinkte und ein prosaisches Denken: Alles ist einfach so, wie wir es sehen, keine Schattierungen, kein Schillern – »So ist es nun mal«. Gefühlsregungen spielen keine Rolle, wir handeln unsentimental wie die buchstäblich kaltblütige Schlange.

Manchmal ist es genau richtig, die Welt mit den Augen der Schlange zu sehen. In einer Gefahrensituation, in der wir in Panik geraten und kopflos handeln könnten, kann instinktives Verhalten lebensrettend sein. Wenn Sie auf einem Berggipfel vom Gewitter überrascht werden, sollten Sie nicht erstarren und sich auch nicht lange mit dem Entwerfen von Plänen aufhalten, sondern lieber dem Schlangeninstinkt nachgeben und die Beine in die Hand nehmen.

Die Schlange erinnert uns an unsere Verbundenheit mit der Erde, die uns trägt und erhält. Das Reich der Stofflichkeit aus Fleisch, Erde und Gestein weckt unsere Sinne, während wir wie die Schlange aus unserer alten Haut herauswachsen und sie zurücklassen. Der Heiler hilft uns, alte und nicht mehr brauchbare Rollen und Identitäten abzulegen und darauf zu vertrauen, dass wir ohne sie auskommen können. Wenn wir dann ganz nah an den Empfindungen unseres Körpers bleiben, können wir instinktiv agieren, ohne uns lange mit Planungen aufzuhalten. Eine hochschwangere Frau grübelt nicht, ob sie ihr Kind nun zur Welt bringen soll oder nicht, sie vertraut sich der Weisheit ihres Körpers an und überlässt sich den Wehen.

Die Schlange treibt uns an, wenn es alte Identitäten abzulegen und drastische Veränderungen einzuleiten gilt. Wir dürfen aber nicht im Schlangenbewusstsein bleiben, sonst gleiten wir in ein achtloses Leben ab, in dem wir uns nur für unsere eigenen Belange interessieren und auf die Gefühle und Bedürfnisse anderer keine Rücksicht nehmen. Wir halten am Bekannten fest, an Identitäten und Rollen, die in der Vergangenheit einen Nutzen für uns hatten. Sehr oft handelt es sich da um Identitäten, die wir nicht unbedingt bewusst gewählt, sondern aufgrund von familiären und gesellschaftlichen Einflüssen übernommen haben. Die evolutionsgeschichtlich ältesten und primitivsten Anteile unseres Gehirns hängen sehr am Vertrauten, und wenn wir unter ihrem Einfluss stehen, scheuen wir Veränderungen, selbst wenn das Alte uns keinen Nutzen mehr bringt. Ein Mann heiratet, trauert aber zugleich seinem Junggesellenleben nach. Eine Frau heiratet, kann sich aber nur schwer von ihrer Familie lösen, um sich ein eigenes Zuhause zu schaffen. Jemand erholt sich von einer lebensbedrohlichen Krankheit, ist aber so verunsichert und verängstigt, dass er Patient bleibt.

Wenn unsere Augen das Gestern im Blick haben, erkennen wir nicht die Möglichkeiten, die direkt vor uns liegen. Und wie eine Schlange weniger gut sieht, während sie sich häutet, verengt sich unser Gesichtsfeld, wenn wir anstehende Veränderungen aufschieben. Dann sehen wir nicht Chancen, sondern Gefahren und experimentieren gar nicht erst mit neuen Lebensformen, die uns glücklicher machen und eine tiefere Selbsterfahrung ermöglichen könnten.

Robin war Ende dreißig, als sie schamanische Heilung bei mir suchte, weil sie sich in einer persönlichen Krise befand. Sie hatte zwei halbwüchsige Söhne, und was ihr ganz besonders zusetzte, war der Umstand, dass sie für ihre Söhne offenbar nur noch Putz- und Waschfrau war. Sie besaß nur eine einzige Identität, nämlich Mama, und sosehr es sie kränkte, nur noch als Dienstmädchen gesehen zu werden – noch mehr erschreckte sie der Gedanke, ihr Leben zu ändern und sich vielleicht einen Job zu suchen. Früher war sie in der Werbebranche tätig gewesen und hatte Zeitschriftenanzeigen für Damenkleidung gestaltet, doch auf diesem Gebiet hatte sich inzwischen viel getan, und mit Internetmarketing, Suchmaschinenoptimierung und virtuellen Verkaufsräumen kannte sie sich nicht aus.

Im Gespräch mit mir klagte Robin, ihr Leben daheim mache sie wütend und krank. Sie hatte fast fünfzehn Kilo zugenommen, und jedes Mal, wenn sie ihre Söhne zurechtzuweisen versuchte, bekam sie Herzrasen und dann Kopfschmerzen. Morgens wachte sie derart benommen auf, dass sie erst nach etlichen Tassen Kaffee klar denken konnte. Sie wusste, dass sich etwas ändern musste. Für den Anfang, sagte ich, solle sie auf eine Ernährung mit viel Omega-3-Fettsäure achten, um den Hippocampus wieder funktionstüchtig zu machen. Das werde ihr den Bruch mit dem alten Denken ermöglichen, das sie weit über den angemessenen und sinnvollen Zeitraum hinaus an die Mutter- und Dienstmädchenrolle fesselte. Ich trug ihr außerdem auf, einen Monat lang alle glutenhaltigen Produkte und sämtliche Milchprodukte zu meiden, damit sich herausstellen konnte, ob hier Unverträglichkeiten vorlagen. Außerdem sollte sie keinen Zucker und kein Weißmehl zu sich nehmen.

In unserer nächsten Sitzung drei Wochen später nahm ich eine Illumination vor, um alte Prägungen oder Abdrücke aus ihrem leuchtenden Energiefeld zu löschen. Die Illumination ist das zentrale Heilverfahren der schamanischen Energiemedizin. Dabei wird das leuchtende Energiefeld von Krankheitsabdrücken gesäubert, damit der Körper seine eigenen Heilkräfte mobilisieren kann. Danach zündete ich eine große Kerze an, die immer auf meinem Schreibtisch steht. Ich ließ Robin ihre unangenehmsten Rollen auf kleine Zettel schreiben, die sie dann zusammenrollte. Sie hauchte in jedes Röllchen ein Gebet und hielt sie schließlich nacheinander in die Kerzenflamme, so lange, bis die Finger heiß zu werden begannen. Die Reste ließ sie in eine mit Sand gefüllte Metallschale fallen. Mit diesem Ritual, so erläuterte ich, könne sie sich bewusst von den überholten Rollen, die zu ihrer alten Identität gehörten, lösen – sie symbolisch einäschern.

Sie wusste gleich, was sie zuerst loswerden wollte, die Dienstmädchenrolle. »Damit bin ich wirklich durch!«, verkündete sie mit erhobener Stimme. Danach verbrannte sie die Rollen der Schnellköchin, der Waschfrau, der Ehefrau und zuletzt die der Anzeigenfachkraft. Sie legte also auch die Rolle ab, die ihre frühere berufliche Laufbahn ihr zuwies. Danach war sie offen für eine neue Rolle, in der sowohl die Veränderungen in ihrem Gewerbe als auch ihre persönlichen Veränderungen Platz fanden. Sie wollte ihre Qualifikation neu und anders einsetzen, vielleicht in der Werbebranche, vielleicht aber auch auf einem anderen Gebiet.

Was die Neurowissenschaft inzwischen bestätigt hat, wissen die Schamanen schon lange: dass Rituale Veränderungen im Gehirn bewirken können. Kleine Rituale wie Robins Verbrennungszeremonie heben unser Bewusstsein aus seiner limbischen Kurzsichtigkeit auf die Ebene höherer Nervenschaltkreise. Als sie ihre alten Rollen dem Feuer übergeben hatte, entwich ihr ein tiefer Seufzer der Erleichterung. Ihr war aber auch klar, dass sie eine Rolle behalten wollte, die der Mutter. Sie sagte: »Ich werde mein Leben lang ihre Mama sein, aber nicht mehr ihr Dienstmädchen.«

Hätte Robin ihre alten Rollen verbrannt, ohne sich vorher um ihren Hippocampus zu kümmern, hätte es sich um kaum mehr als eine anrührende kleine Geste in bester Absicht gehandelt. Gute Vorsätze vergisst man nur zu schnell, oder der Wille, sie umzusetzen, erlahmt, und dann wird es sehr schwierig, eine Programmierung zu überwinden und das Verhalten zu ändern.

Nach dieser Sitzung ging Robin heim und ließ den männlichen Teil der Familie wissen, sie werde sich für einen Kurs im Bereich Online-Marketing einschreiben, wer etwas essen wolle, müsse sich selbst darum kümmern, wer saubere Wäsche haben wolle, müsse lernen, die Waschmaschine und den Trockner zu bedienen. Sie wich keinen Zentimeter von dieser Linie ab, und ihr Haus verwandelte sich für zwei Wochen in ein Katastrophengebiet – überall Wäscheberge und schmutziges Geschirr. Dann jedoch veranlassten Hunger und ein gewisses Hygienebedürfnis die Männer zum Umdenken.

Auf dem Weg des Heilers müssen wir darauf vertrauen, dass wir wie die Schlange bei der Häutung von der Natur beschützt sein werden, wenn wir unsere alten Rollen und Identitäten ablegen und dann erst einmal nackt und ungeschützt sind. Als Älteste in ihrem Volkshochschulkurs fand Robin ihr Vorhaben durchaus beängstigend, und sie musste sich sehr zusammenreißen, um nicht ihrem Mann und den Jungen doch wieder aus der Patsche zu helfen. Aber sie hatte ihren Hippocampus in Ordnung gebracht, und das erlaubte ihr, sich von alten Rollen zu lösen und sich neue Kompetenzen anzueignen. Die Alternative wäre gewesen, weiterhin als Haushälterin ihr Leben zu fristen.

Wir arbeiteten dann auch noch an ihrem Bild des Mutterarchetypen. Die bisherige Fassung – die jederzeit und endlos nährende Mutterbrust – musste einer zeitgemäßen weichen, und die hatte eher etwas von einer Jaguar-Mutter, die durchaus in der Lage ist, ihren Jungen mit diesem oder jenem kräftigen Klaps zu verstehen zu geben, dass es Zeit ist, sich selbstständig zu machen.

Parzival und die Heilung des Männlichen

Die Erzählung von Parzival, einem Ritter der Artusrunde, umschreibt die archetypische Suche nach Ganzheit und Heilung, deren Ziel die Loslösung von alten Identitäten als Voraussetzung für die weitere Entwicklung ist. Hier geht es für die Schlange um die Heilung des verwundeten Männlichen, um eine aufgeklärte Männlichkeit, die auch ihre Weiblichkeit integriert, um Qualitäten wie Schönheit, Gefühlsreichtum und Liebe, die in vielen Männern noch schlummern und geweckt werden müssen.

Im Zentrum der Parzival-Sage steht der heilige Gral, der Kelch Christi. Der Gral ist der Inbegriff des heilenden Weiblichen, und Parzival macht sich auf die Suche nach ihm.

Parzival, als junger unwissender Tölpel dargestellt, war noch sehr klein, als sein Vater starb. Seine Mutter zog ihn in den Wäldern von Wales auf, fernab der kriegerischen Männerwelt. Als Jüngling sah er einmal einen Zug Ritter durch den Wald reiten, deren glänzende Rüstungen und wehende Banner ihn sofort faszinierten. Ihn ihm regte sich der Wunsch, ein Mann zu sein und sich zu beweisen, und er beschloss, sich diesen Rittern auf ihrer Suche nach dem Gral anzuschließen.

Parzivals Mutter war außer sich bei dem Gedanken, ihren Sohn zu verlieren. Sie hätte ihn so gern für immer bei sich gehabt. Als Ritter, das wusste sie, stand ihm ein Leben der Kämpfe und Schlachten in fernen Ländern bevor. »Wenn du gehen musst«, sagte sie, »versprich mir, dass du keusch bleiben und keine Fragen stellen wirst und dass du immer dieses Hemd tragen wirst. Ich habe es für dich angefertigt, und es soll dich an deine Mutter und ihre unbeirrbare Liebe erinnern.« Als guter Sohn ließ sich Parzival auf diese Bedingungen ein. In jungen Jahren machen wir uns die Anweisungen unserer Eltern und der Gesellschaft zu eigen und ahnen noch nicht, wie beengend solche Vorschriften und Rollenzuweisungen mit der Zeit werden.

Parzival folgt also den Spuren der Ritter, um den heiligen Gral zu suchen. Er lässt den Wald hinter sich und begegnet bald darauf einem Mädchen, das stellvertretend für die reine weibliche Energie in allen Menschen steht. Parzival müsste sich der inneren Geliebten zuwenden, um ein ganzer Mann zu werden, aber die Worte der Mutter werden laut in ihm und erinnern ihn an sein Keuschheitsgelübde. So entscheidet er sich gegen das Mädchen und für das Leben des Kriegers. Bis heute ist es so, dass unsere jungen Männer ihre Initiation eher im Krieg als in der Liebe erhalten.

Auf seinem weiteren Weg begegnet Parzival dem Roten Ritter, der alle anderen an König Artus' Hof besiegt hat. Parzival fragt ihn, wie er selbst auch ein Ritter werden könne, und der Rote Ritter schickt ihn zu König Artus. Dort wird er allerdings von niemandem ernst genommen, und als er zu erkennen gibt, dass er ein Pferd und eine Rüstung möchte, sagt Artus lächelnd: »Wenn du den Roten Ritter besiegst, sind Pferd und Rüstung dein.« Parzival zögert nicht lange, den Roten Ritter herauszufordern, und zu jedermanns Überraschung besiegt und tötet er ihn. Das weckt den Krieger in ihm, doch trotz der stolzgeschwellten Brust fehlt seiner Männlichkeit noch etwas. Unter seiner Rüstung trägt er immer noch das Hemd seiner Mutter.

Er macht sich wieder auf den Weg und gelangt zu einer Burg, in der sich der heilige Gral befindet. Der Burgherr leidet an einer schweren Erkrankung oder Verletzung seiner Lenden – durch Missbrauch seiner Manneskraft, wie es in einigen Fassungen heißt –, und das kennzeichnet ihn als einen Mann von unvollkommen entwickelter Männlichkeit. Weil der Burgherr keine Nachkommen zeugen kann, verödet das Land, und die Untertanen sind unzufrieden. Dies beschreibt die Verfassung des modernen Mannes, der nicht vom Gral geheilt, nicht durch Liebe initiiert wurde. Er arbeitet schwer, damit es seiner Familie gutgeht, aber er erreicht dieses Ziel nicht und fühlt sich weder geschätzt noch geliebt.

Der Burgherr schenkt Parzival das Gralsschwert. Das Schwert repräsentiert das männliche Prinzip, und seine Aufgabe ist es, den heiligen Gral zu schützen, die weibliche Kraft. Schließlich findet ein großes Festmahl statt, an dessen Ende der heilige Gral präsentiert wird. Alle verfolgen die Szene mit großer Spannung, denn der Legende nach muss ein unschuldiger junger Mann die entscheidende Frage stellen: »Wem dient der Gral?« Diese Frage setzt die Kräfte des Grals frei, das Elixier, das alle Wunden heilt. Doch ach, als der Kelch Parzival gereicht wird, erkennt er ihn nicht als den Gral, und da er der Mutter versprochen hat, keine Fragen zu stellen, gibt er ihn einfach weiter.

Als er am nächsten Tag aufwacht, findet er die Burg verlassen, während sein Pferd gesattelt bereitsteht. Kaum hat er die Zugbrücke überquert, verschwindet die Gralsburg hinter ihm im Nebel. Auf seinen weiteren Wegen rettet er bedrängte Jungfrauen und befreit belagerte Burgen, vollbringt die üblichen Heldentaten und bewährt sich als Ritter. Als er an König Artus' Hof zurückkehrt, heißen ihn die Ritter der Tafelrunde willkommen. Gemeinsam feiern sie seine Triumphe, bis eine alte Frau ihre Stimme erhebt. Sie wirft Parzival vor, die Gralsfrage nicht gestellt zu haben. Dadurch sei die Gelegenheit versäumt worden, die Heilkräfte des Grals zum Wohl der ganzen Menschheit zu befreien. Derart bloßgestellt und lächerlich gemacht begibt sich Parzival erneut auf die

Suche nach der Gralsburg, um seinen Fehler wiedergutzumachen. Jahr für Jahr zieht er umher, aber erfolglos – wie so viele Männer, die keine tiefe und dauerhafte Liebe finden, keine Erfüllung.

Viele Jahre später begegnet Parzival an einem Karfreitag einer Gruppe von Bußpilgern, die sich darüber entsetzen, dass er an diesem heiligen Tag Rüstung und Waffen trägt. Er legt die Rüstung ab, und im gleichen Augenblick weiß er den Weg zur Gralsburg. Dort wird er – zumindest hoffen wir das, denn die Geschichte erzählt es nicht mehr – die erlösende Frage stellen, die den Bann der verwundeten Männlichkeit bricht. Parzival wird ganz und heil, nachdem er am Quell der reinen weiblichen Kraft getrunken hat. Erst wenn ein Mann seine Rüstung ablegt, sein Krieger-Ich, kann er aus dem Gral trinken und vom Göttlich-Weiblichen geheilt werden.

Wir alle sind auf der Suche nach dem Gral, Frauen und Männer. Sein Elixier lindert den Wundschmerz, den uns eine gewalttätige, von Männern beherrschte Geschichte zugefügt hat, es besänftigt die schmerzhaften Folgen von alledem, was die Diktate unserer Eltern und der Gesellschaft angerichtet haben. Viele tragen auch heute noch Rüstung, sei es der Businessanzug oder das taffe Auftreten, und ziehen jeden Morgen in den Kampf, um belagerte Burgen zu befreien, aber sehr befriedigend ist das nicht, und die Dankbarkeit hält sich auch in Grenzen.

Solange sich Parzival nicht von seiner Vergangenheit und der Ritter-Identität löste, konnte er sich nicht zu dem Mann entwickeln, als der er angelegt war. Er konnte sein Versprechen, den Gral zu finden, nicht einlösen, und so ging es den Menschen des Landes schlecht. Ob Mann oder Frau – wenn wir schließlich nicht mehr versuchen so zu sein, wie wir glauben sein zu müssen, wenn wir die Angst vor Missbilligung und Ablehnung überwinden, fallen uns auf einmal die Möglichkeiten auf, die sich bieten. Wir fragen frei heraus, wir gehen Risiken ein. Aber vorher müssen wir die Rüstung ablegen und Mutters Hemd gleich mit.

So beängstigend und schwierig es uns erscheinen mag, die alten Geschichten und Kämpfe hinter uns zu lassen, das Schwert und den emotionalen Panzer abzulegen, so entscheidend wichtig ist dieser Schritt für unsere Entwicklung. Ohne diesen Schritt erkennen wir den Gral nicht und können seine Heilkraft nicht befreien.

Vielleicht merken wir nicht einmal, wie wir an der Rolle des missverstandenen und nicht ausreichend gewürdigten Kriegers festhalten und weiterhin unseren Eltern vorwerfen, dass wir nicht die richtigen Chancen bekamen, um etwas aus uns zu machen. Wenn wir diese Opferhaltung loswerden möchten, werden wir uns klarmachen müssen, dass unsere Eltern auch schon den Parzival-Mythos gelebt haben und deren Eltern ebenfalls und immer so weiter. Auf dem Weg des Heilers durchbrechen wir die Ketten der Schuldzuweisungen und schlüpfen in eine neue Rolle. Wir schreiben eine neue Geschichte, die nicht nur uns selbst befreit, sondern auch künftige Generationen.

Unser Leben lang tun wir es der Schlange nach und legen immer wieder Identitäten ab, die zu eng geworden sind. Irgendwann wird sich zeigen, dass Rollen einfach Anzüge sind, die wir in den Schrank hängen, die wir tragen oder ausziehen können, wie es die Umstände erfordern.

Wenn Sie das Werk des Südens getan haben, können Sie der oder die Träumende sein, wo Sie bisher der Geträumte waren, Sie können heilen, anstatt auf der Empfängerseite des Heilens zu stehen, und Ihr Leben widerfährt Ihnen nicht mehr, sondern Sie erschaffen es.

Nach dem Weg des Heilers blicken Sie in eine neue Richtung des Medizinrads: nach Westen. Hier beginnt der Weg des Jaguars.

Übung

Alte Rollen und Identitäten verbrennen

Die kleine Feuerzeremonie hilft unserem Gehirn, neue Schaltkreise anzulegen, und uns erleichtert sie das Ablegen alter Rollen und Identitäten, damit wir uns von der Vergangenheit lösen und vorwärtsgehen können. Wie bei allen schamanischen Praktiken ist es wichtig, dass Sie sich dem Geschehen mit bewusster Intention zuwenden, sonst hat die Zeremonie nicht annähernd so viel Tiefe und Bedeutung und auch nicht die transformierende Kraft.

Traditionell findet die Zeremonie in einer Gruppe am Lagerfeuer statt, aber sie wirkt auch, wenn Sie ganz allein und im Haus sind. Sie brauchen eine dicke Kerze, die mindestens zehn Zentimeter hoch sein soll, Streichhölzer und eine feuerfeste Schale (in der auch ein Sandbett sein kann, wenn Sie möchten).

Zünden Sie die Kerze an. Nehmen Sie einen Holzzahnstocher in die Hand und denken Sie an eine Rolle oder Identität, die Sie nicht mehr brauchen oder die Ihnen hinderlich geworden ist. Hauchen Sie die Energie dieser nicht mehr zeitgemäßen Rolle oder Identität dem Zahnstocher ein, und jetzt halten Sie ihn in die Flamme, bis er Feuer fängt. Halten Sie ihn so lange, bis die Finger heiß werden, dann lassen Sie ihn in die Schale fallen. Verfahren Sie so mit weiteren Zahnstochern, denen Sie alte Rollen und Identitäten einhauchen, um sie in Flammen aufgehen zu lassen – so lange, bis Sie alles los sind, was Ihnen im Moment einfällt.

Bei meiner ersten Zeremonie dieser Art habe ich mit der Vaterrolle angefangen. Beim Anzünden des Zahnstochers habe ich meinem Vater für seine Liebe und alles, was ich von ihm gelernt habe, gedankt, so unvollkommen es auch sein mochte. Ich weiß, dass er sein Bestes gegeben hat. Dann folgte meine Rolle als Sohn. Mit einem Gebet bedankte ich mich bei meinen Kindern dafür, dass ich lernen konnte, Sohn und Vater zu sein. Weitere Rollen, die ich dem Feuer übergab, waren Ehemann, Geliebter, Heiler, Opfer und immer so weiter, bis ich an die zweihundert Rollen und Identitäten verbrannt hatte. Ich wünsche Ihnen, dass Sie nicht gar so viel zu verbrennen haben.

ZEHN

Die Reise zum Göttlich-Weiblichen

Der Todesfurcht standhalten und der Göttin begegnen

Am folgenden Tage, als Maria am Brunnen stand, um ihr Krüglein zu füllen, erschien ihr ein Engel des Herrn und sagte: »Glückselig bist du, Maria, weil du in deinem Schoß dem Herrn eine Wohnung bereitet hast. Siehe, das Licht vom Himmel wird in dir wohnen, und durch dich wird es in die gesamte Welt zurückleuchten.«

Pseudo-Matthäus-Evangelium 9,1

Die göttliche Mutter, Symbol des Weiblichen, findet sich in allen Kulturen – als die Madonna, als Kali oder Guanyin, sogar als die Weisheit selbst, die Mutter aller Buddhas. Schamanen suchen die göttliche Mutter in deren eigener Domäne auf, in jener dichten und dunklen Innenwelt, in die wir gelangen, wenn wir uns unserer Todesfurcht stellen müssen. Dieser Reise ist im Medizinrad der Westen zugeordnet, die Richtung der untergehenden Sonne.

Treffen wir auf das Göttlich-Weibliche in der Außenwelt, sind wir hingerissen. Ein Mann sieht die Göttin in der Frau, in die er sich verliebt – bis sie ihm sein Leben zu sehr durcheinander bringt.

Wenn Frauen der Göttin begegnen, erheben sie sie häufig zum Idol oder beneiden sie, anstatt zu erkennen, dass diese Schönheit und Kraft auch in ihnen selbst steckt.

Der griechische Mythos erzählt von einer Begegnung des Jägers Aktaion mit Artemis, der Göttin der Jagd, des Waldes und des Mondes. Hier wird deutlich, was geschehen kann, wenn wir unverhofft dem Göttlich-Weiblichen begegnen. Bei einer gemeinsamen Jagd mit Freunden sieht sich Aktaion allein, nur in Begleitung seiner Hunde in der Gegend um, während die anderen rasten. Er gelangt in einen Teil des Waldes, den er noch nie gesehen hat, und erkundet ein dicht mit Pinien und Zypressen bewachsenes Tal. Er folgt einem kristallklaren Bach bis zu einer Stelle, wo der Bach sich zu einem Becken weitet, dort trifft er – ebenso überrascht wie entzückt – Artemis und ihre Nymphen nackt beim Baden an. Die Nymphen versuchen noch, sich vor Artemis zu stellen, damit die Göttin den lüsternen Blicken des jungen Sterblichen entzogen ist, doch diese überragt sie und bleibt in ihrer ganzen stolzen Weiblichkeit aufrecht stehen. Sie spritzt dem Jäger Wasser ins Gesicht und sagt: »Jetzt kannst du sagen, du habest Artemis nackt gesehen.«

Sofort entsprießt Aktaions Kopf ein Geweih, der Hals wird länger und kräftiger, die Arme formen sich zu Beinen, die Hände zu Hufen. Mit einem Satz springt er davon und kann nur staunen über seine Schnelligkeit, aber als er sich an einem Tümpel ausruhen und trinken will, sieht er sein Spiegelbild im Wasser – er hat sich in einen Hirsch verwandelt. Gleich darauf hört er seine eigenen Hunde, die seiner Fährte folgen. Erschrocken flieht er, aber die Hunde haben ihn bald erreicht und fallen ihn an. Er will ihre Namen rufen, doch es kommen nur sehr seltsame hohle Laute aus seinem Mund. Die Hunde reißen und zerfleischen ihn, bis er verblutet.

Durch die Verwandlung in einen Hirsch, Symbol der Virilität und Kraft, wird Aktaion zu einem Inbegriff aller Männerfantasien, zum unersättlichen »Zuchthengst«, zum gehörnten Gottmenschen. Auch in steinzeitlichen Kunstwerken finden wir die Schamanen als gehörnte Wesen dargestellt, beispielsweise den berühmten »tanzenden Schamanen« in der Drei-Brüder-Höhle (Grotte des Trois-Frères) im südfranzösischen Département Ariège. Die Göttin dagegen ist die Wunscherfüllerin, die auch unsere tiefsten, unbewussten Wünsche erfüllt – und die können Elemente beinhalten, die unseren Untergang einleiten, wenn wir nicht aufpassen.

Begegnung mit dem Jaguar

Die Sonne versinkt hinter dem Horizont, und mit der einsetzenden Dunkelheit bricht das vielfältige Stimmengewirr des Dschungels los. Lautlos streicht eine geschmeidige Großkatze durch das Halbdunkel. Für den Schamanen ist der Jaguar ein Symbol für das Göttlich-Weibliche. Einem Jaguar im Vollbesitz seiner Kräfte kann im Regenwald kein anderes Tier gefährlich werden, er lebt furchtlos und schlägt im Dschungel nur gerade so viel Beute, wie er zum Überleben braucht. Er tötet nicht aus Gier oder zum Zeitvertreib oder um für mögliche Nahrungsknappheit vorzusorgen. Er verbiegt sich auch nicht, um mehr zu schaffen, mehr zu leisten, mehr zu sein. Ein Jaguar muss sich nicht beweisen. Er jagt, streift umher und schläft, wie es ihm gerade zumute ist – ein ausgeglichenes, geruhsames Leben.

Für die indigenen Völker im Südwesten der Vereinigten Staaten, in den Wäldern Mexikos und des Andenhochlands ist der Jaguar das Sinnbild für die Heilkraft der One Spirit Medizin – ganz so, wie der Äskulapstab im Westen das Sinnbild des Heilens ist. Die Olmeken, die als Träger der ältesten Kultur Amerikas gelten und an der Golfküste Mexikos lebten, waren so begeistert von dem Jaguar, dass sie ihm in ihrer Kunst breiten Raum gaben. Viele ihrer Skulpturen zeigen Wesen, die halb Mensch und halb Jaguar sind.

Für die Maya ist der Jaguar das Symbol des Todes – und für die Bejahung des Todes als ein Aspekt des Lebenszyklus. Vor den spanischen Eroberungszügen wurden die Maya-Priester *Balam* genannt, in der Maya-Sprache das Wort für »Jaguar«. Es besagt, dass die Priester durch alle Bereiche und über den Tod hinaus gewandert waren. Sie hatten die symbolische Reise in die Unterwelt gemacht und ihre Todesfurcht überwunden, um schließlich mit dem Elixier der Unsterblichkeit zurückzukehren. Auf unserem Weg zum Göttlich-Weiblichen leitet uns die Weisheit des Jaguars, wir lösen uns von der Angst vor dem Unbekannten und vertrauen darauf, dass nur das in uns stirbt, was im Interesse alles Lebendigen erneuert werden muss. Der Kreislauf von Leben und Tod sorgt dafür, dass immer wieder Harmonie hergestellt wird, und allen Lebensformen geht es gut, solange die »Bilanz« der Natur ausgeglichen bleibt.

Für uns verbindet sich mit dem Weg des Jaguars die Sicherheit, dass wir unabhängig von möglichen Gefahren um uns herum geborgen sind und frei von chronischen Krankheiten leben können. Auf diesem Weg stellen wir fest, dass uns das Leben mit allem versorgt, was wir benötigen. Jaguar lässt uns mit Zuversicht und sicherem Schritt hinausziehen, immer in der Gewissheit, dass wir unsere wahren Ziele ansteuern und dabei unserer Bestimmung treu sind. Jaguar-Energie schenkt uns Augenmaß und gesunden Menschenverstand in einer aus den Fugen geratenen Welt, selbst wenn wir starr vor Schreck oder völlig ratlos sind oder mit einer drohenden schweren Erkrankung zurechtkommen müssen. Jaguar gibt uns zurück, was wir an Kraft und Zuversicht benötigen – und an Gesundheit. Wer sich von Jaguar leiten lässt und darin weit genug geht, findet am Ende ins Reich der Göttin und wird ihrer Weisheit unmittelbar teilhaftig.

Wenn wir diesen Teil des Medizinrads ganz abschreiten, der Göttin begegnen und uns unserer Todesfurcht stellen, werden wir findig und geschmeidig wie der Jaguar. In unser Leben wird Wohlbefinden und Ausgewogenheit einkehren. Wir können uns jetzt sogar Hoffnungen machen, dass wir wie die alten Weisheitshüter der Maya den Tod besiegen und unsere unsterbliche Natur entdecken werden.

Um zu verstehen, was das bedeutet, müssen wir uns dem Denken der Ureinwohner Amerikas annähern. Sie glaubten wie viele andere Völker an ein essenzielles Ich, das den Tod des Körpers überdauert. Anders als im abendländischen Denken, in dem das ewige Leben der Seele vorausgesetzt wird, glaubten die Schamanen der alten Zeit jedoch, dass Unsterblichkeit lediglich in uns angelegt ist. Es liegt an uns, diese Anlage zu entwickeln, damit unser Bewusstsein den Tod überlebt. Deshalb müssen wir uns ein Leben lang der spirituellen Praxis widmen, um schließlich »lebendig aus dem Leben scheiden« zu können, wie es die Schamanen des Amazonasgebiets ausdrücken. Die Maya sprachen von der »Erweckung des Jaguarkörpers«, und die Experten auf diesem Gebiet waren die *Balam.* Im tibetischen Buddhismus ist der Lichtkörper die Entsprechung für den Jaguarkörper. Die Umrundung des Medizinrads dient auch dem Zweck, die in uns liegenden Samen der Unsterblichkeit keimen zu lassen.

Um den eigenen Tod wissen

Wissen Sie noch, wann Ihnen zum ersten Mal bewusst wurde, dass Sie sterben werden? Als Jugendliche fühlen wir uns gegen den Tod gefeit. Andere mögen sterben, aber wir doch nicht! Da kann es vorkommen, dass wir nach überreichlichem Biergenuss mit einem Auto voller Freunde schneidig in die Kurven gehen und einfach nicht wahrhaben wollen, dass die Gesetze der Physik auch für uns gelten. Aber irgendwann verlieren wir einen geliebten Menschen oder haben einen Unfall oder sehen unsere Gesundheit bedroht – und dann wird uns vielleicht klar, dass der Tod schon immer neben uns ging.

Eigentlich gibt es hier *zwei* große Erweckungsmomente. Der erste besteht in der Erkenntnis unserer Vergänglichkeit, wenn uns bewusst wird, dass unsere Zeit auf der Erde irgendwann abläuft. Wenn wir uns das zu Herzen nehmen, wissen wir von da an um die Kostbarkeit jedes Augenblicks, und unser Leben ist ein anderes geworden.

Zum zweiten großen Erwachen kommt es, wenn wir uns über die Todesfurcht erheben und erkennen, dass unser wahres Wesen eigentlich außerzeitlich ist – ihm droht kein Tod. Es genügt jedoch nicht, unsere Unsterblichkeit nur intellektuell zu verstehen, sondern wir müssen uns dessen bis in die Zellen hinein bewusst sein. Viele frühen Gesellschaften kennen Initiationsriten zur Ausbildung dieses Bewusstseins, eine symbolische Begegnung mit dem Tod, in der ein Initiand den ungebrochenen Fortbestand des Lebens über das körperliche Dasein hinaus erleben kann.

Ob Sie es nun auf ein solches Rendezvous mit dem Tod anlegen oder nicht, jedenfalls wirkt die Überwindung der Todesfurcht ungemein befreiend. Anschließend werden Sie Ihre kreativen Fähigkeiten besser einsetzen können, um im normalen Wahnsinn des Alltags Ihre Ruhe zu bewahren. Das Stimmengewirr des Dschungels verwandelt sich in Musik. Eine Tragödie wird zum Fundament einer neuen, befriedigenderen Lebensform. Sie sehen Ihre eigene Zukunft und die des Gemeinwesens verheißungsvoller. Mit der Erkenntnis, dass Sie und alle anderen Lebewesen für immer miteinander zu tun haben, verbindet sich ein Aufruf: der Erde und allen ihren Bewohnern zu dienen.

Nachdem Sie den Weg des Jaguars gegangen sind, werden Sie sich Geschichten einer neuen Art zu erzählen haben. Geschichten, die Sie beflügeln, weil es darin nicht mehr nur um die Befriedigung unmittelbarer Bedürfnisse geht. Lassen Sie sich aber gesagt sein, dass Sie die Todesfurcht nicht einfach überspringen können, um rascher ans Ziel zu kommen. Die Initiation wird unvollständig bleiben, wenn Sie es gar zu eilig haben, die Gefahrenzone hinter sich zu lassen. Dann ist die kurze Begegnung mit dem Tod nichts weiter als eine nette kleine Unterbrechung und keine Einladung, die Unsterblichkeit Ihres wahren Wesens zu erfahren. Sie werden höchstwahrscheinlich in alte Verhaltensweisen zurückfallen, die auf Angst gründen, und die Probleme, die Sie hinter sich zu lassen gedachten, sind wieder da. Wird die Herausforderung des Jaguars nicht ganz angenommen, wächst uns das Leben wieder über den Kopf, und dann bleibt keine Zeit für die wirklich wichtigen Dinge.

Wenn wir die Angst in den Griff bekommen wollen, müssen wir uns auf ihre natürliche Funktion als Frühwarnsystem besinnen und dürfen sie nicht als unsere gewohnte Verfassung akzeptieren. Angst macht uns auf mögliche Gefahren in unserer Umgebung aufmerksam, sodass wir angemessen darauf reagieren können. Setzt sich die Angst jedoch im Nervensystem, das sie eigentlich nur weiterleiten soll, fest, wird man uns schließlich als »angstbesetzt« bezeichnen müssen. Auf der HPA-Achse herrscht dichter Verkehr, und das Leben gleitet auf allen Ebenen ins Chaos ab.

Biologisch gesehen bestimmen Ausgewogenheit und Komplexität die Gesundheit des Körpers. Die Natur tendiert zum Komplexen. Ein Mensch entwickelt sich vom »Einzeller« zu einem hochkomplexen Wesen mit unzähligen spezialisierten Zellarten. Das Ganze braucht aber auch noch inneren Zusammenhang und harmonisches Zusammenwirken, erst daraus entsteht Gesundheit. Hundert Leute mit hundert Instrumenten sind noch kein Orchester. Erst wenn sie ihr Spiel aufeinander abstimmen, entsteht Musik.

Kurz gesagt sind Sie umso gesünder, je komplexer und besser aufeinander abgestimmt die Systeme Ihres Körpers sind. Ein Maß für die Gesundheit des Ganzen haben wir beispielsweise in der natürlichen Schwankungsbreite der Pulsfrequenz. Je leichter diese Frequenz bei Ihnen schwankt, desto gesünder ist Ihr Herz, und je glatter die Systeme Ihres Körpers zusammenwirken, desto größer sind Ihre Widerstandskraft und Gesundheit.

Wir erkennen dieses Zusammenspiel von Komplexität und harmonischem Zusammenwirken sogar auf der Ebene der Zellgesundheit. Geordnet funktionierende Zellen sorgen für Gesundheit, während entgleiste Zellen in einen primitiven Zustand zurückfallen und anfangen, Tumoren zu bilden. Solche chaotisch entarteten Zellen entziehen dem Körper Nährstoffe, und anders als gesunde Zellen weigern sie sich zu sterben. Sie widersetzen sich den Anweisungen der Mitochondrien (die die »Todesuhr« überwachen), zum richtigen Zeitpunkt zu sterben, damit junge und vitale Zellen ihren Platz einnehmen können. Wenn eine Zelle ihre Komplexität einbüßt, kann sie sich nicht mehr von gesunden Fetten, sondern nur noch von Zucker ernähren – deshalb ist es bei Krebs und anderen Krankheiten so wichtig, auf Zucker und leicht verwertbare Kohlenhydrate zu verzichten.

Wenn sich entartete Zellen vermehren und Geschwulste bilden, richten sie verheerende Schäden an und töten am Ende ihren Wirt. Und was da auf der Zellebene geschieht, spielt sich auch in unserem Leben ab, wenn wir nicht akzeptieren, dass alles im Leben ein Ende hat. Dann beherrscht uns die Todesangst und saugt uns schließlich alle Lebenskraft ab.

Ende, Übergang und Neubeginn

Wir müssen uns erlauben, Angst vor den Umbrüchen zu haben, die der Tod des Alten einleitet. Die Todesfurcht – gleich ob es sich um den Tod des Körpers, einer Denkweise, einer Beziehung, einer Lebenssituation oder eines Traums handelt – muss ganz und bewusst erlebt und dann überwunden werden, damit es zu neuem, gesundem Wachstum kommen kann.

Annie war mit ihren zwölf Jahren die jüngste Krebspatientin, die ich je gehabt hatte. Ihre Eltern hatten sie in der Hoffnung zu mir gebracht, dass die One Spirit Medizin ihren bösartigen Hirntumor stoppen könnte. Alle nur erdenklichen medizinischen Maßnahmen waren bereits ergriffen worden, aber ohne Erfolg, und jetzt versprachen sie sich von mir die Hilfe, die sie nirgendwo hatten finden können. Durch die Chemotherapie hatte Annie alle Haare verloren und sah auf dem großen Ledersessel in meiner Praxis wie ein lächelnder kleiner Buddha aus.

Ich erklärte ihren Eltern den Unterschied zwischen Behandlung und Heilung. Eine Behandlung oder Kur kann vielleicht Symptome beseitigen, während Heilung sehr viel tiefer ansetzen und sich mit den Ursachen der Krankheit befassen muss. Symptomfreiheit kann das Ergebnis einer medizinischen Intervention sein, aber Heilung steht erst am Ende einer Reise, auf der das Leben in all seinen Aspekten grundlegend transformiert werden muss. Solche Heilung schließt nicht aus, dass man doch stirbt, aber man geht dann mit seinem geheilten Ich in das nächste Leben.

Ich bat die Eltern, im Wartezimmer Platz zu nehmen, damit ich mit Annie allein sein konnte. Wir hatten kaum ein paar Sätze gewechselt, um uns ein wenig kennenzulernen, als Annie ganz direkt zu mir sagte: »Ich hab keine Angst.« Sie erzählte von Engeln, die jede Nacht im Traum und manchmal auch am Tag zu ihr kamen. Ihre Eltern dagegen seien wie von Sinnen vor Angst. »Ich kann ihnen nicht von den Engeln erzählen«, sagte sie. Aber mir traute sie zu, dass ich verstehen würde, und so war es auch. Ich spürte, dass sich die Schleier zwischen den Welten bereits für sie hoben und ihr Geist sich auf die große Heimreise vorbereitete. Verständlicherweise versuchten ihre Eltern alles, was ihnen möglich war, um ihr zu helfen, und so hatten sie ihre Tochter zu einer Reihe von Spezialisten und schließlich als Ultima Ratio zu mir gebracht.

Ich praktiziere lange genug als Schamane, um zu wissen, dass der Tod zum Leben gehört. Ich habe auch tiefe Heilungen erlebt, die darauf hinausliefen, dass meine Klienten bewusst und in Frieden starben. Ich nahm also bei Annie eine Illumination vor, um ihr leuchtendes Energiefeld von Krankheitsabdrücken zu säubern und in der Folge ihren Körper wieder ins Gleichgewicht zu bringen.

Die Ärzte gaben Annie nicht mehr lange zu leben. Mir ist jedoch bewusst, dass der Tod nur eine Tür ist, die zum Weiterleben in der Welt des Geistes führt. Ich säuberte Annies Chakren von den schweren Energien, die sich dort angesammelt hatten. Sie sollte für die große Reise, die sie vor sich hatte, von energetischen Belastungen frei sein. Sie fiel auf meiner Behandlungsliege in tiefen Schlaf, aber ihr Körper zuckte, wenn sich Energien lösten, die in den Chakren gebunden waren.

Anschließend kehrte sie in den Ledersessel zurück, in dem sie geradezu versank. »Wird alles gut?«, fragte sie mich lächelnd, und wir wussten beide, was sie meinte. Ich hatte während der Illumination die Engel im Zimmer gespürt. »Ja«, sagte ich, »alles wird gut.« Sie wollte noch gern wissen, wie sie ihren Eltern helfen konnte. »Sie haben solche Angst«, sagte sie. Ich bin immer wieder sprachlos über die Weisheit vieler Kinder – und das Fehlen dieser Weisheit bei so vielen Erwachsenen.

Als ihre Eltern wieder eintraten, fanden sie uns beide strahlend vor. Ich erzählte ihnen von den großen Fortschritten ihrer Tochter. Dann gab ich ihnen den Rat, alle glutenhaltigen Lebensmittel sowie Zucker, Milchprodukte und andere möglichen Allergene aus Annies Ernährung zu eliminieren. Darüber hinaus sollte sie Omega-3-Fettsäuren nehmen, um die Heilung der durch die Chemotherapie geschädigten Gehirnregionen zu unterstützen. Die Gesundheit des Gehirns ist zu keiner Zeit so wichtig wie am Ende unseres Lebens. Das gesamte Nervensystem muss in Bestform sein, wenn wir bewusst in die Welt des Geistes hinüber wechseln möchten.

Annie starb ein paar Monate später lächelnd in den Armen ihrer Engel.

Lieben und loslassen

Der Wald und sein Unterholz können nur wachsen und gedeihen, wenn der Boden ständig mit abgestorbenen Pflanzenteilen und verwesenden Tierkörpern »gedüngt« wird. Auch der Jaguar stirbt schließlich und ernährt den Baum, der die Affen ernährt, an denen sich wiederum der nächste Jaguar gütlich tut. Das Gleichgewicht des Lebens im Wald hätte ohne den Tod keinen Bestand, und genauso können wir nicht im Einklang mit dem Leben sein, wenn wir nicht akzeptieren können, dass die Dinge enden. Alles muss sterben, damit Neues geboren werden kann. Tod und Leben halten sich stets die Waage.

Auf dem Weg des Jaguars können wir den Ausgleich zwischen zwei Polen finden: einem zupackenden Leben, in dem wir beherzt unsere Chancen wahren, und einer empfänglichen, hinnehmenden Lebenshaltung, die es uns erlaubt, uns dem übergreifenden Schöpfungsprozess zu überlassen. Es ist ein subtiles tänzerisches Spiel der aggressiven männlichen Energie und der empfänglichen weiblichen Energie. Der Jaguar lehrt uns, nicht zu horten, nicht mehr zu nehmen, als wir brauchen, da Mutter Erde uns mit allem reichlich versorgt. Wir dürfen darauf vertrauen, dass das, was uns hinter der nächsten Kurve erwartet, besser ist, als wir jetzt erkennen können.

In der Auseinandersetzung mit dem Jaguar lernen wir, dass wir die Vergangenheit hinter uns lassen können, und von da an verfügen wir über mehr Optimismus und Einfallsreichtum. Die untergehende Sonne bereitet uns keine Sorgen, sondern wir freuen uns an den Sternen des Abendhimmels und wissen, dass die Sonne zur rechten Zeit wieder aufgehen wird. Mögliche Verluste – unserer Jugend, unserer Habe, unserer Lieben, unserer Gesundheit – beschäftigen uns nicht mehr gar so sehr. Wir entwickeln eine gesunde Beziehung zum Tod.

Der Begriff »Entropie« beschreibt ein physikalisches Gesetz, nach dem sich alles im Universum nach und nach von einem geordneten Zustand in Richtung Unordnung, Chaos und Tod bewegt. Aber vorübergehende Unordnung und Orientierungslosigkeit sind die notwendigen Bedingungen einer Reorganisation auf höherem Niveau. Wir erleben das, wenn wir eine neue Beziehung eingehen, den Job wechseln oder mit einer neuen Therapie beginnen. Veränderungen bergen Gefahren, bieten aber auch die Chance, dass etwas Neues und Besseres entstehen kann.

Im Westen des Medizinrads also setzen wir uns mit Zerstörung und Wiedergeburt auseinander, mit der natürlichen Ordnung des Universums. Wir erfassen in der Tiefe, dass auf kreatives Chaos Harmonie und Ausgewogenheit folgen können. Im Hinduismus wird der Zyklus von Zerstörung und Wiedergeburt von den Trimurti repräsentiert, den drei Hauptgottheiten des Kosmos: von Brahma, dem Schöpfer, Vishnu, dem Erhalter, und Shiva, dem Zerstörer.

Unsere Angst löst und verflüchtigt sich, wenn wir uns ihr gestellt haben, wenn wir Verlust und Verzweiflung bis ins Mark gespürt haben, wenn wir die Angst nicht mehr leugnen und nicht mehr weglaufen. Wir lassen uns auf das Chaos der Schöpfung ein, dieser Ursuppe, aus der neues Leben kommt. Das geht aber nicht probeweise, sondern wir müssen uns ganz hineinstürzen, damit es wirklich die Initiation in eine neue Form des Seins und der Wahrnehmung werden kann. Wir lassen zu, dass uns das Unbekannte tief verunsichert, wir lassen die Sicherheit des Strandes hinter uns und wagen uns im Bewusstsein der Risiken, aber auch der Chancen in unbekannte Gewässer.

Viele lassen sich aus Angst vor dem Verlust des geliebten Menschen nie ganz auf die Liebe ein. Ich war Ende zwanzig, als ich mir nach allzu vielen gescheiterten Beziehungen schwor, mich nie wieder rückhaltlos auf eine Liebesbeziehung einzulassen. Einen geliebten Menschen zu verlieren – ich ertrug den Schmerz einfach nicht mehr. Es dauerte dann ein paar dürre Jahre, bis mir aufging, wie gegenstandslos mein Schwur war. Liebe kennt keine Garantien. Eines Tages gab mir ein Gedicht von Rumi den Anstoß, mich meiner Angst zu stellen. Rumi sagt zu seiner Geliebten: »Denn ich habe aufgehört zu sein, nur du bist noch da.« Das war das genaue Gegenteil dessen, was ich in all meinen Beziehungen gesucht hatte. Für mich war es immer so gewesen, dass das Du aufhörte zu sein und nur ich noch da war. Nach und nach dämmerte mir, dass alle Liebe im Grunde die Sehnsucht nach dem Geist, dem wahren Geliebten, ist und ich eigentlich nicht den Verlust meiner jeweiligen Partnerin fürchtete, sondern mich die Angst bewegte, dass ich *mich* nicht finden würde.

Rückkehr aus der Unterwelt

Ein wiederkehrendes Thema in den Mythen ist die Überwindung der Angst, die uns davon abhält, unsere Träume zu verfolgen. Die mythische Reise durch Tod und Wiedergeburt zu verstehen leistet uns auf dem Weg des Jaguars gute Dienste.

Die Unterwelt der griechischen Mythologie ist ein vielschichtiges Reich mit arglistigen Geistern, Zauberflüssen und einer Herrscherin über das Schattenreich, die alle seine Geheimnisse kennt. Einer der Sterblichen, die der Sage nach lebend in die Unterwelt und zurück gelangten, war Herakles, dem es gelang, den dreiköpfigen Höllenhund Zerberus niederzuringen. Mit Mut und Kraft bewältigte Herakles eine Aufgabe, die nach menschlichem Ermessen ein Himmelfahrtskommando war. Es kostet Mut, der Angst standzuhalten und in sie hineinzuatmen, anstatt sie zu beschwichtigen oder vor ihr wegzulaufen. Mut braucht jedoch Augenmaß, sonst bringt er uns zu Fall, wie es Orpheus erging. Als seine geliebte Eurydike gestorben war, folgte er ihr in den Hades und rührte dort mit seiner zauberhaften Musik Hades und Persephone, das Herrscherpaar der Unterwelt, so sehr, dass sie Eurydike die Rückkehr in die Menschenwelt erlaubten. Sie stellten jedoch eine Bedingung: Orpheus durfte sich nicht nach seiner Geliebten umdrehen, solange die beiden noch in der Unterwelt waren. Doch genau das tat er, und so musste Eurydike für immer im Schattenreich bleiben. Orpheus durfte zurückkehren, aber seine Liebe war für immer verloren.

Psyche und ihr Weg in die Unterwelt

Ein weiteres Beispiel für die heilenden Kräfte des Göttlich-Weiblichen finden wir in Psyche, die ebenfalls als eine Sterbliche in die Unterwelt abstieg und zurückkehren konnte. *Psyche* ist das griechische Wort für »Seele«, und diese Geschichte erzählt von der Reise, die jeder Mensch, Mann oder Frau, antreten muss, der den Tod überwinden und in die Liebe eingeführt werden möchte.

Die heute noch beliebte Geschichte wurzelt in der griechischen Mythologie, wurde aber erst durch die auf Lateinisch verfasste Erzählung bekannt, die Apuleius um 170 n. Chr. daraus machte. Psyche war die jüngste und schönste Tochter eines Königs und bei allen so beliebt, dass Aphrodite (Venus in der römischen Mythologie), die Göttin der Liebe und Schönheit, eifersüchtig wurde. Sie trug ihrem Sohn Eros (Amor) auf, Psyche in Liebe zu einem wahren Scheusal entbrennen zu lassen.

Indes wagte es kein Mann, um Psyches Hand anzuhalten, da ihre Schönheit so außerordentlich war. Sie blieb allein, bis ihre ratlosen Eltern schließlich das Orakel befragten. Dessen Spruch lautete, es sei Psyche beschieden, einen schrecklichen Unhold zu heiraten, finster wie der Tod. Hier sagt uns der Mythos, dass die junge und unschuldige Seite unserer selbst mit ihrem Ideenreichtum und ihrem Streben nach Veränderung das Althergebrachte bedroht. Psyche musste sich dem Tod stellen, und sie tat es, aber die Geschichte entwickelte sich anders als gedacht.

Nach Aphrodites Plan sollte Eros einen Liebespfeil auf Psyche abschießen, sodass sie sich unwiderstehlich zu dem Scheusal hingezogen fühlte, das ihr bestimmt und wie der verkörperte Tod war. Tatsächlich verliebte sich Eros jedoch selbst in das schöne Mädchen und ließ sie vom Wind in seinen Palast entführen – ungeachtet des finsteren Plans seiner Mutter, Psyches Schönheit und Lebendigkeit aus der Welt zu schaffen. Hier lässt der Mythos anklingen, dass uns die Angst vor Tod und Verlust tatsächlich unserer Schönheit und Lebendigkeit berauben kann.

Eros war Psyche ein gütiger und liebevoller Gemahl, aber er stellte die Bedingung, dass sie ihn niemals sehen dürfe. Er wollte nicht als Gott erkannt werden und kam nur in der Dunkelheit zu ihr. Psyche ging auf diese Bedingung ein und hatte große Freude an ihrem Gemahl. Einmal kamen jedoch ihre Schwestern zu Besuch, und da sie neidisch waren, überredeten sie die junge Frau, das gegebene Versprechen zu brechen. »Was, wenn er ein Scheusal ist?«, fragten sie.

Psyche hatte noch nie solche Bedenken gehabt, aber jetzt regten sich doch Befürchtungen in ihr, und sie fasste einen Plan für die Nacht. Als Eros schlief, zündete sie eine Lampe an, um sein Gesicht und die ganze Gestalt sehen zu können. Was sie zu sehen bekam, gefiel ihr sehr, und vor allem war sie erleichtert, dass Eros durchaus kein Scheusal war. Es fiel aber ein Tropfen Öl aus der Lampe und auf die Schulter des Gottes, der daraufhin aufwachte. Erbost über den Ungehorsam seiner Frau flog er davon. Unter dem Druck ihrer Umwelt hatte sich Psyche zu Angstgedanken hinreißen lassen und so eigenhändig ihr glückliches Leben zerstört.

Sie flehte die Götter an, ihr zu helfen, doch die fürchteten Aphrodites Zorn und mochten nicht eingreifen. Tatsächlich sind Götter in solcher Lage nicht die besten Helfer, sie hängen zu sehr am Althergebrachten. Sie sahen für die junge Frau keine andere Lösung, als sich Aphrodite wieder gewogen zu machen. Mit dem Mut der Verzweiflung trat Psyche an ihre Schwiegermutter heran.

Sie war jetzt bereit für das Werk des Westens: sich ihrer Angst zu stellen und sie zu überwinden. Aphrodite, erbost, dass sich die junge Frau überhaupt in ihre Nähe wagte, fügte Psyche zunächst große Schmerzen zu, um ihr dann vier unlösbar erscheinende Aufgaben zu stellen.

Zuerst musste sie einen gewaltigen Haufen Körner bis zum Eintritt der Dunkelheit verlesen; sollte das nicht gelingen, würde sie sterben. Das steht für unsere Angst, nie genügend Zeit für alles zu haben: »Woher soll ich die Zeit nehmen, all das zu leisten, was in diesem Leben zu leisten ist? Wie soll ich wissen, was wichtig ist und was warten kann? Bleibt mir genügend Zeit für die Dinge, auf die es wirklich ankommt?« Nun, die Ameisen kamen Psyche zur Hilfe, und so bewältigte sie die Aufgabe rechtzeitig. Die Ameisen stehen für die Unterstützung, die wir immer haben können, wenn wir nur hinschauen. Niemand schafft das, was unmöglich erscheint, allein.

Für die zweite Aufgabe musste Psyche einen Fluss überqueren, um die Wolle der auf der anderen Seite grasenden angriffslustigen Widder zu holen. Hier geht es um unsere Angst vor Gegnern, denen wir nicht gewachsen sind, sei es der Chef, ein Mitglied der Familie oder irgendeine Verpflichtung. Am Flussufer wuchs Schilf, und die Halme flüsterten Psyche zu, sie solle die Dunkelheit abwarten, dann würden die Widder schlafen und sie könne die Wolle einsammeln, die sie beim Gang durchs Schilf überall hinterließen. Hier brauchte Psyche nur abzuwarten, bis sich das Problem von selbst löste. Es war gar nicht nötig, es mit diesem übermächtigen Gegner aufzunehmen.

Psyches dritte Aufgabe war es, in einem Kristallkelch Wasser von der hoch in den Bergen gelegenen heiligen Quelle des Unterweltflusses Styx zu holen. Die Quelle wurde von Drachen bewacht, die niemals schliefen. Das war eine Aufgabe, deren Bewältigung einer Sterblichen unmöglich erscheinen musste. Selbst die Götter würden vor solch einem Auftrag zurückschrecken. Uns alle stellt das Leben vor Aufgaben, deren Bewältigung uns unmöglich erscheint, und dann glauben wir wie Psyche, wir seien nicht klug genug, nicht gut genug, nicht stark genug, nicht mutig genug, um es zu schaffen. Psyche wusste sich keinen Rat, doch dann erschien ein Adler, packte den Kelch, flog hoch hinauf in die Berge, füllte ihn an der heiligen Quelle und brachte ihn zurück – und im Nu war das schier Unmögliche getan. Der Adler steht hier für den Blick für das Gesamtbild, den großen Überblick, den wir brauchen, um unsere Ängste zu überwinden. Außerdem schwingt sich der Adler in Höhen auf, in die sich kein anderer Vogel wagt. So unterstützt uns auch die One Spirit Medizin, wenn es auf dem Weg der Einweihung um hohe Ziele geht und wir unserer Verunsicherung und Angst standhalten müssen. Darüber hinaus kündet der Adler wie die Ameisen und Schilfgräser von der Hilfsbereitschaft des Universums, von den hilfreichen »Zufällen«, die auftreten, wenn wir trotz unserer Ängste Mut fassen und etwas wagen.

Die vierte Aufgabe soll Psyche in die Unterwelt führen, dort soll sie von Persephone etwas von deren kostbarer Schönheitssalbe erbitten. Psyche ist entsetzt und derart entmutigt, dass sie sich das Leben nehmen will. Sie besteigt einen verlassenen Turm, um sich in die Tiefe zu stürzen, doch kurz vor dem Sprung verrät ihr der Turm, wo sie den Eingang zur Unterwelt finden kann. Zudem rät er ihr, zwei Münzen und zwei Gerstenkuchen mitzunehmen, sich von keiner der Schattengestalten in der Unterwelt helfen zu lassen und ihrerseits niemandem zu helfen, wenn sie darum gebeten werde. Das sind die denkbar nützlichsten Ratschläge, die man uns zur Überwindung der Angst mit auf den Weg geben kann. Erstens müssen wir Gaben mitbringen – unsere Fähigkeiten und Stärken, aber auch Eigenschaften wie Großzügigkeit und Mitgefühl –, und wir müssen sehr sogfältig erwägen, wann wir um Hilfe bitten und wen. Sogar Freunde, die nur unser Bestes im Sinn haben, können oder wollen uns nicht unbedingt die Ratschläge oder Unterstützung geben, die wir benötigen. Zu gern hätte Psyche sich den Schatten zugewandt, die um Hilfe flehten, doch sie hielt sich an die Anweisung und ging weiter. Sie bezahlte Charon, den Fährmann, fütterte den Wachhund Zerberus, und von Persephone nahm sie nur eine Kleinigkeit an, nicht das angebotene Festmahl. So kam sie schließlich zu einem Tiegel Schönheitssalbe für Aphrodite. Psyche widerstand ihrer natürlichen Hilfsbereitschaft und blieb bei ihrer Aufgabe. Genauso müssen auch wir uns ausschließlich auf unsere Einweihung konzentrieren und dürfen uns nicht durch die Bedürfnisse anderer ablenken lassen – jedenfalls nicht in der Absicht, uns vor dem inneren Werk zu drücken.

Auch diese vierte Aufgabe hatte Psyche so gut wie bewältigt, als sie der Versuchung erlag und einen Blick in den Tiegel warf. Sofort fiel sie in tiefen Schlaf. In ihrer Ungeduld hatte sie versucht, ihre Einweihung zu beschleunigen, erreichte aber nur, dass sie in den »unerweckten« Zustand zurückfiel. Das soll uns eine Lehre sein für die weiteren Schritte auf dem Weg des Jaguars.

Doch die Geschichte endet hier nicht. Psyche wurde von Eros gerettet, von der Kraft der Liebe. Nun konnte sie Persephones Geschenk bei Aphrodite abliefern. Ihr tiefer Schlaf steht für den Tod des alten Ichs. Nach dem Erwachen wurde ihr von Zeus Unsterblichkeit verliehen, sodass endlich auch Aphrodite Psyches Verbindung mit ihrem Sohn Eros zustimmen konnte.

Für uns ist an dieser Geschichte vor allem Psyches Initiation in die Unterwelt wichtig: Sie muss ihrer Todesfurcht standhalten, um ihrem Leben eine Wendung geben zu können.

Initiation ist immer auch eine Reise ins Reich des Todes und eine Begegnung mit dem Göttlich-Weiblichen – eine Reise, von der wir als neue Menschen zurückkehren. Das ist etwas anderes als die oberflächlichen Veränderungen, die wir erreichen, wenn wir in unserem Leben hier und da ein wenig an den Schrauben drehen. Der Weg zum Göttlich-Weiblichen verlangt uns alles ab und ähnelt damit Parzivals Suche nach dem heiligen Gral. Man muss die Angst vor der Unterwelt aushalten und dort lange genug in tiefer Betrachtung verweilen, bevor man zu Klarheit und Licht aufsteigen kann – wie neugeboren.

Auf dem Weg der Einweihung gibt es keine Abkürzungen. Die Aufgabe, unserer Todesangst Herr zu werden, begleitet uns ein Leben lang. Sie kann mit vielen Herausforderungen verbunden sein, aber nach jeder Prüfung wird der Weg weniger mühsam.

Wer sich die Fähigkeit zurückerobert hat, sich selbst immer wieder neu zu erfinden, kann sich der nächsten Himmelsrichtung im Medizinrad zuwenden, dem Norden. Hier wird es darum gehen, so still zu werden, dass Sie sich verlorene Anteile Ihrer Seele zurückholen können.

Jaguar-Meditation

Jaguare sind Meister der Meditation. Sicher haben Sie schon einmal einer Katze zugeschaut, wie sie sich in der Sonne rekelt. Katzen kennen das Geheimnis der vollkommenen Entspannung. Ein Jaguar im Regenwald lässt sich genüsslich auf einem der starken unteren Äste eines Baums nieder und lässt die Welt an sich vorbeiziehen. Die Affen stören ihn nicht, die Papageien stören ihn nicht, er ist vollkommen gelassen und dabei hellwach, gelegentlich zuckt die Schwanzspitze ein wenig. Wir können uns bei ihm abschauen, wie man sich entspannt, tief entspannt. Haben Sie schon einmal

Ihrer Katze zu erklären versucht, dass es Dinge gibt, um die man sich Sorgen machen muss?

Wir wissen heute, wie sehr körperliche Störungen damit zu tun haben, dass wir kaum noch in der Lage sind, unser Tempo zu drosseln und Spannungen zu lösen. Unser sympathisches Nervensystem ist so angelegt, dass es uns bei Gefahr die angemessenen Flucht- oder Abwehrreflexe liefert. Solange dieses System eingeschaltet ist, können wir uns keine Sekunde entspannen. Cortisol und Adrenalin kursieren im Blut und geben uns den Energieschub, den wir für die Auseinandersetzung mit der momentanen Bedrohung benötigen. Das Ganze ist aber auf kurzzeitigen Betrieb ausgelegt: Wir wehren uns oder fliehen, und danach sollen die Stresshormone schnell wieder abgebaut, die Atemfrequenz soll wieder normal werden. Haben wir jedoch ständig Angst, entsteht ein chronischer Alarmzustand, der für einen dauerhaft erhöhten und damit toxischen Cortisolspiegel sorgt. Die Folge sind Entzündungen, Schädigungen der Nervenzellen und schließlich Krankheiten. Statt dass wir unserer Todesangst Herr werden, beherrscht uns die Todesangst. Unser Jaguar ist wie ein verängstigtes Kätzchen in den Baumwipfel geklettert – und wir können nicht einmal die Feuerwehr rufen!

Wir alle sterben eines Tages, aber dieses vorzeitige Abgleiten in den Tod, das können wir uns ersparen. Wir können unsere Angst vor dem Tod in den Griff bekommen, damit unser Leben nicht von endlosen Befürchtungen beherrscht wird, als könnte uns jederzeit eine Raubkatze anspringen. Wir können in einen entspannten, ruhigen, gelassenen Zustand zurückkehren, in dem sich unser parasympathisches Nervensystem einschaltet und die Zirbeldrüse ihre »Geist-Moleküle« fabrizieren kann. Dann leben wir die Geschmeidigkeit eines Jaguars und genießen unser neues tiefes Wissen um die Unendlichkeit des Lebens.

ELF

Der Weg des Wissenden

Still werden mitten im Getümmel

Sieh die vielen Wunder, die nie ein Mensch gesehen hat. Sieh dieses ganze Universum des Bewegten und Unbewegten und was auch immer du schauen möchtest, sieh es alles in diesem meinem Körper verdichtet. Mit deinen Augen kannst du mich nicht sehen. Ich gebe dir ein göttliches Auge, und nun sieh meine unumschränkte Yoga-Kraft.

Bhagavadgita

Als die Vorfahren der indigenen Völker Amerikas vor über 30 000 Jahren aus Asien nach Amerika einwanderten, brachten sie einen umfangreichen Wissensschatz mit. Nach Befunden der molekularen Archäologie (die Veränderungen der Mitochondrien-DNA verfolgt) muss etwa ein Dutzend mutiger Wanderer durch die weiten Ebenen Sibiriens bis zur Beringia vorgedrungen sein, dem Landrücken, der damals noch Russland mit Alaska verband. Von dort aus wanderten die Menschen weiter und bevölkerten im Laufe der Zeit Nordamerika, dann Mittelamerika und schließlich die Andenregion und ganz Südamerika bis hinunter nach Feuerland.

Unterwegs bauten sie Felsenwohnungen und Zitadellen in den Wolken, zum Beispiel Machu Picchu. Deshalb ist der Norden in der Mythologie der Andenvölker die Richtung der Ahnen. Der Weg des Wissenden ist im Medizinrad dem Norden zugeordnet, und es geht auf diesem Weg um die Stille und die uralten Praktiken, mit denen man sie erreichen kann.

Der Norden ist nicht nur die Richtung der großen Weisen der Vergangenheit und der Vorfahren, sondern er ist auch der ruhende Pol in aller Geschäftigkeit: Der Polarstern ist der einzige ruhende Punkt eines Himmels, an dem sonst alles in Bewegung ist. In der indianischen Mythologie ist dem Norden außerdem der Kolibri zugeordnet, der mit seinem unglaublich schnellen Flügelschlag in der Luft stillzustehen scheint. Die meisten nordamerikanischen Kolibris sind Zugvögel, die im Extremfall zwischen Kanada und Südamerika pendeln und zweimal jährlich diesen Tausende Kilometer langen Weg zum Teil übers Meer zurücklegen. Deshalb können wir vom Kolibri lernen, dass Stille uns befähigt, unerschrocken auf unbekanntes Gelände vorzudringen, sodass unser Leben eine einzige lange Abenteuerfahrt wird, ganz gleich, wie viele Meere zu überqueren sind.

Auf dem Weg des Wissenden lernen wir, uns über die rastlose Geschäftigkeit unseres Denkens, das sich unentwegt mit den Schwierigkeiten, Dramen und Einzelheiten des Alltags befasst, zu erheben, um in all dem inneren und äußeren Geschehen ruhig und in Frieden bleiben zu können. Wir erkennen zunehmend, dass Unsicherheit in Ordnung ist und im Auge des Sturms Ruhe herrscht. Wir bestehen nicht mehr darauf, dass die Dinge so oder so zu sein haben, sondern verfolgen mit wachsender Begeisterung, wie manche Pläne aufgehen und andere sich verflüchtigen. Wie alles von den Wechselfällen des Alltags immer wieder neu und bunt gemischt wird. Hier im Norden freunden wir uns mit einem alten Sprichwort an: »Der Mensch plant, Gott lacht.«

Der innere Frieden, den wir auf dem Weg des Wissenden finden, ergibt sich aus einem tiefgreifenden Wandel unseres Bewusstseins. Wahre Gelassenheit finden wir erst, wenn wir einmal innehalten und nicht mehr haben wollen, nach nichts mehr verlangen, nicht mehr ausweichen, uns das Hirn zermartern, streben, kämpfen. In der Stille erschließt sich uns das Wissen der Vorfahren. Dieses Wissen gewinnen wir nur in einer anderen Wirklichkeit, in der wir Ewigkeit unmittelbar erfahren. Das also ist das Wesen und Geschenk des Nordens: Stille in Bewegung.

Ein neues Weltbild

Aus der Sicht der Neurowissenschaft hat die Weisheit des Nordens mit dem Neocortex zu tun, dem sensorischen und motorischen Teil der Großhirnrinde. In der Vergangenheit hat er uns erlaubt, ohne die Zähne und Klauen stärkerer und schnellerer Tiere zu überleben, später ließ er uns die Wunder der Wissenschaft entdecken – bis hin zur Entsendung des Hubble-Teleskops in den Weltraum und schließlich zur String-Theorie, die zu erklären versucht, woraus das Universum besteht. In den dicht gedrängten Nervenschaltkreisen des Neocortex finden wir Regionen für Sprache, Aufmerksamkeit und Selbstbewusstsein, aber auch für Schönheitssinn und künstlerisches Empfinden. In diesem Sinne offenbarte sich der Neocortex erstmals vor rund 50 000 Jahren, als unsere Vorfahren ihr mystisch geprägtes Weltbild auf die Wände der Höhlen von Altamira in Nordspanien und Lascaux in Frankreich zu malen begannen. Die Rationalität des Neocortex kann aber auch zweckentfremdet und für Krieg und Zerstörung eingesetzt werden.

Haben wir jedoch unsere kriegerischen Instinkte auf dem Weg des Heilers im Süden zu beherrschen gelernt, kann der Neocortex unseren höheren Instinkten und Strebungen dienen. Er lässt uns Freude und Mitgefühl empfinden, er gestattet uns Einfühlungsvermögen und andere Regungen, mit denen wir uns über die Horrorgeschichten von menschlichen Untaten erheben, von denen die primitiveren Anteile des Gehirns so fasziniert sind.

Die Gaben des Nordens werden für uns zugänglich, wenn wir innehalten und bemerken, dass wir mit viel zu hohem Tempo unterwegs sind, immer viel zu viele Eisen im Feuer haben und bei alledem erschreckend wenig herauskommt. Die Instruktion, die auf dem Weg des Wissenden gegeben wird – »Lehn dich zurück, lass es gut sein, genieß den Ausblick« –, könnte den Eindruck entstehen lassen, dass der Norden die am leichtesten zu bewältigende Richtung im Medizinrad ist. Tatsächlich können wir uns dem Norden jedoch erst zuwenden, wenn wir im Süden das Männliche geheilt haben und im Westen über den Tod hinausgegangen sind, um dem Göttlich-Weiblichen zu begegnen. Und bei der Ankunft im Norden stellt sich wahrscheinlich außerdem noch heraus, dass Nichtstun längst nicht so einfach ist, wie es klingt. Das Stillhalten ist auch kein Selbstzweck, sondern die unabdingbare vorbereitende Übung, wenn wir die Welt in ihrer Gesamtheit sehen und die ganze Unermesslichkeit der Schöpfung erleben wollen. Auf dem Weg des Wissenden bilden wir das göttliche Auge aus, mit dem wir das Ganze der Schöpfung ermessen können. Die Voraussetzung dafür ist Stille.

Bei der heute herrschenden Hektik scheint Stille so gut wie unmöglich zu sein. Wir sind es gewohnt, alles Mögliche gleichzeitig zu tun und dabei auch noch unsere elektronischen Geräte im Auge zu behalten – wie sollen wir da länger als ein paar Sekunden innerlich still sein? Sogar wenn wir meditieren und uns auf den Atem konzentrieren, müssen wir uns kratzen, wenn es irgendwo juckt, oder wir ändern die Haltung, wenn sie zu unbequem wird, oder wir ärgern uns, wenn sich herausstellt, dass wir vergessen haben, unser Handy auszuschalten.

Unser denkender Verstand will einfach ständig herumspringen, weshalb sich die Meditationsmeister seit Urzeiten vorwiegend mit ihm befassen. Heute ist unser Denken noch viel gehetzter und springt von Thema zu Thema, wie in einem Actionfilm mit schwindelerregenden Schnittfolgen. Gelingt es jedoch, den inneren Film zu verlangsamen und das innere Getöse abklingen zu lassen, steht uns ein gewaltiger Wissensschatz offen, der Gedächtnisspeicher der Menschheit.

Im Norden stellt sich heraus, dass unser Realitätsverständnis Illusion ist, eine Einbildung, die wir gemeinsam von Augenblick zu Augenblick erzeugen. »Was ist überhaupt Realität?«, fragt die Schauspielerin und Komikerin Lily Tomlin. Ihre Antwort: »Nichts weiter als eine kollektive Mutmaßung.« Uns geht auf, dass uns die Welt einfach unsere Überzeugungen und Absichten spiegelt – und den Grad unserer Aufrichtigkeit. Was wir als Realität sehen, hängt von dem Weltbild ab, das wir innerlich mit uns herumtragen. Und bei diesem Bild, dieser vorgegebenen Landkarte, müssen Sie ansetzen, wenn Sie außen ein anderes »Gelände« erleben möchten.

Für die Neurowissenschaftler ist diese Landkarte, dieses Weltbild, in den Nervenschaltkreisen des Gehirns verankert, während die Schamanen glauben, dass es im leuchtenden Energiefeld des Körpers sitzt. Das ist aber nicht entscheidend, denn wer in der Welt etwas verändern möchte, muss auf jeden Fall sein Weltbild auf den neuesten Stand bringen: die überholte Landkarte durch eine bessere ersetzen. Wenn Sie sich wie so viele andere in dieser Gesellschaft an einem von Angst, Mangelbewusstsein und Gewalt geprägten Weltbild orientieren, müssen Sie es durch ein offenes, freiheitliches, die ganze Welt einschließendes Bild ersetzen, um überhaupt für die Erfahrung der One Spirit Medizin offen zu sein.

Das fand auch der Krieger Arjuna heraus, der in der *Bhagavadgita* ein Zwiegespräch mit dem Gott Krishna führt.

Arjuna: still werden und Gott begegnen

Die *Bhagavadgita* ist ein Lehrgedicht und Teil des altindischen Epos *Mahabharata.* Sie entstand in einer Zeit kriegerischer Auseinandersetzungen zwischen den Herrscherhäusern des indischen Subkontinents. Die Erzählung beginnt damit, dass sich der Bogenschütze Arjuna auf die Schlacht gegen die gewaltige Streitmacht seiner Verwandten vorbereitet. Es ist Arjunas Karma, diesen Kampf führen zu müssen, doch diese Pflicht stürzt ihn in einen tiefen Zwiespalt. Hier steht der Krieg als Metapher für die mit dem menschlichen Dasein verbundenen Konflikte, und Krishna gibt dem Krieger zeitlos gültige Ratschläge zur Befriedung des inneren Aufruhrs, mit dem wir uns alle immer wieder plagen. Um die Weisheit des Universums empfangen zu können, müssen wir den inneren Krieg beenden.

Arjuna bekniet Krishna, den Lenker seines Streitwagens, er möge ihm diese Schlacht ersparen, die für alle Tod und Leid mit sich bringen wird. Als beide Seiten eben aufeinander losgehen wollen, hält Krishna das Geschehen noch einmal an, wie ein Filmregisseur. Es geht uns oft wie Arjuna, dass wir einfach nicht mehr klar sehen können, wenn es bereits zu »Kampfhandlungen« mit unserem Chef, unserem Ehepartner, unseren Kindern oder auch zum Kampf um unsere Gesundheit gekommen ist. Doch wir möchten uns Klarheit darüber verschaffen, wie es nun weitergeht. Da müssen wir mitten im Getümmel ganz still werden, um erkennen zu können, wie sich unsere früheren und derzeitigen Aktionen und die der anderen im Gewebe des Lebens zusammenfügen. In diesem zeitlosen Augenblick des Innehaltens und Betrachtens setzt sich der Staub, und das Gesamtbild zeichnet sich ab. Mit dieser neuen Landkarte der Realität in der Hand können wir klug entscheiden, welchen Weg wir weiterhin gehen wollen.

Als beide Streitmächte wie eingefroren dastehen, lässt Krishna den Krieger Arjuna sehen, wie uns die Einbildungen unseres rastlosen Denkens täuschen. Arjuna lässt das Bild auf sich wirken und sagt: »Der Geist ist ruhelos und unstet, er ist aufgewühlt, ungestüm und eigensinnig. Wahrhaftig, mir scheint, er ist so schwer zu beherrschen wie der Wind.«[1]

Das Ringen gehört zum Leben, lässt Krishna ihn wissen, aber wir dürfen uns nicht in die Dramen verwickeln lassen, die wir um unsere Kämpfe spinnen. Sofern das gelingt, können wir das Notwendige unternehmen, »ohne einen Gedanken an Ergebnisse, für Erfolg und Misserfolg gleichermaßen aufgeschlossen«[2]. Mit unseren gewohnten mentalen Landkarten können wir uns im Alltag zurechtfinden, aber manchmal werden ihre Grenzen sehr deutlich. Immer wenn sich unsere Überlebensmuster durchsetzen, werden Gefühle und eingefleischte Überzeugungen hinderlich. Dann gilt es, anzuhalten und vorurteilslos zu betrachten, was gerade vor sich geht. In der Stille können wir eine höhere Stimme vernehmen, und dann wissen wir auch, dass der Geist die ganze Zeit bei uns gewesen ist und unseren »Wagen« getreulich gelenkt hat, wie Krishna den Streitwagen Arjunas lenkt. Er sagt zu Arjuna: »Für einen, der reifen möchte, ist der Yoga der Tat der Weg. Für den bereits Gereiften ist heitere Gelassenheit der Weg.«[3]

Wir können uns wie der Kolibri, der einem Ruf über den weiten Ozean folgt, darauf verlassen, dass uns die innere Stimme sicher ans andere Ufer führt. Krishna macht dem Krieger klar, dass alles, was wir tun, eine Opfergabe an das Göttliche sein kann und wir uns nicht auf bestimmte Ergebnisse festlegen sollten. Wenn uns etwas vom Weg abbringt, kann das bedeuten, dass uns etwas anderes bestimmt ist als das, was wir vorhatten. Der Geist hat vielleicht für unser Leben etwas im Sinn, was uns nicht gleich einleuchtet. Es gibt, wie Krishna ausführt, eine höhere Ordnung, die für den Menschen nicht erkennbar ist, und diesem höheren Plan müssen wir uns fügen.

In der Stille bekommen wir vom Geist so viel Anleitung, wie wir anzunehmen bereit sind. Manchmal möchten wir einfach nur wissen, wie wir mit unserem Partner oder Kind umgehen sollen, aber ein andermal sind wir vielleicht bereit zu hören, was es mit der Realität und dem Kosmos wirklich auf sich hat. Wir entscheiden selbst, wie hoch wir uns die Latte legen. Mal sind wir gerufen, etwas zu tun, ein andermal geht es darum, etwas zu unterlassen. Letzteres ist nicht einfach Untätigkeit, sondern die bewusste Entscheidung, uns nicht einzumischen, damit die Dinge ihren eigenen Lauf nehmen können. Mitunter bewirkt das Unterlassen mehr als das Eingreifen. Es kann uns eine Menge abverlangen, nicht zu handeln, nicht zu reagieren oder jemandem nicht aus der Patsche zu helfen. Das Nicht-Tun ist die essenzielle Verhaltensweise des Nordens. In der bewussten Entscheidung, nicht zu handeln und still zu bleiben, offenbart sich uns das Gewebe des Lebens, und wir erkennen seine atemberaubende Präzision.

Das verborgene Gewebe des Lebens wahrnehmen, das ist wahre Weisheit. Wenn wir erkennen, wo in dem großen Zusammenhang, der dieses Gewebe erschafft, unser Platz ist, haben wir den Blick des Wissenden. Wie Arjuna erkennen wir angesichts der Unermesslichkeit des Geistes die Vollkommenheit des Lebens: »Du bist der erste der Götter, die Ur-Seele. Du bist der erhabene Ruhepol des Universums. Du bist der Erkennende und das zu Erkennende und das höchste Ziel. Und von dir ist die Welt durchdrungen, von deiner unerschöpflichen Vielgestaltigkeit. Du bist Wind und Tod und Feuer und Mond und der Herr des Wassers. Du bist der Erste Mensch und der Ur-Urgroßvater.«[4]

Aber wenn uns Krishna nicht begegnet, wie bekommen wir dann ein Bild vom großen Zusammenhang des Universums? Wir im Westen sehen uns dafür eher bei der Wissenschaft um, als den Geist zu befragen. Der französische Anthropologe Claude Lévi-Strauss hat einmal gesagt, um das Walten im Universum zu verstehen, müssten wir erst einmal die Vorgänge in einem Grashalm erkennen: wie aus Licht durch Photosynthese Leben wird und wie die Wurzeln Mineralstoffe aus dem Boden aufnehmen. Für die Menschen indigener Gesellschaften sieht das ganz anders aus. Um die Vorgänge in einem Grashalm zu verstehen, würden sie sagen, muss man das Walten im Universum intuitiv erfasst haben, wie Sonnen entstehen, wie sich Galaxien bilden. Vielleicht verfügen wir heute erstmals über die Mittel für beides.

Um das Gedankenkarussell anzuhalten und Stille zu finden, gibt es eine besonders wirksame Methode, die darin besteht, dass wir auf die Pausen zwischen den Atemzügen achten. In diesem Augenblick zwischen dem Einatmen und dem Ausatmen finden wir Stille. Atmen müssen wir, um zu leben. Wir haben jedoch Einfluss auf den Rhythmus und die Schnelligkeit unserer Atemzüge. Atemübungen, die jahrtausendealt sein können, sind dazu da, unseren Geist ruhig und ausgeglichen zu machen. Durch bewusste Atemkontrolle kommen wir in einen Zustand der Gelassenheit.

Wer dieses Stillsein geübt hat, für den werden Alltagsprobleme nicht mehr so leicht zur Krise. Dann weitet sich unser Blick, und wir erkennen die Welt als einen Ort der Fülle, der uns ein reiches, erfülltes Leben ermöglicht. Es geht immer weniger darum, es zu etwas zu bringen, und es wird uns klar, dass das Leben kein Kampf sein muss. Im Norden geht es um Schönheit, Heilung und Frieden für Sie selbst und für die Welt. Wie man da am besten vorgeht, ist nicht unbedingt sofort ersichtlich, aber üben Sie sich einfach weiter in Stille, und es wird sich Ihnen immer deutlicher zeigen. Sie müssen sich lediglich innerlich auf Heilung einstellen, um die Einzelheiten kümmert sich der Geist. So sagt Krishna zu Arjuna: »Wer im Streben nach der Erlösung von Alter und Tod bei mir Zuflucht sucht, erfährt vollkommene Freiheit und das Selbst, und er weiß um das Wesen des Handelns.«[5]

Pilgerfahrt, Reise des Nordens

Chloe kämpfte um ihre Gesundheit, als ich sie vor einigen Jahren kennenlernte. Sie entschloss sich zu einer Pilgerreise, wie sie vor allem während des Mittelalters in Europa gang und gäbe war. Sie würde auf den Spuren des Apostels Jakobus den Jakobsweg gehen, und zwar die klassische knapp achthundert Kilometer lange Route von den Pyrenäen nach Santiago de Compostela.

Der Camino de Santiago oder Jakobsweg ist ein seit Jahrhunderten beliebter Pilgerweg, den man (auch über zahlreiche Anschlusswege in Europa) in ganzer Länge oder in einzelnen Abschnitten gehen kann. Allerdings ist eine Pilgerreise mehr als eine ausgedehnte Naturwanderung. Sie soll auch eine innere Reise sein, die viel Gelegenheit zur Selbstbetrachtung bietet. Viele weihen ihre Pilgerschaft höheren Zwecken. Bei Chloe war es so, dass sie Klarheit und Zielstrebigkeit zu finden hoffte, um ihren gesundheitlichen Problemen besser begegnen zu können.

Schon nach wenigen Tagen war ihr, als hörte sie eine leise Stimme, die ihr riet, auf dem ganzen Weg immer abwechselnd drei Tage mit Wasser zu fasten und dann wieder drei Tage zu essen. Sie tat es, und als sie drei Monate später in Santiago de Compostela ankam, war sie wieder gesund. Sie selbst führt ihre

Genesung auf göttliche Gnade zurück, aber ich bin mir sicher, dass sie mit dem Fasten auch die Selbstheilungskräfte ihres Körpers ins Spiel brachte. Und in der Stille und unbeschwerten Gelassenheit des Weges verstand sie, worin die Lektionen ihrer Krankheit bestanden.

Man muss nicht den Jakobsweg gehen, um die Heilkräfte des Pilgerns an sich zu erfahren. Vielleicht können Sie auch Ihre tägliche Fahrt zur Arbeit und zurück oder einen Besuch bei Ihrer Tochter, von der Sie sich entfremdet haben, oder eben wie Chloe die Suche nach Gesundheit zu einer Pilgerfahrt machen. Auf jeden Fall wird eine solche Reise einen äußeren und einen inneren Anteil haben: Es werden äußere Hindernisse zu überwinden sein, und innerlich wird es um Entdeckungen gehen. Sie werden sich dem Geschehen überlassen müssen, und es werden sicherlich emotionale Hürden zu nehmen sein, wenn Sie mit der Hilfe des Geistes Ihre innere Landkarte umgestalten und danach Ihre Richtung neu bestimmen, um dann in diesem Sinne aktiv zu werden.

Bei vielen indigenen Völkern ist die Pilgerschaft traditionell eine Visionssuche, auf die man sich ganz allein begibt. Zunächst einmal stimmt man sich mit Fasten und bestimmten Superfoods ein, dann sucht man die Einsamkeit irgendwo in der Natur, um sich für die Eingebungen des Göttlichen zu öffnen.

Die Visionssuche ist der letzte und entscheidende Schritt der Vorbereitung auf die One Spirit Medizin. Im dreizehnten Kapitel finden Sie Anregungen, wie Sie die Suche für sich selbst gestalten können. Doch jetzt gilt es erst einmal, die Reise um das Medizinrad abzuschließen und den Weg des Sehers und Visionärs im Osten zu gehen.

Übung

Ich bin mein Atem

Traditionelle Praktiken, mit denen Stille und Gelassenheit geübt werden, nutzen gerne den Atem. Die folgende Grundübung ist sehr einfach und wirksam.

Sie sitzen still in einem abgedunkelten Zimmer, vor Ihnen steht eine kleine brennende Kerze. Blicken Sie in die Flamme und machen Sie sich klar, dass auch Ihr Bewusstsein von dieser Art ist – es flackert, jeder leiseste Lufthauch lässt es hin und her wehen.

Beobachten Sie jetzt Ihren nächsten Atemzug, der mit dem Einatmen beginnt. Wo das Einatmen von selbst endet, lassen Sie eine ganz kleine Pause entstehen, in der Sie innerlich sagen: »Ich bin mein Atem.«

Achten Sie beim Ausatmen darauf, wie Ihre Atemluft die Kerzenflamme leicht schwanken lässt. Entlassen Sie alle Luft ohne Nachdruck aus Ihrer Lunge, um sich am Ende wieder innerlich zu sagen: »Ich bin mein Atem.«

Üben Sie das anfangs fünf bis zehn Minuten. Wenn Ihnen das Stillsitzen mühelos gelingt, können Sie die Übungszeit verlängern.

ZWÖLF

Der Weg des Sehers

Bereit für die One Spirit Medizin

Lausche den verborgenen Lauten
mit deinen anderen Ohren.
Sieh das Himmlische
mit deinen anderen Augen.
Nimm wahr,
was die gewöhnlichen Sinne nicht ermessen.

Im Medizinrad ist der Weg des Sehers und Visionärs dem Osten zugeordnet, der Richtung der Wiedergeburt, wo die lebensspendende Sonne jeden Morgen aufgeht und uns die Möglichkeit bietet, unsere Welt ganz neu kennenzulernen. Bei den indigenen Völkern Amerikas liegt der Eingang des Tipis oder der Ritualhütte nach Osten, damit die Kraft der aufgehenden Sonne das Innere erfüllen und wärmen kann.

Das Symboltier des Ostens ist der Adler, der hoch in den Wolken schweben und das ganze Land überblicken kann, aber auch die im Unterholz wuselnde Maus erkennt. Diese zweifache Perspektive – himmelweites Bewusstsein und bodennahe Klarheit – macht den Osten zur Richtung des Sehers oder Visionärs. Auf diesem Abschnitt des Weges lernen wir, »unrealistisch« zu sein: eher die Möglichkeiten im Blick zu haben als die Einschränkungen und die

Wahrscheinlichkeit, dass etwas schiefgeht, eher an das Gelingen als an das Scheitern zu glauben.

Eine der Gaben des Adlers ist der Neubeginn – unbelastet von alten Geschichten, befreit von Erwartungen, Ängsten und Zweifeln. Aber Geschenke des Geistes bringen auch eine Verpflichtung mit sich, und im Osten besteht diese traditionell darin, dass wir die uns zuteilgewordene Weisheit weitergeben. Wir verfügen über eine neue Landkarte des Lebens und brauchen nicht mehr von einer gedanklichen Sackgasse in die nächste zu stolpern, stattdessen dürfen wir einfach jeden neuen Augenblick bestaunen.

Es ist nicht einfach, sich auf dieser Ebene des Bewusstseins zu halten, wo wir uns als Teil des Ganzen erfahren. Aber selbst wenn Sie ins gewöhnliche Bewusstsein zurückfallen, bleibt Ihnen das Wissen, dass Sie Ihr Leben grundlegend wandeln können, wenn Sie nur an Ihrer Vision des Möglichen festhalten. Und das ist es, was Sie an andere weitergeben können: Laden Sie sie ein, auf ihren Träumen zu beharren, auch wenn sie noch in ihren Albträumen gefangen sind. Jeden Menschen, der Hilfe suchend zu mir kommt, sehe ich unabhängig von seiner Diagnose als gesund, als von Licht und Freude erfüllt. Ich weiß, dass meine Klienten gute Aussichten auf Heilung haben, wenn ich bei diesem Bild bleibe, auf dem ich sie als geheilt sehe. Und erst wenn ich dieses Bild klar vor Augen habe, schaue ich mir an, was sie für Beschwerden haben und wo das Problem liegen könnte.

Nur wenn wir an andere weitergeben, was uns selbst an Heilung zuteilgeworden ist, gehören diese Geschenke wirklich uns. In der von mir gegründeten Light Body School bilde ich die Leute in Energiemedizin aus, damit sie Meisterschamanen werden können, um Heilung und Schönheit an andere und die Welt weiterzugeben. Am Beginn steht die Heilung eines Ichs, das sich als von anderen und der Welt getrennt wahrnimmt und sich deshalb machtlos und hilflos fühlt. Wer noch an diesem beschränkten Ich-Gefühl hängt und den Verlust seiner Identität als Individuum fürchtet, empfindet die Erfahrung der Einheit als unerträglich – und demzufolge auch die One Spirit Medizin und alles, was an Kraft und Gnade mit ihr verbunden ist.

Krishna sagt zu Arjuna: »Ich bin die Unsterblichkeit, und ich bin auch der Tod. In mir sind Sein und Nichtsein.« Sie, ich und der Geist sind Sein und Nichtsein zugleich. Als eigenständige Wesen existieren wir nur aus der Sicht der Schlange, der alltäglichen Welt.

Wenn Sie Ihr Bewusstsein auf die Höhe des Adlers heben, sind Sie nicht mehr nur das Geträumte, sondern werden der Träumende. Dann erkennen Sie auch, dass jeder wie ein Stück des kosmischen Puzzles ist und Sie nicht der einzige Träumer sind. Hand in Hand mit anderen und mit dem Geist träumen Sie sich Ihre Gesundheit und eine geheilte und wahrhaft schöne Welt ins Dasein. Dieses Träumen geschieht ständig, ob Sie sich dessen bewusst sind oder nicht. Auf dem Weg des Sehers entscheiden Sie sich jedoch für die bewusste Teilnahme daran, die Welt ins Dasein zu träumen.

Wenn das Träumen ein kollektives Unterfangen ist, brauchen Sie sich nicht mehr mit dem Gedanken zu plagen, dass Sie ganz allein Ihr Leben und Ihre Welt in Ordnung halten müssen und es einfach nicht schaffen. Zugleich erlaubt es Ihnen, sich zuzugestehen, dass Sie absolut dazu fähig sind, Ihre Gesundheit, Ihre Beziehungen und alles andere in Ihrem Leben zum Besseren zu wenden. In diesem Bewusstsein werden Sie nicht versuchen, Krisen aus dem Weg zu gehen, sich aber auch nicht völlig von ihnen überwältigen lassen. Sie sehen klar, wann Sie aktiv werden müssen und wann es besser ist, die Probleme sich selbst zu überlassen und dem Körper zuzutrauen, dass er sich selbst heilt.

Im Norden schaffen Sie sich die Fähigkeit, in der Praxis der Stille

Ihr Denken zu beobachten. Im Osten wird Ihnen klar, dass dieses beobachtende Bewusstsein ein Bestandteil des großen Gesamtbewusstseins ist. Ramana Maharshi, der große indische Weise des vorigen Jahrhunderts, empfahl den Menschen zu diesem Zweck die Praxis der Selbsterforschung. Hier wendet man seine Aufmerksamkeit zunächst dem Ich-Gefühl zu und bleibt so lange dabei, bis dieses Ich-Gefühl verblasst und reine Bewusstheit übrig bleibt. Das dürfte für die meisten von uns eine schwierige Übung sein. Bei den Schamanen habe ich eine einfache Variante davon gelernt: Reflektieren Sie zunächst über die Frage »Wer bin ich?« und gehen Sie schließlich zu einer weiteren Frage über, nämlich »Wer stellt diese Frage?«

Dieses forschende Fragen führt uns über das Ich-Bewusstsein hinaus in ein größeres Bewusstsein, aus dem das Universum gemacht ist. Sie werden entdecken, dass Ihr individuelles Bewusstsein letztlich nie von diesem Gesamtbewusstsein getrennt ist. Sie erleben es nur als etwas für sich Bestehendes, solange Sie einen physischen Körper besitzen. Wie eine Welle in der Brandung sind Sie erkennbar etwas Bestimmtes, ein Individuum, aber zugleich sind Sie auch das Meer, der Ursprung, und nie davon getrennt. Verkörperung ist etwas Vorübergehendes. Ihr Körper, könnten wir sagen, ist Ihr lokales Ich, und das große Meer des grenzenlosen Bewusstseins ist Ihr nichtlokales Ich. Nach Ihrer Begegnung mit der One Spirit Medizin, wenn Sie Ihr wahres nichtlokales Wesen erkannt haben, können Sie in Ihr alltägliches, lokales, verkörpertes Bewusstsein zurückkehren – aber in dem Wissen, dass Sie jetzt in der Lage sind, sich eine neue Realität zu erträumen, auch einen Körper, der auf andere Weise altert und sich auf neue Art zu heilen vermag.

Der Weg nach Osten ist eine innere Reise in das Reich jenseits des Todes, in dem uns die Unermesslichkeit der Schöpfung vor Augen geführt wird. Dem Seher obliegt es, sein Wissen mitzubringen, wenn er schließlich in die alltägliche Wirklichkeit zurückkehrt. Während viele Mystiker in die höchsten himmlischen Bereiche streben, um dort in glückseliger Kontemplation zu verweilen, möchte der Schamane den Himmel auf Erden verwirklichen und auch andere in den Genuss des Einen Geistes kommen lassen. Wir üben uns in heilsamer Großzügigkeit und tragen Schönheit in die Welt, ohne zu überlegen, was wir selbst davon haben. Wenn der Schamane Leiden zu lindern vermag, ist das der schönste Lohn, den er sich denken kann.

Wie es der Zufall will, fällt für den Seher aber doch etwas ab. Sie werden erleben, dass Sie auf diesem Weg sehr viel für Ihre eigene Gesundheit bewirken. Dabei müssen Sie nicht bestimmte Gene ein- oder ausschalten oder Ihr Gehirn mit der Produktion bestimmter Neurotransmitter beauftragen, sondern Sie bleiben einfach in der doppelten Adler-Perspektive – Überblick und präzise Detail-Erfassung –, und Ihr Körper erledigt alles Übrige. Stress aktiviert die Gene, die kardiovaskuläre Schäden anrichten und Krebs auslösen können, und im gleichen Sinne schaltet der Adlerblick Gene ein, die für Gesundheit und langes Leben sorgen. Er zerstreut die Illusion der Trennung, sodass Sie die Voraussetzungen für Gesundheit schaffen können und Krankheit keinen Ansatzpunkt mehr findet.

Heilung aus der Zukunft

Wenn Sie mithilfe der Anleitung im nächsten Kapitel oder in einer anderen Form auf Visionssuche gehen, führt Sie der Weg in Bereiche jenseits des Todes, wo Sie auf das treffen werden, was Ihnen für die Zukunft bestimmt ist und was in der Zeitlosigkeit bereits gegeben ist. Haben Sie dann gesehen, wer Sie in weiteren Leben sein werden, können Sie schon heute damit anfangen, diese Eigenschaften und Attribute in Ihr Leben zu integrieren. Die Vergangenheit, die Ihnen nachschlich, weicht einer Zukunft, die Sie unwiderstehlich in Richtung des Ichs zieht, das Sie nach und nach werden und das keiner Interventionen, Therapien und Reparaturen bedarf. Sie werden nichts zu heilen haben, das Heilen geschieht von selbst.

Im Amazonasgebiet leben Stämme, deren Sinn für Zeit sich von unserem unterscheidet. Bei meinen ersten Reisen erfuhr ich von den Schamanen dieser Gegend, dass sie in eine Zeit »weit weg von jetzt«, also viele Jahre in die Zukunft reisen können, um alles, was sie da erfahren, bei ihrer Rückkehr in die Gegenwart mitzubringen. Es habe etwas von einer Seelenrückführung, ergänzten sie, nur reise man dabei nicht in die Vergangenheit, um etwas Verlorenes zurückzubringen, sondern man folge den Spuren der Bestimmung in die Zukunft.

Mir war das damals schleierhaft, schließlich war Zeit nach dem Verständnis meiner Kultur etwas Lineares und hatte nur eine einzige Fließrichtung: von der Vergangenheit in die Zukunft. Später erst fand ich heraus, was die Schamanen meinten, nämlich dass man auf dem Weg des Sehers in die Zeitlosigkeit gelangt, in ein immerwährendes Jetzt, in dem man nicht an Vergangenheit und Zukunft gebunden ist. Manchmal gelingt es einem Schamanen, das geheilte Ich eines Kranken in der Zukunft zu finden, und dann braucht er eigentlich nur noch zuzusehen, wie die »Vorsehung« den Patienten in Richtung dieser geheilten Verfassung zieht. Für den Schamanen gibt es da wenig zu tun, und in diesem Nicht-Tun kann er die Dinge in der gewöhnlichen Welt in Ordnung bringen.

Rumi umschreibt in seinem Gedicht »Nachtluft« das Nicht-Tun eines Menschen, der die Reise des Ostens bewältigt hat: »Mystiker sind Meister der Faulheit. Sie verlegen sich darauf, da sie Gott allenthalben bei der Arbeit sehen. Die Ernte wird unentwegt eingefahren, und dabei haben sie nicht einmal gepflügt!«[1]

Es gibt jedoch einiges zu tun, bis wir schließlich beim Nicht-Tun ankommen. Der Weg des Adlers ist nichts für Menschen, die den schnellen Weg zum glücklichen Leben suchen. Für die allermeisten von uns ist die Annäherung an die One Spirit Medizin ein langer und vielfach gewundener Pfad: das Erwachen der inneren Schau, der Ruf der Vorsehung und schließlich die Rückkehr in die Welt, damit wir den Menschen mitteilen können, was wir erfahren haben. Davon zeugt die Geschichte Siddharthas, eines indischen Prinzen, der schließlich der Buddha wurde.

Siddhartha – One Spirit Medizin in Vollendung

Der Legende nach wurde der Buddha als ein Prinz namens Siddhartha geboren. Der Name bedeutet »der das Ziel erreicht hat« oder »der erfüllte Wunsch«. Sein Vater war der Herrscher eines Reichs in Nordindien, und er setzte alles daran, seinen Sohn gegen die Leiden und Schmerzen der Welt abzuschirmen, damit er ihm auf den Thron nachfolgen würde. Das Orakel hatte nämlich gesagt, aus dem jungen Prinzen werde entweder ein großer Herrscher oder ein Buddha werden, ein Erwachter. So ließ der Vater seinem Sohn eine heile Welt vorgaukeln, er sollte gar nicht erst auf religiöse Gedanken kommen. Der junge Prinz führte ein rundum behütetes Leben – ein prächtiger Palast, blühende Gärten und Parks und zahlreiche Diener, die ihm jeden Wunsch von den Augen ablasen. Vom Leben des gemeinen Volks außerhalb der Palastmauern wusste er nichts.

Wer würde nicht gern auf solch einer Insel des Glücks und Behagens leben, weit weg von allem, was ihn belasten könnte.

Siddharthas Vater steht für diese Neigung, uns abzuschirmen, uns einen kleinen Palast inmitten der Slums einzurichten und uns in seliger Unkenntnis der Nöte anderer ausschließlich um unsere eigenen Bedürfnisse zu kümmern. Aber als Menschen sind wir nun einmal soziale Wesen, wir reagieren aufeinander, wir fühlen die Schmerzen anderer, es macht uns traurig, wenn wir andere leiden sehen.

Als Siddhartha schließlich ein junger Mann war und natürlich auch eine wunderschöne Frau hatte, wurde er immer neugieriger darauf, einmal zu sehen, was außerhalb des Palastes war und was dort draußen vor sich ging. Gegen den Wunsch seines Vaters trug er seinem Wagenlenker eines Tages auf, ihn durch die Gegend zu fahren. Er wollte die Menschen dort draußen sehen, schließlich sollte er sie ja eines Tages regieren und musste einfach wissen, wie sie lebten. Siddhartha musste aus seiner behüteten Kindheit ausbrechen, wenn er erwachsen werden wollte.

Auf seinen Ausflügen in die Umgebung des Palastes machte Siddhartha Erfahrungen, die traditionell als die »vier Anblicke« bezeichnet werden. Zuerst sah er einen alten Mann, der sich mühsam und unter Schmerzen dahinschleppte. »Weshalb stöhnt er so?«, fragte Siddhartha seinen Wagenlenker. Der antwortete: »Er ist alt und gebrechlich, er leidet.«

Das rüttelte den jungen Prinzen auf, er hatte noch nie einen Gedanken an so etwas wie Alter und Gebrechlichkeit verschwendet. Vielleicht hatte er davon gehört, aber es war völlig abstrakt geblieben und nicht nachvollziehbar. »Werde ich auch alt und gebrechlich?«, fragte er. »Ja«, lautete die Antwort.

So reich und wohlgenährt Siddhartha auch war, zumal er der Thronfolger war und in einem Palast lebte – beim Anblick eines leidenden Menschen kam ihm doch die Frage: »Und was wird aus mir?« Später, als er der Buddha geworden war, verwandelten sich solche Sorgen in Mitgefühl für andere, und seine eigene Verletzlichkeit beschäftigte ihn nicht mehr. Natürlich sind wir alle für unser Wohlergehen verantwortlich, doch das ist etwas anderes, als nur für unsere eigenen Belange zu sorgen und unsere eigenen Wünsche wichtiger zu nehmen als die Bedürfnisse anderer.

Es war wohl kein Zufall, dass Siddhartha zuerst einem Menschen begegnete, der dem Tod entgegensah. Auch er würde sein Luxusleben bald hinter sich lassen und ins Ungewisse aufbrechen, wo seine Fragen noch unbeantwortet waren: »Wie lange werde ich leben? Wie lange kann ich die Gebrechlichkeit aufhalten? Bin ich nicht ein Prinz, so mächtig, dass ich endlos leben und immer glücklich sein sollte?« Es grämte ihn auch, dass er dem alten Mann seine Jugend und Vitalität nicht zurückgeben konnte. Wenn die Macht eines Herrschers das nicht vermochte, wozu dann überhaupt herrschen?

Dieser erste der vier Anblicke entspricht der ersten der vom Buddha später entdeckten vier edlen Wahrheiten: Alles Leben ist leidvoll. Auf diese Wahrheit stoßen auch wir, wenn wir im Medizinrad den Weg des Südens gehen, wo wir überholte Rollen und unsere Opfer-Identität ablegen und in eine neue Rolle hineinwachsen, die des Urhebers und Gestalters unseres eigenen Geschicks.

Noch mit der Frage beschäftigt, wann er alt und gebrechlich werden würde, wurde Siddhartha vom zweiten Anblick überrascht: ein nackter, kranker Bettler am Straßenrand. »Wagenlenker«, rief er, »was ist mit diesem Mann?«

Die Antwort kam prompt: »Das ist ein hungernder, nackter, kranker Bettler.« »Steht mir das auch bevor?«, wollte Siddhartha wieder wissen. »Ja«, erwiderte sein Wagenlenker. »Du magst wohl reich sein und wirst über das ganze Land herrschen, aber es steht nicht in deiner Macht, Krankheit zu verhindern. Auch du wirst einmal alt und büßt deine Gesundheit und Schönheit ein.«

Siddhartha war zutiefst erschrocken und verstört. Er konnte sich einfach nicht vorstellen, dass seine Gesundheit und Widerstandskraft einmal schwinden würden und er seine Wünsche dann nicht mehr so einfach verwirklichen konnte wie bisher. Und jetzt musste er sich sagen lassen, dass ihm genau das bevorstand. »Das kann nicht sein«, dachte er. »Vielleicht ergeht es anderen so, aber mir doch nicht!«

Wir alle würden uns gern in Sicherheit wiegen und davon ausgehen können, dass Schlimmes nur den anderen widerfährt. Wir hören zwar schon in der Kindheit, dass Menschen alt werden und sterben, aber dass es uns auch blüht – nein, das glauben wir einfach nicht.

Siddharthas Erkenntnis, die durch den Anblick des Bettlers angestoßen wurde, entspricht der zweiten edlen Wahrheit: Alles Leid entsteht aus unserem Begehren und Haften. Wenn wir bekommen, was wir uns wünschen, und verschont werden von dem, was wir uns nicht wünschen, sind wir froh. Wer zufrieden ist, der möchte, dass alles so bleibt, wie es ist. Anstatt zu sehen, dass Veränderung unvermeidlich ist, anstatt das Neue willkommen zu heißen und uns auf mögliche Überraschungen zu freuen, klammern wir uns ans Alte, bis der Kleiderschrank überquillt, im Keller alter Krimskrams einstaubt und sich in unserem Kopf alte Gedanken und Glaubenssätze stapeln. Manchmal halten wir sogar an höchst unerfreulichen Lebensumständen fest, etwa an dem schrecklichen Job oder dem gewalttätigen Ehemann, und denken dabei: »Besser so, als mit fünfzig allein und ohne Job dazustehen.« Wir fürchten die Unsicherheit und sind in alten Rollen und Identitäten verhaftet, auch wenn sie uns längst nicht mehr passen. Aber vorwärts können wir nur gehen, wenn wir solche Anhaftungen lösen, sie dem Feuer übergeben wie auf dem Weg des Heilers. Unser Aufbruch ins Unbekannte setzt voraus, dass wir überholte

Vorstellungen absterben lassen und unsere Erwartungen den veränderten Umständen anpassen.

Als mir von den Ärzten gesagt wurde, ich müsse eigentlich schon tot sein, war die lange Liste all der Dinge, die ich glaubte für mein Glück zu brauchen, plötzlich leer – bis auf einen Punkt, nämlich meine Gesundheit. Und sollte die nicht wiederherzustellen sein, das war der zweite Punkt, hatte ich mich auf den Tod vorzubereiten. Deshalb halte ich die Liste der Dinge, die zu meinem Glück notwendig sind, heute ganz kurz, und die beiden genannten Punkte stehen immer ganz oben.

Wir haften nicht nur am Vergangenen – an den Dingen, aus denen wir herausgewachsen sind, die wir aber immer noch aufheben –, sondern auch an dem, was die Zukunft bringen könnte. Die bloße Vorstellung von etwas Unerfreulichem, das kommen könnte, lässt uns angstvoll erstarren. Der Kranke, dem Siddhartha begegnet, repräsentiert unsere Urängste: nicht genug Nahrung oder Geld oder Gesundheit oder Macht. Der alte Mann ist die gefürchtete Zukunft, die wir auf keinen Fall an uns heranlassen dürfen. Doch wir brauchen uns nur auf dem Weg des Jaguars unserer Todesfurcht zu stellen, um unsere Schritte im Dschungel der Ungewissheit immer sicherer zu setzen. Dann werden wir uns nicht mehr aus Angst vor dem Unbekannten mit eingezogenem Kopf durch die Welt bewegen.

Siddhartha hatte die Erschütterung über die Aussicht auf seinen Niedergang noch nicht überwunden, als sich ihm der dritte bestürzende Anblick bot: ein Leichnam.

»Und der, was ist mit dem?«, fragte er seinen Wagenlenker. »Warum steht er nicht auf und geht seinem Tagwerk nach?« »Weil er tot ist«, lautete die Antwort. »Und man kann ihn nicht wieder zum Leben erwecken?« »Leider nein.«

Siddhartha wurde sehr traurig und fragte: »Wird mein Leben

auch eines Tages enden?« Der Wagenlenker sagte ihm, dass es allen Menschen so gehe.

Die Leiche am Straßenrand entspricht der dritten edlen Wahrheit, die besagt: Wenn wir unser Leiden beenden wollen, müssen wir alle Anhaftungen lösen, auch die an das Leben als solches. Wir dürfen nicht zu halten versuchen, was uns doch entgleiten wird, und es hat keinen Sinn, uns nach Verlorenem zu sehnen, das doch nicht zurückzubringen ist. Innerer Friede ist nicht von der Erfüllung unserer Wünsche abhängig.

Dass er eines Tages sterben würde, beunruhigte Siddhartha noch mehr als die beiden früheren Anblicke. Es wartete aber noch ein vierter Anblick auf ihn, der ihn bis in die Grundfesten erschüttern sollte: ein Sadhu, ein Heiliger, der meditierend am Wegrand saß. Er wirkte so von innerem Frieden erfüllt, als könnten Angst und Leid ihm nichts anhaben. Siddhartha ließ seinen Wagenlenker anhalten, stieg aus und fragte den Sadhu, wie er es zu dieser heiteren Gelassenheit gebracht habe.

Der Weise versicherte ihm, auch er könne über Leid und Tod hinauswachsen, er müsse sich nur um inneren Frieden bemühen. Als Siddhartha wieder im Palast war, stellte er fest, dass dieses ganze Leben in Reichtum und Luxus ihm nichts mehr sagte. Die Worte des Sadhus gingen ihm nicht mehr aus dem Kopf. Einige Jahre später ließ er dieses Leben hinter sich und folgte dem, was er als seine Bestimmung sah. Als wandernder Mönch machte er sich auf die Suche nach dem Weg, der ihn und alle Menschen an das Ende aller Leiden führen würde.

Wenn sich der Schleier hebt und uns unsere eigenen Leiden und die der Welt bewusst werden, empfinden wir unser altes Leben als beengend. Dann machen wir uns auf die Suche nach dem, was wirklich heilt. Wie lang und beschwerlich der Weg des Sehers dann wird, hängt vom Einzelnen ab. Aber inzwischen ist Ihnen wohl einigermaßen klar geworden, dass der Weg steil ist und selten gerade verläuft, dass Heilung gewissenhafte körperliche, geistige und seelische Vorbereitung verlangt.

Siddhartha übte sechs Jahre strenge spirituelle Praxis, ohne sich groß um die Bedürfnisse seines Körpers zu kümmern, und trotzdem gelang es ihm nicht, die gesuchten Antworten zu finden. Schließlich, fast schon verzweifelt, setzte er sich unter einen Feigenbaum und gelobte, er werde sich erst wieder erheben, wenn er die Ursache des Leidens gefunden hatte und wusste, wie er ihm ein Ende setzen konnte. Kinder spielten in seiner Nähe, Hunde bellten, verführerische Frauen versuchten ihn abzulenken, und Diebe stahlen ihm die Mönchstasche mit seinen wenigen Habseligkeiten. Siddhartha blieb einfach sitzen und wandte den Blick nach innen, um seinen eigenen Geist zu erforschen. Er öffnete sich ganz und ließ alle Erwartungen fahren. Und nach einer besonders schweren Nacht erfuhr er beim Anblick des Morgensterns tiefe Erleuchtung. Der Feigenbaum wird seither Bodhi-Baum, der Baum des »Erwachens« genannt. Wie der Buddha später einmal erzählte, war er die »uralte Straße« aller früheren Buddhas gegangen und auf ihr ans Ziel gelangt: »Ich folgte der Straße, und ihr folgend begriff ich Alter und Tod, begriff ich den Ursprung von Alter und Tod, begriff ich die Aufhebung von Alter und Tod, begriff ich den zur Aufhebung von Alter und Tod führenden Weg.«[2]

Die Erfahrung, durch die Siddhartha der Buddha wurde, der »Erwachte«, war zutiefst heilsam, dabei aber verblüffend einfach, einerlei ob wir von Erleuchtung, Verwirklichung, Erwachen oder One Spirit Medizin sprechen. »Die Wahrheit vom Aufhören«, hat Chögyam Trungpa Rinpoche, der berühmte Lehrer des tibetischen Buddhismus, einmal gesagt, »ist eine persönliche Entdeckung. Sie ist nicht mystisch und hat keine religiösen oder psychologischen Anklänge, sondern ist einfach Ihre Erfahrung.

Es ist, als fühlte man sich urplötzlich genesen – kein Schnupfen, keine Grippe, nichts Wehes und Schmerzendes im Körper. Man fühlt sich vollkommen wohl, total erfrischt und wach. Diese Erfahrung ist möglich.«[3]

Siddhartha war ausgezogen, um seine eigenen Leiden zu heilen, und was er fand, waren die Mittel, mit denen alle Menschen ihre durch Alter, Krankheit und Tod bedingten Leiden heilen können. Das ist das Geschenk des Adlers, das wir von dem Weg des Sehers und Visionärs mit nach Hause bringen.

One Spirit Medizin und danach

Im Osten des Medizinrads verlieren wir uns, um uns zu finden. Wenn wir dem Alten gestorben sind, erleben wir die Wiedergeburt in ein neues Leben. Dabei stellt sich heraus, dass sich unser lokales Ich in der stofflichen Welt ständig ändert, während unser zeitloses, nichtlokales Ich unveränderlich ist und niemals leidet. Ihr nichtlokales Ich ist nie krank gewesen und wird niemals sterben. Diese Erkenntnis fördert unsere Rückkehr zu vollkommener Gesundheit.

Unsere Reise zur Entdeckung unseres zeitlosen Ichs begann im Süden, wo wir alte Rollen und überholte Vorstellungen von unserem wahren Wesen abgelegt und wie Parzival die Wunde des Männlichen in uns geheilt haben. Weiter führte uns der Weg nach Westen, wo wir von Psyche erfuhren, dass wir den Schritt ins Unbekannte tun müssen, wenn wir aus dem Gefängnis unserer Ängste, insbesondere der Todesangst ausbrechen und die Geschenke der Göttin, der Unsterblichkeit, bergen möchten. Anschließend haben wir im Norden gelernt, still zu sein, in uns zu gehen und aus der kollektiven Weisheit derer zu schöpfen, die vor uns gelebt haben.

Und wie Arjuna wurde uns die ganze Herrlichkeit der Schöpfung offenbar.

Schließlich haben wir den Osten erreicht, und da waren alle Schritte des Weges, alle Irrungen und Wirrungen plötzlich ganz einleuchtend. Unser Blick weitete sich, und das Paradoxe unseres Daseins erschloss sich uns, nämlich dass wir winzige Stäubchen und zugleich unermesslich sind, nichts und alles. Wir stellten fest, dass sogar Erleuchtung etwas Alltägliches hat und im Grunde nichts Besonderes ist, und schließlich erkannten wir, dass wir wie Siddhartha das Heilsame in die Welt tragen müssen, wenn wir selbst in den Genuss der One Spirit Medizin gekommen sind.

Nach seiner Erleuchtung lehrte der Buddha die vier edlen Wahrheiten, die sich ihm unter dem Bodhi-Baum offenbart hatten: Die Wahrheit vom Leiden, die Wahrheit vom Ursprung des Leidens, die Wahrheit von der Beendigung des Leidens und die Wahrheit vom Weg zu seiner Beendigung. Dieser Weg ist der vom Buddha so genannte achtfache Pfad mit seinen Praxisformen für ein erwachtes Leben. Auf diese zeitlosen Gegebenheiten und Erkenntnisse stoßen wir aufgrund unserer Begegnung mit der One Spirit Medizin.

Wir mögen die mit den vier Richtungen des Medizinrads verknüpften Lehrinhalte intellektuell erfasst haben, doch erst nach der unmittelbaren Erfahrung des Einen Geistes werden sie uns wirklich zu eigen und verändern unser Leben. Im Osten haben wir uns wie der Buddha und wie Jesus unseren inneren Dämonen zu stellen. Jesus rang seine Dämonen nicht nieder, er schickte sie einfach weiter. Auch der Buddha kämpfte nicht gegen sie an, sondern gab ihnen schlicht, was sie begehrten. »Du willst meinen Kopf? Da hast du ihn. Du willst meinen Körper? Hier, nimm ihn.« Sein nichtlokales Ich wusste, dass er nicht sein Kopf oder Körper war, und da er sich auf kein Gerangel mit seinen Dämonen einließ, wurde es ihnen langweilig, und sie verzogen sich. Zu gern bilden wir uns ein, wir könnten unseren Dämonen den Kampf ansagen und sie besiegen. Erst Jahrzehnte später, voller Blessuren, geht uns auf, wie sinnlos der Kampf ist. Mit One Spirit Medizin stehen unsere Chancen besser, wir überlassen unsere Dämonen einfach sich selbst.

Auch nach unserer Bekanntschaft mit der One Spirit Medizin bleibt natürlich noch einiges zu tun. Der Eine Geist ist uns zuteilgeworden, aber mit unserer körperlichen Existenz müssen wir uns dann immer noch auseinandersetzen. Das Erwachen enthebt uns auch nicht der Notwendigkeit, an der Feinabstimmung unseres Denkens und Verhaltens zu arbeiten. Sogar der Dalai Lama kennt Ärger, wie er freimütig zugibt. Er möchte nicht als ein höheres Wesen gelten, er ist, wie er immer wieder betont, auch nur ein Mensch. Er begegnet dem Leben mit Mitgefühl und sieht es mit dem Blick des Adlers, oder wie er einmal im Interview sagte: »Ich betrachte alles, was vor sich geht, auch von einer höheren Warte aus.«[4] Jesus erlebte in der Wüste seine Verklärung und tiefe Wandlung. Er wusste, was er sagte, wenn er davon sprach, dass wir unseren Nächsten wie uns selbst lieben oder die andere Wange hinhalten sollten. Er zog noch lange umher, er hatte noch viel zu lehren und zu leiden, bis sein Werk verrichtet war. Der Buddha zog sich nach seiner Erleuchtung nicht auf einen Berggipfel zurück, um dort in seliger Verzückung zu weilen. Er war noch weitere fünfundvierzig Jahre in der Welt unterwegs und führte andere auf den Weg des Erwachens und der Heilung.

Was also wird sich in Ihrem Leben ändern, wenn Sie One Spirit Medizin »eingenommen« haben? Zunächst einmal werden Sie sich mit dem Blick des Adlers leichter in Ihrem Leben zurechtfinden und den Menschen mit mehr Mitgefühl begegnen. Ihre Arbeit wird Ihnen natürlich und mühelos vorkommen, weil sie Ihren Wünschen und Ihrer Veranlagung entspricht. Und was Sie in Körper, Denken und Geist an Heilung erleben, wird von solcher Kraft sein, dass Sie den Wunsch haben werden, der Welt nach besten Kräften zu dienen.

Mit diesem Blick auf den Weg des Sehers oder Visionärs kommen wir jetzt zum letzten Schritt dieser Reise, zur Visionssuche. Das ist der uralte Zugang zur transformierenden Kraft des Einen Geistes.

DREIZEHN

Die Visionssuche

Wie kannst du Quantenmechanik im täglichen Leben anwenden? Sagt sie dir, wie man auf der Erde geht? Wie man das Wetter ändert? Wie du dich eins fühlen kannst mit dem schöpferischen Prinzip, mit der Natur, mit dem Göttlichen? Bringt sie dir bei, jeden Augenblick deines Lebens als einen Moment der Kraft zu leben?

Das Erlebnis der One Spirit Medizin ist etwas ganz anderes als die bloße Lektüre darüber. Wenn Sie von Siddharthas Erleuchtung lesen, befreit Sie das noch nicht von Alter, Krankheit und Tod, und was Sie hier über One Spirit Medizin gelesen haben, vermittelt Ihnen zwar Kenntnisse, aber noch kein echtes Wissen. Dafür müssen Sie diese Medizin unmittelbar erleben, und der letzte und wichtigste Schritt dazu ist die Visionssuche.

Visionssuche kann den Körper heilen und die Seele ins Gleichgewicht bringen. Es kann wie bei Parzival um die Suche nach dem heiligen Gral gehen, vielleicht kehren Sie auch wie Psyche mit dem Elixier der Unsterblichkeit aus der Unterwelt zurück oder lüften wie Arjuna die Geheimnisse des Kosmos. Auf jeden Fall werden Sie wie Siddhartha das Schloss verlassen oder sich von Ihrer bequemen Couch erheben, um in irgendeiner Form unter einem Bodhi-Baum in sich zu gehen.

Es fallen uns immer gute Gründe ein, weshalb wir unser behütetes Leben jetzt noch nicht aufgeben können – nicht genug Geld, keine Zeit, zu viele E-Mails. Ich selbst habe diese endgültige Reise aufgeschoben, bis ich eine sehr beunruhigende Diagnose bekam und das Ende meines Lebens vor mir sah. Warten Sie lieber nicht so lange.

Die beste Umgebung für die Visionssuche ist die Natur. So wie die Schamanen setzen Sie sich den Elementen – Regen, Wind, Sonne, Kälte, Hitze – aus und muten Ihrem Körper durch Fasten leichten Stress zu. Bei der Visionssuche geht es aber nicht in erster Linie darum, ohne Nahrung und Wasser auszukommen, sondern für uns zu entdecken, dass wir Erdenbürger und Kinder der Natur sind, eins mit der gesamten Schöpfung. Sie fasten, um die Selbstheilungskräfte des Körpers zu wecken und die Stammzellenproduktion im Gehirn und allen anderen Organen anzukurbeln.

Aber Sie müssen Ihr Gehirn erst einmal »upgraden«, sonst wird Ihre Visionssuche nur ein besserer Campingausflug. Wenn Sie entgiften und Ihrem Gehirn dann mit Superfoods Kraft zuführen, kann die Suche zu einer unmittelbaren Begegnung mit Ihrer Bestimmung werden, bei der Sie Ihr schöpferisches Zusammenwirken mit dem Geist erproben. Wenn Sie sich intensiv mit den Übungen in diesem Buch befasst haben, werden Sie mit großer Wahrscheinlichkeit einen Geschmack von der Einheit der Schöpfung bekommen.

Die Herausforderung annehmen

»Was meinen Sie denn mit Visionssuche?«, fragte Sally, eine New Yorkerin, wie sie im Buche steht. »Primitives Leben ist absolut nichts für mich, ohne Zimmerservice geht gar nichts.« Sally war nicht nur durch und durch Stadtmensch, sondern auch noch Chefredakteurin eines Frauenmodemagazins. Drei Tage allein in der Wildnis mit nichts als Wasser? Nein, das kam gar nicht infrage.

»Möchten Sie Ihre Probleme denn für den Rest Ihres Lebens behalten?«, fragte ich. »Wäre es nicht besser, diese drei Tage einfach durchzustehen und das Elend dann hinter sich zu haben und ein neues Leben anzufangen?« Um sie zu locken, fügte ich hinzu: »Ein guter Artikel fällt dabei doch sicher auch noch ab.«

Widerstrebend erklärte sie sich schließlich bereit, und ich setzte sie, mochte sie noch so maulen, in einem Sack-Canyon in den Red Rocks von Utah ab. Sie hatte reichlich Wasser dabei, dazu ein gutes Zelt und einen Schlafsack. Ich verschwieg Sally, dass die Natur zwar die beste Umgebung ist, aber keineswegs unbedingt nötig; man kann die Visionssuche überall machen, sogar mitten in New York. Es geht vor allem darum, sich einmal von dieser ganzen Technikwelt zu lösen, von dem Wahn, dass das Leben nicht mehr weitergeht, wenn man nicht ständig E-Mails, Nachrichten etc. checkt.

Außerdem wies ich sie an zu beten.

»Ich weiß doch gar nicht, wie das geht«, protestierte sie.

»Bedanken Sie sich beim Schöpfer«, erläuterte ich, »und wenn das nicht funktioniert, beten Sie, dass die Wölfe Sie nicht holen.« Es gibt in dieser Gegend keine Wölfe, aber Sally verstand wohl trotzdem, was ich meinte. Gebet und Meditation sind ein Zugang zum Geist, aber wenn wir uns auf bestimmte Formen der Kontaktaufnahme mit dem Geist festzulegen versuchen, kann es sein, dass wir keine Ohren für seine Mitteilungen haben.

Sally war schon sehr lange meine Klientin. Sie war wohlhabend und intelligent, mit zwanzig war sie eine Schönheit gewesen und jetzt mit Mitte fünfzig immer noch eine glanzvolle Erscheinung. Außerdem war sie hyperaktiv, musste immer ihren Kopf durchsetzen und war, was Beziehungen anging, so vom Pech verfolgt, wie ich es noch bei niemand anderem erlebt habe. Am Tag nahm sie Ritalin, um ihrer Hyperaktivität Herr zu werden, und abends Trazodon, ein starkes Mittel gegen Depressionen und Ängste, mit dem sie besser schlafen konnte. Sie war von einer traumatischen Beziehung in die nächste gestolpert und so kaltschnäuzig geworden, dass sie »Männer nur noch als Spielzeuge benutzte«, wie sie sich ausdrückte. Allerdings räumte sie ein, dass es sie immer sehr mitnahm, sich von solch einem Spielzeug zu trennen.

Natürlich stellte die Visionssuche sie mit ihren städtischen Gewohnheiten auf eine harte Probe. Kein Feinkostladen, kein Fernsehen, kein Internet. Mutterseelenallein in der Wildnis festzusitzen war ganz bestimmt nicht ihr Wunschprogramm, aber der Gedanke an weitere Beziehungskisten und diese Medikamentenabhängigkeit erschreckte sie noch mehr.

»Da draußen im Freien pinkeln, das hat mir am meisten Spaß gemacht«, erzählte sie grinsend, als ich sie nach den drei Tagen wieder abholte. Das Haar war zerzaust, das Gesicht etwas schmuddelig, aber ihr Aufzug ansonsten tadellos. Ich fragte, wie sie das geschafft habe, und sie gab zu, dass sie für jeden Tag frische Kleidung eingepackt hatte.

Die Einsamkeit sei nicht leicht für sie gewesen, erzählte sie. Am ersten Tag hatte sie sich sogar von einem Taxi abholen lassen wollen, aber sie hatte im Canyon kein Netz. In der Nacht sah sie sich bereits als Wolfsfutter und hörte förmlich, wie die Räuber ihr Zelt umschlichen. Sie sehnte den Morgen herbei. Aber am nächsten Abend genoss sie bereits den Anblick der Sterne von ihrem Schlafsack aus. Sie hatte ihn vor das Zelt gezogen, als ihr klar wurde, dass sie hier keine Raubtiere zu fürchten hatte. So viele Sterne hatte sie noch nie am Himmel gesehen. Eigentlich hatte sie seit Jahren überhaupt keine Sterne mehr gesehen, da die Lichter der Großstadt alles überstrahlten. Am ersten Abend hatte sie Hungerattacken, aber später schlief sie wie ein kleines Kind. Und dann kamen die Lichter. »In der ersten Nacht hatte ich das Gefühl, mein Zelt steht auf einem Parkplatz«, erzählte sie. »Immer wieder leuchteten Scheinwerfer ins Zelt, so hell, dass ich davon wach wurde. Aber wenn ich nach draußen sah, war es abgesehen von den Sternen stockdunkel.« Anfangs hatte sie noch Außerirdische in Verdacht. Dann verstand sie, dass ihr im Traum »das Licht« gezeigt wurde.

Sally brachte von ihrer Visionssuche eine tiefe Naturliebe mit, und sie wusste jetzt, wie kostbar das Leben ist – alles Leben. Sie aß weiterhin die empfohlenen Superfoods, und ich nahm mehrere Illuminationen vor, um alte Abdrücke aus ihrem leuchtenden Energiefeld zu löschen. Irgendwann mussten wir auch die Seele ihrer Mutter ablösen, die seit dreizehn Jahren tot war, sich aber an Sallys Energiefeld geheftet hatte.

Sally entschloss sich zu einer Pause, was Männerbeziehungen anging. Sie wusste, dass die Männer, auf die sie abfuhr, genau die waren, die dann nicht gut zu ihr sein würden. Ein halbes Jahr nach der Visionssuche lernte sie einen eher ruhigen und einfühlsamen Mann kennen, einen »wirklich sanften Mann«, wie sie selbst sagte. Besonders erstaunlich war aber, dass ihre Hyperaktivität auf geheimnisvolle Weise einfach verschwand. Sie blieb bei der Ernährung ohne Gluten und Milchprodukte, ergänzt durch gesunde Nahrungsmittel wie Quinoa. Mit der Zeit gingen auch ihre Stimmungsschwankungen immer weiter zurück, und schließlich benötigte sie keine Medikamente mehr.

Der Brotbackautomat

Samuel wog knapp hundertzwanzig Kilo, als er zum ersten Mal zu mir kam. Er ernährte sich fast ausschließlich von Brot, Pasta und Fertiggerichten, er hatte hohen Blutdruck, viel zu hohe Cholesterinwerte und litt an Diabetes. Er war Verleger und hatte Bücher über Gesundheit, Rohkost und gesunde Ernährung im Programm, aber er selbst war ein maßloser Esser. Geradezu süchtig war Samuel nach raffinierten Kohlenhydraten, die sich im Körper fast augenblicklich in Zucker verwandeln und ihn im Laufe der Zeit zum übergewichtigen Diabetiker gemacht hatten. Das ist die Seuche der zivilisierten Welt. Ich erzählte Sam, dass die Fälle von Typ-1-Diabetes, bei dem die Bauchspeicheldrüse kein Insulin mehr produziert, während des Zweiten Weltkriegs aufgrund der Nahrungsknappheit um 60 Prozent zurückgegangen waren. Diesen Effekt, fügte ich hinzu, könne das Fasten bei der Visionssuche ebenfalls haben.[1]

Samuel hatte jede Diät der Welt ausprobiert, derzeit war es gerade die Paleo-Diät. Diese auch Steinzeitkost genannte Ernährungsform beruht auf der mutmaßlichen Ernährungsweise unserer steinzeitlichen Vorfahren, die ich in Kapitel 5 dargestellt habe. »Wunderbar«, sagte ich zu Sam, »das passt zur One Spirit Medizin – viel Eiweiß und gesunde Fette, dafür keine verarbeiteten Kohlenhydrate.« Ich klärte ihn auch darüber auf, dass es keine essenziellen Kohlenhydrate gibt, wohl aber essenzielle Eiweiße und Fettsäuren. Wir könnten bis ans Ende unserer Tage ohne eine einzige Scheibe Toast auskommen. »Die raffinierten Kohlenhydrate machen dick, nicht die Fette«, betonte ich. Ich riet Sam auch, auf rotes Fleisch von Rind und Schwein zu verzichten.

»Aber das gibt es doch in der Paleo-Diät«, wandte er ein.

Ich habe im Amazonasgebiet unter Menschen gelebt, die sich

seit Jahrtausenden wie ihre fernen Vorfahren ernähren, und da gibt es oft Fisch, aber selten rotes Fleisch. Unsere Evolution folgte den Pflanzen, und zudem verfügten die Sammler und Jäger der Steinzeit nicht über Jagdwaffen, mit denen sie Großwild hätten erlegen können. »Natürlich können Sie ab und zu rotes Fleisch essen«, beruhigte ich Samuel, »aber achten Sie darauf, dass es von Weidetieren stammt, die weder mit Getreide gefüttert noch mit Antibiotika vollgepumpt wurden. Fisch aus sauberen Gewässern ist sehr gut, aber mit Brot und Nudeln muss Schluss sein.«

Viele lassen sich heute auf die Paleo-Ernährung ein, ohne auch das steinzeitliche Weltbild zu berücksichtigen: die Einheit allen Lebens und der intensive Austausch mit der Natur und dem Geist. »Diese Überzeugungen sind für die Gesundheit des Körpers sehr wichtig«, erklärte ich Samuel. »Bei den anstehenden Veränderungen bewirkt die Ernährung allein nicht viel, wenn Sie den Geist nicht als Helfer zur Seite haben.«

Er war nicht leicht umzustimmen. Immerhin versprach er, seinen Brotbackautomaten außer Betrieb zu setzen, aber dann war sein Vorratsschrank immer noch voller Konserven und Fertigprodukte, zumeist mit Weizen und folglich glutenhaltig. Davon mochte er nicht so ohne Weiteres lassen.

Also trafen wir uns eines Nachmittags in seiner Wohnung, wo ich anfing, seine Regale auszuräumen. Ich sammelte Konserven ein, Fertigprodukte, Weizenmehl – selbst der Brotbackautomat wanderte in den Müll. Er hatte sogar Zahnpasta mit Gluten! Beim Abtransport war nicht zu übersehen, dass Samuel mit meiner Aktion nicht glücklich war. Er liebte seinen kleinen Brotbäcker und hatte sich wohl vorgestellt, er müsse nur eine Weile stillgelegt werden. Jetzt sollte er auf einmal weg.

Wenn wir klein sind, bekommen wir von unserer Mutter Trosthäppchen, und von da an greifen wir bei jedem Stress am liebsten zu Ähnlichem. Die Folge: Unsere wunderbare Darmflora wird geradezu süchtig nach Zucker, anderen raffinierten Kohlenhydraten und ungesunden Fetten, und wenn wir dann mehr als zwölf Stunden am Stück nichts essen, geht sie auf die Barrikaden. Nicht wir kommen dann schier um vor Hunger, sondern unsere Darmbakterien fühlen sich so und setzen Toxine frei, die unserem Gehirn Unterernährung signalisieren. Eigentlich bräuchten wir nicht unbedingt etwas zu essen, bekommen aber einen regelrechten Wolfshunger, weil unsere Darmflora Futter möchte.

Zum Glück sind diese Mikroben derart intelligent, dass sie schon nach vierundzwanzig Stunden Entzug umzudenken beginnen. Die Sucht nimmt ab, und es stellt sich ein neues Gleichgewicht ein, sodass eine gesunde Darmflora nachwachsen kann. Wir lassen Zucker- und Stärkehaltiges sowie schlechte Fette weg und nehmen hochwertige Probiotika ein. So kann sich die gesunde Darmflora schnell ausbreiten. Das macht kurze Fastenperioden so wertvoll, denn sie stellen im Darm ein gesundes Gleichgewicht her und mobilisieren die Selbstheilungskräfte des Körpers.

Samuel wusste, dass die in Brot und Nudeln enthaltenen Kohlenhydrate suchtfördernd sind und im Gehirn dieselben Belohnungszentren anregen wie Kokain. Mit seiner schlechten Ernährung hatte er seinem Verdauungssystem über Jahre sehr geschadet. Doch er war immer noch nicht davon überzeugt, dass solche drastischen Schritte wirklich notwendig waren, um seine Gesundheit wiederherzustellen. An diesem Tag wäre es vor dem Müllschlucker beinahe zur Rauferei gekommen – seit der Schulzeit hatte mich niemand mehr an die Wand geschubst!

Nicht für jeden ist Gluten gesundheitsschädlich, aber bei Samuel war klar, dass von heute auf morgen Schluss damit sein musste, wenn er die Abhängigkeit durchbrechen und gesund werden wollte. Schließlich beugte er sich widerwillig meiner

Verordnung, aber nur deshalb, weil ihm keine Ausflüchte mehr einfielen.

Kaum war die Entscheidung gefallen, ereignete sich das Wunder. Schon innerhalb der nächsten vier Tage fühlte Samuel sich besser und begann abzunehmen, ungefähr ein halbes Kilo pro Tag. Er ließ Gluten, Weizen, Kohlenhydrate, Milchprodukte, Kaffee und Zucker in allen Formen weg und nahm die in Kapitel 4 genannten entgiftenden Nahrungsergänzungsmittel ein. Ein paarmal rief er mich nachts wimmernd an, weil Bilder aus seiner Kindheit und Jugend auf ihn einstürmten. Aber am Ende der zweiten Woche hatte er neun Kilo abgenommen, und sein vernebeltes Gehirn klärte sich. Zum ersten Mal seit Jahrzehnten schlief er tief und fest. Und die Nahrungsergänzungsmittel halfen ihm, die Giftdepots im Fettgewebe aufzulösen und gleich auszuscheiden, damit sie nicht im Darm erneut resorbiert werden konnten. Samuel war bereit für die Visionssuche.

Der Geist macht sich nichts aus Kirchen, die freie Wildbahn ist ihm lieber. Wenn wir uns die großen Berichte von Begegnungen mit dem Göttlichen ansehen, ist es sogar so, dass sie fast immer in der Wildnis, auf Gipfeln oder in der Wüste spielen und kaum je in Kathedralen. Samuel wählte als für ihn passende Umgebung einen Tropengarten in der Nähe seines Ferienhauses in Florida. Jeden Morgen um sieben, wenn der Garten geöffnet wurde, stand er bereits da, und er ging erst wieder, wenn abends geschlossen wurde. Die Aufgabenstellung: nicht mit den Leuten sprechen, sondern einfach im Schatten der Bäume sitzen, wo es ihm am meisten behagte. Dazu jede Menge Wasser trinken.

Nach den drei Tagen seiner Visionssuche berichtete er: »Gott habe ich zwar nicht gefunden, dafür aber eine Stille, wie ich sie seit meiner Kindheit nicht mehr erlebt habe. Schon am Ende des zweiten Tages stand mein Verstand still, es gab einfach keine wichtigen Dinge mehr, die zu tun waren. Früher hatte ich mir immer eingebildet, die Welt würde untergehen, wenn ich nicht ständig alles erledigte. Diese Tropenbäume – die Blätter abwerfen, während schon neue entstehen, und tiefe Wurzeln haben, um auch Stürmen standzuhalten – sagten mir, dass ich wie sie bin. Dass ich mich von jetzt an für eine Welt engagieren möchte, die nicht von Dummheit und Habgier verschandelt ist.«

Zum Thema Essen: »Am schwierigsten war mein knurrender Magen. Ich habe zum ersten Mal in meinem Leben richtig Hunger gehabt. Anfangs konnte ich an nichts anderes denken als an den Schokoriegel im Wagen, aber nach dem zweiten Tag beschäftigte mich der Hunger kaum noch. Am Schluss hatte ich das Gefühl, ich könnte noch eine ganze Woche weiterfasten. Nichts zu essen war mir nicht mehr unangenehm, und die neue Energie war wirklich sagenhaft. Ich war so klar im Kopf, als hätte man dort Licht eingeschaltet, und dieser Frieden – unglaublich!«

Wir haben danach noch ein Jahr gemeinsam gearbeitet. Samuel blieb bei seinem Verzicht auf Weizen und Milchprodukte. Alle zwei Wochen machten wir Illuminationen, um Abdrücke von Ärger, Fettleibigkeit und Herzbeschwerden aus seinem leuchtenden Energiefeld zu löschen. Seinen Brotbackautomaten hatte er zwar damals gerettet, aber er nahm ihn nicht mehr in Betrieb. Nach einem halben Jahr war sein Blutzucker normal, und regelmäßige Blutuntersuchungen ergaben, dass die Werte eines bestimmten Tumormarkers um über 30 Prozent zurückgegangen waren.

Heute ist Samuel praktizierender Zen-Buddhist. »Das ist die unreligiöseste Religion, die ich finden konnte«, erklärte er mir. Bei seiner Visionssuche war er auf ein Innenleben gestoßen, von dem er zwar in den Büchern gelesen hatte, die er verlegte, von dessen Realität er aber nie so ganz überzeugt gewesen war. Seiner Meditationspraxis verdankt er, dass er jetzt mit ebender Begeisterung Forschungsreisen in seine Innenwelt unternimmt, die auch die großen Entdecker der äußeren Welt angetrieben haben muss. Fasziniert ist er besonders von den freundlichen Landstrichen in seinem Innern, wo er sich jetzt umtun kann, statt immer nur To-do-Listen abzuarbeiten und sich über seine schlimme Kindheit Gedanken zu machen.

Rückkehr ins Leben

George wurde buchstäblich von seiner Frau in meine Praxis geschleift. Er war Arzt und unterzog sich gerade einer sehr aggressiven Chemotherapie, die nicht zum gewünschten Ergebnis führte. Die Tumormarker rührten sich nicht, sein Immunsystem war weitgehend lahmgelegt. Er hatte dem Besuch bei mir nur zugestimmt, weil seine Frau, Schülerin unserer Light Body School, ihm klarmachen konnte, dass er nichts zu verlieren hatte.

George sah keinen Zusammenhang zwischen seiner stressigen Arbeit, seinem massiven Kaffeekonsum, seiner kohlenhydratlastigen Ernährung und dem Krebs.

Mein Freund Dean Ornish, Forschungsmediziner am University of California Medical Center, hat nachgewiesen, dass Prostatakrebspatienten, die zu einer kalorienarmen und überwiegend pflanzlichen Ernährung übergingen, bei Krebs im Frühstadium schon innerhalb eines halben Jahres enorme Verbesserungen erzielen konnten.[2] Es ist wirklich erstaunlich, in welchem Maße grüne Pflanzen Krankheitsgene abschalten und Gesundheitsgene einschalten können.

Ich verordnete George eine überwiegend pflanzliche Ernährung, vor allem mit Kreuzblütlern wie Brokkoli und Rosenkohl, dazu gesunde Fette, wie sie in Avocados und Walnüssen enthalten sind. Er sollte seinen Tag immer mit einem entgiftenden grünen Saft beginnen. Von Gluten, allem Getreide und rotem Fleisch riet ich ihm dringend ab.

Nach Jahrzehnten mit schrecklichem Krankenhauskantinenessen nahm George innerhalb von drei Wochen knapp fünf Kilo ab. Er fühlte sich von Tag zu Tag besser, und seine Tumormarker gingen allmählich ein wenig zurück.

»Jetzt müssen wir unsere Visionssuche machen«, eröffnete ich ihm. Er sei, bemerkte er trocken, das letzte Mal vor vierzig Jahren als Boy Scout in der Natur gewesen. Wenn er nicht in der Klinik arbeitete, widmete er sich seinen Kindern, und er fand es nicht in Ordnung, sich für ein Wochenende in der Wildnis freizunehmen.

»Ich mache meine Visionssuche in der Klinik bei der Arbeit«, sagte er. »Vielleicht werde ich durch das Fasten anfangs ein bisschen benebelt sein, aber das ist eigentlich kein Problem. Wenn ein Notfall hereinkommt, sorgt das Adrenalin dafür, dass ich sofort wieder klar bin.«

Er arbeitete in einem Traumazentrum in Miami, und ich trug ihm auf, bei jedem Patienten, den er behandelte, ein Gebet zu sprechen. Und wenn er sie zusammenflickte, sollte er sich die Schönheit der Blutgefäße, Muskeln und Gewebe bewusst machen. Vor allem legte ich ihm nahe, seine Patienten immer als Menschen und nicht als Diagnose zu sehen. Das sei der schwierigste Auftrag gewesen, erzählte er später, denn wie den allermeisten Ärzten war ihm bei der Ausbildung eingeschärft worden, immer professionelle Distanz zu wahren und sich nicht persönlich zu involvieren. Die meisten Ärzte möchten wohl auch nicht von ihren Gefühlen angesichts furchtbarer Leiden überwältigt werden und haben es lieber mit Organen und Diagnosen als mit lebendigen, atmenden und verstörten Menschen zu tun.

»Sagen Sie sich bei jedem, dass Sie die Arbeit des Geistes verrichten«, riet ich ihm. »Segnen Sie jeden Einzelnen mit einem Gebet oder Gedanken.«

Egal, welchem Beruf Sie nachgehen – unser Leben bekommt einen tieferen Sinn, wenn wir begreifen, dass das Werk des Geistes *unsere* Arbeit sein kann, dass er durch unsere Hände, unser Herz, unsere Gefühle, unser Können wirkt.

George hatte erzählt, dass es in der Notaufnahme bei Vollmond immer besonders hoch herginge und häufiger als sonst Leute mit Schussverletzungen, Unfallverletzungen oder Drogen- und Alkoholvergiftungen hereinkämen. Er begann seine Visionssuche bei Vollmond und nahm sich vor, seinen Atem zu beobachten – als Erinnerung an sein Vorhaben, immer ganz im Erleben zu bleiben und jeden Patienten als Menschen wahrzunehmen statt als »die Schussverletzung in Bett 6«. Er bemühte sich, jedes Einatmen und Ausatmen bewusst zu erleben und in der Pause zwischen den Atemzügen jeden Kubikzentimeter Luft auszukosten. Innerlich wiederholte er: »Mit jedem Atemzug atme ich Gesundheit, Vitalität, Liebe und Vergebung ein.«

»Ohne Essen komme ich zurecht«, sagte George zu mir. »Aber ohne Kaffee? Nein, das geht nicht.« Ich selbst trinke auch sehr gerne Kaffee und konnte das gut nachvollziehen. Tatsächlich ist Kaffee in vielen Teilen der Welt Medizin. Die wirbelnden Derwische der Sufis sind als starke Kaffeetrinker bekannt. Kaffee wirkt nicht nur stark aktivierend auf die Entgiftungsprozesse der Zellen, sondern auch auf die Bildung von Proteinen für ein langes Leben. Bis heute durchschaut niemand diese Zusammenhänge genau, aber sogar die Onkologen sind der Meinung, dass drei bis vier Tassen schwarzer Kaffee pro Tag bei Leberkrebs unterstützend wirken. Aber wenn man total unter Stress steht und sich praktisch ständig im Flucht-Abwehr-Modus befindet, macht Koffein alles nur noch schlimmer. Ich sagte ihm, er müsse seinen Kaffeekonsum mindestens eine Woche vor der Visionssuche ganz einstellen, sein überstrapaziertes Nervenkostüm brauche unbedingt eine Auszeit.

Als er zwei Wochen nach seiner einwöchigen Visionssuche wieder in meiner Praxis erschien, wirkte er geradezu beschwingt. Er hatte Kaffee abgesetzt und sich nur am Beginn der Woche noch zweimal einen Espresso gegönnt. Am ersten Fastentag war er unglaublich schwach gewesen, und der Hunger hatte ihn gequält. Aber er konzentrierte sich darauf, jeden einzelnen Patienten als werdenden Engel zu sehen, mochten die Leute noch so verdreckt oder kaputt sein. Er fasste auf einmal Leute an, denen er sich nie ohne Latexhandschuhe und innere Distanz genähert hätte, etwa einen förmlich in seinem eigenen Urin schwimmenden Obdachlosen und einen Schlägertyp mit einer Kugel im Bein. Schon am dritten Tag eröffneten sich ihm Energiereserven, mit denen er niemals gerechnet hätte. Die Anfälle von Heißhunger ließen nach, er trank viel Wasser und konnte nur staunen, wie viel Stuhlgang er jeden Tag hatte, wo er doch überhaupt nichts aß. Sein Körper reinigte sich von Schlacken und Giftstoffen, die sich über Jahrzehnte angesammelt hatten.

Am dritten Tag hatte sich Georges Körper umgestellt und verbrannte zur Energiegewinnung jetzt nicht mehr Zucker, sondern Fett. Das höhere Gehirn sprang an und gab George die Möglichkeit, sich ein gesundes Leben vorzustellen, in dem er sich wirklich wohlfühlte. Von dieser höheren Warte aus definierte er auch seine Arbeit neu. Er war jetzt kein Mechaniker mehr, der Arme, Mägen und gebrochene Knochen reparierte, sondern ein Künstler, der es Menschen ermöglichte, vom Rand des Todes in ein gesundes Leben zurückzufinden. Bei unserem letzten Kontakt erfuhr ich, dass sein Krebs zurückging. Er hat sein Leben wiedergefunden.

Der Geist in allem

Durch One Spirit Medizin erleben wir uns in Gemeinschaft und Zwiesprache mit dem Geist und verstehen den Lauf der Schöpfung. Das ist aber kein intellektuelles oder akademisches Verständnis, sondern ganz körperlich und sinnlich, ein Wissen, das bis in die Zellen unseres Körpers reicht. Nicht dass sich Ihnen urplötzlich der erste Hauptsatz der Thermodynamik oder das Gesetz von der Erhaltung der Energie offenbaren würde. Es ist vielmehr ein transzendentes Bewusstsein, von dem Sie vollkommen durchdrungen sind. Sie wissen zuinnerst, dass Energie und Bewusstsein unzerstörbar sind, dass sie sich nur ständig wandeln und unzählige Formen annehmen – und eine davon sind Sie.

Sally, Samuel und George fanden zu einem tiefen intuitiven Begreifen der One Spirit Medizin und ihrer Wunder. Für Sally kam der Augenblick, als sie in der Wüste unter dem Nachthimmel lag und die Sterne bestaunte, die sie im Lichtermeer von New York City nie gesehen hatte, obwohl sie natürlich immer da waren. Samuel betrachtete seinen Hunger und seine Gelüste, und als ihm klar wurde, wie sehr er die Auseinandersetzung mit tiefen Fragen liebte, fasste er den Entschluss, sein Bewusstsein eingehender zu erforschen. Dazu benannte er irgendein Problem und stellte sich dann die Frage: »Wer möchte das wissen? Wer ist es, der darüber nachdenkt?« Mit solchen Fragen fand er schließlich zum Zen, einer Meditationspraxis ohne alles Beiwerk, bei der man einfach den Atem verfolgt und das eigene Denken in all seiner Verrücktheit und Kreativität beobachtet. Und George schließlich ging auf, dass er den Geist in jedem Menschen erkennen konnte, ja erkennen musste, wenn er ein wirklich guter Arzt und Heiler sein wollte. Im Verlauf dieser Entwicklung heilte er auch sich selbst.

Alle drei kamen auch später noch dann und wann zu mir, selbst wenn alles in Ordnung war. Sie wollten einfach noch mehr von dieser One Spirit Medizin, an der sie körperlich und seelisch genesen waren. Ich machte mit ihnen vorbeugende Illuminationen, damit alle Reste von Krankheitsprägungen aus ihrem leuchtenden Energiefeld verschwinden konnten.

Geistige Heilung ist für Menschen in unserer Gesellschaft normalerweise der letzte Schritt ihres Heilungsweges, doch häufig steht sie am Anfang der Suche nach One Spirit Medizin. Sallys, Samuels und Georges Visionssuchen sind vergleichbar mit den Wegen, die Jesus und der Buddha auf sich nahmen, um die Vereinigung mit dem Geist zu suchen. Sie nahmen es mit den Dämonen des Hungers, des Ärgers und der Selbstverurteilung auf. Die Visionssuche stellte ihren Körper wieder her und stimmte ihr Gehirn auf ihre große Mission ein. Bei ihrer Heimkehr wussten sie, was sie eigentlich wollten und was sie tun würden, um das Gelernte der Menschheit zur Verfügung zu stellen.

Bei ihrer zweiten Visionssuche hatte Sally einen Traum, der eine ihrer großen Fragen beantwortete, nämlich: »Unter welchem Thema wird der nächste Abschnitt meines Lebens stehen?« Ich hatte ihr zuvor erklärt, dass sie mit ihrem »Zuckergehirn« im Traum keine Probleme lösen konnte, aber sobald das Gehirn wieder normal funktioniere, sei es möglich, im Traum ganz ungewöhnliche Aufschlüsse zu bekommen. Hier ihr Traumbericht:

Ich befinde mich in der Vergangenheit, Jahrhunderte zurück, und sage meinem Liebsten, er solle unbesorgt sein, ich würde ihn wiederfinden. Es ist Zeit, Abschied zu nehmen, ich gehe durch eine Glastür – und bin plötzlich in der Gegenwart in einem Museum. Außer mir ist noch ein Mann da. Ich verstehe, dass ich hier meinen Geliebten suchen muss, und frage mich, ob dieser Mann es ist. Er wendet sich mir zu und sagt, er sei nicht der, den ich suche, aber er werde mich zu ihm bringen. Ich suche den Geliebten – nicht den menschlichen Geliebten, sondern den Geist. Und der geht bereits neben mir.

»In diesem Traum war etwas so Vertrautes«, sagte Sally, »als wäre mein Geliebter immer schon da gewesen. Ich spürte, dass ich in einem früheren Leben auch schon Gott gesucht hatte.« Ihr wurde klar, dass sie nicht nur den richtigen Partner suchte, sondern den Geist, den einzigen Geliebten, der ihr wahre Erfüllung schenken konnte. Dem entnahm sie, dass sie den Geist *in* ihrem Partner und gemeinsam *mit* ihm finden musste.

Krafttiere

In schamanischen Gesellschaften ist es so, dass einem bei der Visionssuche ein Krafttier begegnet, entweder im Traum oder in einer Vision. Das lateinische Wort für »Tier«, *animal*, leitet sich von *anima* ab, das »Seele«, »Atem« und »Lebenskraft« bedeuten kann. Ein Tier ist ein »beseeltes, atmendes Wesen«. C. G. Jung bezeichnete mit »Anima« das weibliche Prinzip. Ein Tier, auch im Englischen *animal*, steht demnach für die weibliche Seite der Weltseele. Das Krafttier symbolisiert das Wilde und Ungezähmte in uns, das keinen Chef hat, sich keinen Erledigungslisten unterordnet und frei ist wie der Wind. Das Krafttier repräsentiert den ungebundenen Teil Ihrer Seele, also das an Ihnen, was sich von der modernen Welt nicht hat unterkriegen lassen.

Die Malereien in französischen und spanischen Höhlen zeigen Bären, Bisons, Wölfe und andere Tiere, die von steinzeitlichen Künstlern auf die Höhlenwände gebannt wurden. Die Anmut, Kraft, Majestät und Schönheit der Tiere springt uns aus diesen Bildern förmlich an. Die Darstellung eines gehörnten Menschen in der französischen Grotte des Trois-Frères wird wie bereits erwähnt als »tanzender Schamane« gedeutet. Solche Wesen mit menschlichen und tierischen Zügen weisen auf unsere Verwandtschaft mit allen Tieren hin.

Den Menschen der Steinzeit waren die Tiere heilig. In der modernen Gesellschaft sind uns nur noch unsere Haustiere heilig, und wir essen das Fleisch von Nutztieren, die unter absolut unmenschlichen Bedingungen leben und sterben, um schließlich vakuumverpackt im Supermarktregal zu landen. Die Menschheit besitzt jedoch nach wie vor eine kollektive Erinnerung an unsere Verbundenheit mit den Tieren. Wir erkennen sie noch in den indianischen Kulturen, wo Totemtiere wie Wolf, Bär und Klapperschlange Ausdruck der Zusammengehörigkeit innerhalb eines Clans sind. Wir Übrigen jedoch, die nicht mehr in Stammesverbänden leben, sind weitgehend von Mutter Erde, ihren Kreaturen und Jahreszeiten abgeschnitten und können mit Krafttieren wenig oder nichts anfangen.

Oft müssen wir uns erst einmal besinnen, um uns auch nur an das Tier in unserem Staats- oder Landeswappen zu erinnern. Regionen wie die amerikanischen Bundesstaaten oder die deutschen Bundesländer haben ihre Wappentiere, beispielsweise Kalifornien den Grizzlybären und Niedersachsen das Sachsenross. Vielfach stehen Tiere symbolisch für Staaten, auch wenn sie nicht unbedingt in deren Hoheitszeichen erscheinen: der gallische Hahn für Frankreich, der Bär für Russland, der Panda für China. Mindestens acht Staaten tragen den Adler in ihrem Wappen, darunter die Vereinigten Staaten und Deutschland.

Wenn Sie zu einem Krafttier in Beziehung treten, nehmen Sie im Grunde Kontakt zur Seele der Natur auf. Während Ihrer Visionssuche bitten Sie ein Krafttier, zu Ihnen zu kommen und Ihnen sein besonderes Wissen zu vermitteln. Sie bekunden diesen

Wunsch einfach in einem Gebet. Zum Beispiel: »Großer Geist, Erschaffer von allem, gewähre mir die Gunst des Besuchs eines deiner Geschöpfe, das mir die Weisheit und Kraft vermitteln kann, die ich jetzt gerade benötige.«

Bei der ersten Begegnung mit einem Geist-Tier verstehen Sie vielleicht nicht sofort, weshalb gerade dieses Wesen zu Ihnen kommt. Nehmen Sie es einfach so, wie es ist, und seien Sie sich dessen bewusst, dass Ihr Krafttier ein Abgesandter des Geistes ist und Sie beim nächsten Schritt Ihrer Entwicklung anleiten soll. Krafttiere sind Beschützer und Lehrer.

Sally brachte von ihrer Visionssuche einen Wolf mit, genau das Tier, vor dem sie sich am meisten fürchtete. Ich fragte sie, was der Wolf für sie bedeute, und sie sagte, nach ihrem Gefühl wolle der Wolf ihr etwas über die Zugehörigkeit zu einem Rudel vermitteln. Wölfe kommen auf ihren einsamen Wegen weit herum, kehren jedoch immer zum Partner zurück. Die Paarbildung ist ausschließlich und hält ein Leben lang, sofern nicht eines der beiden Tiere stirbt. Genau das wollte Sally gern lernen, wenn sie erst den richtigen Partner gefunden hatte.

Samuel träumte bei seiner Visionssuche von einem Eichhörnchen. Es hielt ihm eine Eichel hin, riss sie aber gleich wieder an sich und zerkratzte ihm dabei das Gesicht. Darauf konnten wir uns beide erst einmal keinen Reim machen – bis ich ihn ein Gespräch mit seinem Krafttier führen ließ. Dafür gibt es verschiedene Vorgehensweisen, und ich wählte für Samuel die schriftliche Form: Er zeichnete zwei Spalten auf ein Blatt Papier, über die linke Spalte schrieb er seinen Namen, als Kopf der rechten zeichnete er sein Krafttier.

Bei dieser Gesprächsform fragen wir unser Krafttier zunächst: »Wer bist du?« Dann lauschen wir ihm und schreiben auf, was wir von ihm hören. Samuels Eichhörnchen sagte rundheraus, seine

Botschaft an ihn sei, dass er nichts sammeln und horten müsse. Es wisse sehr genau, wie viele Eicheln es brauche, um den langen Winter zu überstehen, und mehr Eicheln würden einfach nicht mehr Nutzen oder Sicherheit bringen. Das spielte auf Samuels Gewicht an, was er auch sofort verstand. Er brauchte einfach nicht noch mehr Fettpolster für den langen Winter, der sowieso nicht kommen würde.

Im weiteren Verlauf ging ihm auf, dass dieses Horten das Erbe von drei Generationen jüdischer Vorfahren war, die Verfolgungen und Enteignungen erlebt hatten und aus ihrem Land fliehen mussten. Als Samuel klar wurde, dass er die Familiengeschichte der Entbehrung nicht fortsetzen musste, hatte dies etwas Endgültiges. Das Eichhörnchen vermittelte ihm, dass er lieber in den Baumwipfeln herumtollen und von Ast zu Ast springen sollte, statt immer noch mehr Vorräte für magere Zeiten anzulegen.

Wenn Sie bei Ihrer Visionssuche auf ein Krafttier stoßen, gewähren Sie den Qualitäten, für die es steht, Einlass in Ihr Leben. Es wird Sie einladen, neue Seiten an sich selbst zu entdecken. Ihre Beziehung zu diesem Tier wird sich vertiefen, wenn Sie Eigenschaften von ihm übernehmen. Stellen Sie sich vor, dass Sie mit den scharfen Augen eines Jaguars sehen oder elegante weite Sprünge wie eine Gazelle machen. Sie können auch Yoga oder eine Kampfkunst üben, deren Stellungen oder Bewegungen nach Tieren benannt sind. Das sind zum Beispiel Yogastellungen wie Kamel, Kobra, Löwe oder der nach unten blickende Hund, Bewegungsabläufe im Tai-Chi mit ausdrucksvollen Namen wie »Die Vögel kehren am Abend zu den Bäumen zurück«, »Der Kranich breitet die Schwingen aus« oder »Den Bogen spannen und den Tiger schießen« oder auch die fünf Kung-Fu-Stile Tiger, Leopard, Kranich, Schlange und Drache.

Tauschen Sie sich bei jeder Gelegenheit mit Ihrem Krafttier

aus. Lassen Sie sich zeigen, wie Sie mit leichtem Schritt auf der Erde gehen oder Dinge sehen können, die das menschliche Auge nicht wahrnimmt. Ihre animalischen Sinne werden erwachen und Ihnen in jeder Lebenslage gute Dienste tun. Damit meine ich nicht die primitiven, räuberischen Überlebensinstinkte, die immer die eigene Person obenan stellen, sondern Regungen, die es uns erlauben, uns in andere Lebensformen einzufühlen und im Einklang mit der Natur zu leben.

Ein neues Leben

Eine Visionssuche kann Ihr Leben dauerhaft verändern. Das Erwachen Ihrer Licht-Natur nach dem Abklingen der Hungerattacken wird Ihnen unvergesslich bleiben. Eine höhere Wahrnehmung, die von manchen als Erleuchtung oder Neugeburt bezeichnet wird, lüftet den Schleier zwischen der sichtbaren und der unsichtbaren Welt, um Ihnen schlagartig Ihre Einheit mit dem Geist und der gesamten Schöpfung vor Augen zu führen.

Auf eine Visionssuche müssen Sie sich wirklich ganz einlassen, sehr wahrscheinlich wird sie mit körperlichem und seelischem Unbehagen verbunden sein. Aber sie kann Ihrer persönlichen Entwicklung gewaltige Impulse geben und grundlegende Veränderungen einleiten.

Anregungen für Ihre eigene dreitägige Visionssuche

Die Visionssuche, bei der Sie ganz allein sind, ist der letzte Schritt zur One Spirit Medizin. Traditionell wählt man dafür einen Ort in der Natur. Fasten und Meditation sind die beiden wichtigsten Mittel, die uns die Erfahrung eines tiefen Erwachens erlauben, in dem wir uns mit dem Geist und der gesamten Schöpfung eins fühlen. Achten Sie unbedingt darauf, dass Sie vor der Visionssuche mindestens drei Monate lang das in Kapitel 4 beschriebene achtzehnstündige Zuckerfasten gemacht haben. Das gewöhnt Ihren Körper daran, mühelos in die Ketose zu gehen, also zur Energiegewinnung Fett statt Zucker zu verbrennen. Ohne diese Vorbereitung werden Sie bei der Visionssuche hungern und sich unwohl fühlen, und der gesundheitliche Nutzen wird ausbleiben.

Hier gebe ich Ihnen ein paar Anregungen, damit Ihre Visionssuche ein voller Erfolg werden kann:

Ort: Stellen Sie sich vor, Sie würden von einem Jaguar zu einer geeigneten Stelle in der Natur geführt. Katzen haben ein untrügliches Gespür für den richtigen Ruheplatz, während Hunde herumschnüffeln und mal diese, mal jene Stelle ausprobieren. Ihre Fantasiekatze wird Sie richtig leiten. Es soll ein schöner und sicherer Platz sein, weit genug entfernt von Straßen und Wanderrouten, dass Sie nicht gestört werden.

Wenn Sie zu Ihrer Visionssuche nicht allein in freier Natur sein möchten, können Sie auch einen anderen Ort wählen, sogar in der Stadt. Samuels und Georges Geschichten in diesem Kapitel können dazu Anregungen geben.

Ausrüstung: Nehmen Sie Schlafsack und Isomatte mit, auch ein Zelt ist in Ordnung. Notizbuch und Stift sollten Sie unbedingt bei sich haben, damit Sie Träume, Erinnerungen oder eventuelle starke Gefühlsregungen festhalten können. Lassen Sie Computer und sonstige Elektronik oder auch Lektüre bitte zu Hause.
Ein Handy können Sie mitnehmen, aber benutzen Sie es nur im Notfall. Informieren Sie Freunde und Angehörige, gegebenenfalls auch die Forst- oder Naturparkverwaltung. Sofern es praktikabel ist, können Sie auch jemanden bitten, abends nach Ihnen zu sehen, natürlich ohne Sie abzulenken.

Den Platz einrichten: Wenn Sie die Stelle erreicht haben, an der Sie Ihre Visionssuche machen wollen, legen Sie einen Kreis von etwa sechs Metern Durchmesser um Ihr Zelt beziehungsweise Ihren Schlafplatz fest. In diesem Bereich bleiben Sie die nächsten drei Tage, Sie verlassen ihn nur, wenn Sie austreten müssen. Nehmen Sie zum Entsorgen der Abfälle ein paar Plastiktüten mit.

Fasten: Das Fasten ist ganz entscheidend für die Visionssuche. Ihr Körper geht dabei zur Fettverbrennung über, entschlackt die Zellen und verstärkt die Stammzellenproduktion im Gehirn.
Sie werden besonders am Anfang Hunger haben, Ihr Magen wird knurren. Das Knurren klingt freilich im Kopf meist lauter als im Magen selbst: Ihr limbisches System entbehrt Zucker und bildet sich ein, es werde sterben, wenn nicht bald etwas zu essen kommt. Nehmen Sie das Magenknurren als Gelegenheit, Ihr ungebärdiges Denken zu beobachten.
Neben den Hungerattacken werden sehr wahrscheinlich auch Stimmungsschwankungen, Energielöcher sowie schlechte Laune auftreten, wie sie für den ersten Fastentag typisch sind. Dieses Unbehagen hat in erster Linie mit der einsetzenden Entgiftung

zu tun. In den ersten vierundzwanzig Stunden wird vermehrt das in der Leber gespeicherte Glykogen abgebaut, anschließend verbrennt der Körper auch Eiweiß, das er den Muskeln und sogar dem Herzen entnimmt. Danach geht Ihr Körper in die Ketose und verbrennt zunehmend Fett. Den Übergang zur Fettverbrennung erkennen Sie daran, dass die Heißhungerattacken aufhören.
Die allermeisten gesunden Menschen können bedenkenlos drei Tage fasten. Sollten Sie Zweifel haben, befragen Sie vor der Visionssuche Ihren Arzt. Wenn Sie Diabetiker sind oder Medikamente einnehmen oder eine akute Krankheit haben, dürfen Sie auf keinen Fall fasten, ohne vorher mit Ihrem Arzt zu sprechen. Es gibt auch zahlreiche Fastenkliniken und sonstige Einrichtungen, in denen Sie unter medizinischer Beobachtung fasten können.
Hören Sie während der Visionssuche auf Ihren Körper, lassen Sie sich von ihm leiten. Falls Sie sich irgendwann ganz schlecht fühlen oder Ihr Blutzucker bedrohlich absackt, unterbrechen Sie das Fasten. Ich habe für solche Notfälle immer Schokolade, ein paar Nüsse und Trockenfrüchte im Wagen. Natürlich kann das Wissen um dieses Sicherheitsnetz Ihr Fasten noch erschweren, aber Sie können auch daraus eine Meditation machen, wenn Sie einfach den Verrücktheiten Ihres limbischen Systems zuschauen.

Wasser: Ihr Körper muss gut mit Flüssigkeit versorgt sein, das ist ganz wichtig. Trinken Sie mindestens vier Liter Wasser täglich, und bedenken Sie das auch schon bei der Vorbereitung. Sollten Sie für Ihre Visionssuche eine trockene oder wüstenähnliche Umgebung gewählt haben, werden Sie bis zu sechs Liter Wasser pro Tag brauchen. Sie sollten jede Stunde Wasser lassen müssen. Wenn es weniger oft der Fall ist, trinken Sie zu wenig.

Langeweile: Ja, Sie werden sich auch langweilen, aber nehmen Sie das als ein Zeichen, dass Sie sich der angestrebten kontemplativen Verfassung annähern. Langeweile und Unrast bedeuten, dass Ihr limbisches System nach Zuwendung heischt. Bleiben Sie ganz bei der Langeweile, sagen Sie sich, dass sie einfach dazugehört. Sie vergeht wie der Hunger.

Zeit: Nehmen Sie keine Uhr mit. Der Blick auf die Uhr lässt die Zeit nicht schneller vergehen, und Sie möchten ja den Schritt in die Zeitlosigkeit tun. Stellen Sie Ihre innere Uhr nach Sonne, Mond und Sternen.

Meditation: Tagsüber eignet sich die Übung »Ich bin mein Atem« aus Kapitel 11. Am Abend, wenn Sie ein kleines Feuer machen oder auch nur eine Kerze anzünden, können Sie nach der Anleitung in Kapitel 9 alte Rollen und Identitäten verbrennen. Achten Sie darauf, dass sich nichts leicht Entflammbares in der Nähe des Feuers oder der Kerze befindet, und sorgen Sie beim Verlassen des Platzes dafür, dass wirklich nichts mehr glimmt.

Gebet: Beten Sie während dieser Tage, bedanken Sie sich für die Schönheit ringsum, für jeden Atemzug. Bedanken Sie sich für den Hunger, sogar für die Wölfe, die ganz bestimmt in der Nacht über Sie herfallen werden. Beten Sie von Herzen, nicht mit dem Kopf.

Ausklang: Beenden Sie Ihre Visionssuche am dritten Tag abends vor dem Einsetzen der Dunkelheit. Sammeln Sie jeglichen Abfall ein, nehmen Sie alles mit. Verlassen Sie den Platz so, wie Sie ihn vorfanden, oder noch sauberer. Hinterlassen Sie keinerlei Spuren.

Schlussbetrachtung

One Spirit Medizin und die Zukunft der Welt

Wir werden nicht aufhören mit dem Forschen,
und am Ende all unseres Forschens werden
wir da ankommen, von wo wir aufbrachen,
und den Ort erstmals erkennen.

T. S. Eliot

Siddhartha, der werdende Buddha, hatte viele Prüfungen zu bestehen. Kaum hatte er sich unter den Bodhi-Baum gesetzt, näherte sich auch schon der Dämonengott Mara, der Herr des Todes, schwer bewaffnet inmitten seiner kampfstarken Truppen. Der Legende nach suchten sämtliche Schutzgottheiten das Weite, doch Siddhartha blieb ungerührt. Der Dämon schleuderte Donnerkeile und schoss brennende Pfeile auf den Meditierenden ab, aber sie verwandelten sich in Blüten und fielen ihm zu Füßen. Nach etlichen Angriffen von ganz unterschiedlicher Art streckte Siddhartha die rechte Hand aus und berührte die Erde als Zeichen, dass er seinen Platz behauptete. Die Erdgöttin selbst erschien, um für ihn zu zeugen. Da musste sich der Dämonengott geschlagen geben.

Weiter heißt es, in der langen Nacht, an deren Ende die Erleuchtung stand, seien dem Buddha drei besondere Gaben zuteilgeworden: das göttliche Auge der allerkennenden Schau und das Wissen um alle seine früheren Leben; die Erkenntnis des Karma-Gesetzes der Kausalität und der Befreiung; und schließlich die vier edlen Wahrheiten, die Grundtatsachen des Daseins. Anfangs, so wird in der Überlieferung berichtet, wollte der Buddha seine Erfahrung für sich behalten, weil er annahm, die Menschheit sei noch nicht reif für seine Lehre, doch Brahma gelang es, ihn umzustimmen, sodass er einwilligte, Menschen und Götter an den tiefen Wahrheiten teilhaben zu lassen, die er aufgefunden hatte.

Und was tun wir, nachdem wir One Spirit Medizin bekommen haben? Ziehen wir wie der Buddha umher, um zu lehren, was wir erfahren haben? Würden wir das »Kampfgebiet« lieber ganz verlassen wie Arjuna, weil es uns bedrückt, dass wir die Leiden des Lebens nicht verhindern können? Oder bauen wir uns, wie Joseph Campbell schreibt, »wie die allermeisten ein unechtes und letztlich nicht gerechtfertigtes Bild von uns als Ausnahmeerscheinung auf: nicht schuldig wie die anderen, sondern in unserer unvermeidlichen Sündhaftigkeit gerechtfertigt, weil wir für das Gute stehen. Solche Selbstgerechtigkeit führt zu einem falschen Verständnis nicht allein unserer selbst, sondern der Natur des Menschen und des Kosmos.«[1]

Die mythischen und realen Helden und Heldinnen, deren Reisen wir uns in diesem Buch vergegenwärtigt haben, rufen uns das Ziel in Erinnerung: eine Beziehung zu jenem universalen Leitprinzip zu knüpfen, das wir hier »der Eine Geist« oder eben »One Spirit« nennen. Danach können wir uns daranmachen, das zerrissene Gewebe unseres Lebens, unserer Gesundheit und der Menschheit zu reparieren. Hier ist wirklich jedes bisschen Weisheit, das wir einbringen können, höchst willkommen.

Die Welt heilen

Wie also tragen wir die Gaben der One Spirit Medizin in die Welt? Die globale Situation ist in vieler Hinsicht beunruhigend – politisch, wirtschaftlich, gesellschaftlich und ökologisch. Die erste Dekade des 21. Jahrhunderts war die heißeste seit dem Beginn der Aufzeichnung meteorologischer Daten. 2007 verkündeten die Klimaexperten, dass die Kohlendioxidkonzentration in der Erdatmosphäre die Grenze von 350 Teilchen pro Million (ppm) nicht überschreiten darf, wenn wir irreversible Folgen vermeiden wollen. 2014 lag dieser Wert bereits über 400 ppm, und der Trend scheint ungebremst. Biologen, die einen direkten Zusammenhang zwischen dem Artensterben von Tieren und Pflanzen und der Zunahme der Treibhausgase erkennen, sehen die Welt bereits am Rande eines Massensterbens. Zu solchen Ereignissen ist es seit der Entstehung des Lebens vor rund 3,5 Milliarden Jahren fünfmal gekommen, und wir stehen jetzt wohl vor der sechsten Weltkatastrophe.

Solange wir in alten Denkstrukturen und Glaubenssätzen befangen sind, gehen wir davon aus, dass wir als Einzelne nichts tun können, um die Wale, die Erde oder die Menschheit zu retten. Es stimmt ja auch, keiner von uns kann ganz allein dem Terrorismus Einhalt gebieten, die Umweltverschmutzung rückgängig machen, das Abschmelzen der Polkappen aufhalten oder Wirtschaftskrisen abwenden. Aber wir können an uns selbst die Krankheiten heilen, die unser Leben bedrohen. Wir können das innere Männliche heilen und uns von Krieg als Konfliktlösungsstrategie abwenden. Wir können das innere Weibliche heilen und Hüter der Erde werden. Zumindest werden wir durch die One Spirit Medizin gelernt haben, dass wir beständig zusammen mit dem Geist und allen anderen Menschen die Welt erschaffen – und das lässt sich immer weiter verbessern.

Durch One Spirit Medizin kann der Körper Giftstoffe besser ausscheiden, denen wir durch die Luftverschmutzung, die Verunreinigung der Gewässer oder die Belastungen unserer Lebensmittel ausgesetzt sind, aber auch geistiges Gift aus ungesundem Denken und Glauben. One Spirit Medizin aktiviert unsere angeborene Fähigkeit, unser Gehirn in eine bessere Verfassung zu bringen, damit es einem Bewusstsein dienen kann, das Gesundheit erzeugt. Wenn wir uns in dieser Form selbst helfen, tun wir zugleich etwas für die Erde. Wir legen toxische Überzeugungen und räuberische Verhaltensweisen ab und werden dadurch Mitschöpfer einer nachhaltigen und gemeinschaftlichen Lebensform für alle Menschen auf dieser Erde. Sollte uns das nicht gelingen, könnte die Menschheit bald zu den ausgestorbenen Arten zählen.

Die Suche nach Erleuchtung wird im Westen eher als individuelles Unternehmen gesehen, als mystisches Abenteuer des Einzelnen. One Spirit Medizin besitzt aber auch eine gesellschaftliche und politische Dimension. Wenn Ihr Gehirn geheilt ist und Sie mit lebenslanger Gesundheit rechnen können, werden Sie in der Lage sein, Ihrem Umfeld eine aufgeklärte Sicht der Dinge zu vermitteln: wie das Land zu schützen ist, wie die verschmutzten Gewässer gereinigt werden können, wie ein friedlicher Umgang miteinander möglich ist.

Bei den Lakota gibt es den Ausdruck *Mitakuye Oyasin,* »Alle meine Verwandten«, der besagt, dass wir alle miteinander verbunden sind. Wir sitzen alle im gleichen Boot. Gesundung beruht auf Gegenseitigkeit: Heile dich selbst, und du heilst die Welt; heile die Welt, und du heilst dich selbst. Wenn wir uns einmal dafür entschieden haben, für unsere persönliche Gesundheit und die der Erde und ihrer Lebewesen zu sorgen, steht die gesamte Welt des Geistes hinter uns.

Innere Harmonie

Frieden und Eintracht in der Welt beginnen bei uns, in uns. Ihr Verdauungstrakt ist eine eigene kleine Welt, ein unglaublich komplexes Ökosystem, und da Ihr Körper zehnmal mehr Mikroben beherbergt, als er selbst Zellen besitzt, liegt es auf der Hand, dass Sie auf ein einträchtiges Zusammenleben Wert legen sollten. Zu dauerhafter Gesundheit gehört mehr als bloßes Überleben; wir müssen vielmehr in Zusammenarbeit mit den Bakterien und anderen Mikroorganismen in unserem Körper dafür sorgen, dass es uns gut geht.

Ihr Körper ist gleichsam Ihre Erde, der Boden, der Ihr Leben trägt. Ihn mit schädlichen pharmazeutischen Substanzen zu überfrachten ist kurzsichtig. Immer häufiger kommt es zu kaum noch beherrschbaren bakteriellen Infektionen, weil wir allzu sorglos mit Desinfektionsmitteln und Antibiotika umgehen, was die Mikroben zu immer weiteren Mutationen gezwungen hat. Jetzt haben wir es mit sogenannten multiresistenten Keimen zu tun, denen auch mit massiven Medikamentengaben nicht mehr beizukommen ist. Für Ihre Gesundheit und die der Erde ist es höchste Zeit, dass wir unsere Beziehungen zu allen Lebewesen überdenken, und das schließt die Mikroben unseres Körpers und die Mitochondrien in unseren Zellen ein. Wenn Sie aufgehört haben, gegen Krankheiten zu kämpfen, wenn Sie Frieden und Ausgeglichenheit in sich selbst geschaffen haben, können Sie anfangen, dieses lebensnotwenige Wissen an andere weiterzugeben.

Ein neuer Traum

Die abrahamitischen Religionen, dass sind die drei monotheistischen Religionen Judentum, Christentum und Islam, stellen den Menschen von Anfang an über die Natur. In diesem Denken ist unser irdisches Zuhause nur eine Zwischenstation auf dem Weg zur ewigen Seligkeit. Wer für die Erde und ihre Lebewesen zu sorgen hat, wird nicht weiter thematisiert – die Verantwortung des Menschen ist es jedenfalls nicht. Die Wissenschaftler finden es dagegen sehr wichtig, dass wir uns mehr um die Erde kümmern. Die meisten sind der Meinung, dass wir unserem Planeten zu viel aufbürden und jetzt die Aufgabe haben, ihn zu retten und endlich die einschneidenden politischen und wirtschaftlichen Maßnahmen zu ergreifen, die wir bisher zulasten späterer Generationen aufgeschoben haben.

Die Jahre, die ich unter Menschen schamanischer Kulturen gelebt habe, haben mich für den himmelweiten Unterschied zwischen dem indigenen Weltbild und den wissenschaftlichen und religiösen Anschauungen des Westens sensibilisiert. Die indigenen Kulturen stellen das Wohl der Erde über alles, und hier sind alle ihre Bewohner eingeschlossen, Menschen und alles nichtmenschliche Leben. Nach dieser Anschauung haben wir die Erde nicht nur deshalb zu bewahren, weil sie unser vorübergehendes Zuhause ist, das uns von einem fernen Gott zur Verfügung gestellt wurde, sondern weil wir es mit Mutter Erde zu tun haben, mit unserem dauerhaften Zuhause, in dem wir wieder und wieder geboren werden. Davon spricht auch Krishna, wenn er zu Arjuna sagt: »Wie ein Mensch abgetragene Kleidung ablegt und neue anlegt, streift das Selbst verbrauchte Körper ab und geht in andere, neue ein. Waffen verletzen es nicht, Feuer brennt es nicht, Wasser netzt es nicht, der Wind dörrt es nicht aus. Das Selbst kann nicht verletzt, verbrannt, benetzt oder ausgetrocknet werden. Das Selbst bleibt sich immer gleich, es ist ewig, alldurchdringend, unwandelbar, unbewegt.«[2]

Aus der Sicht der Schamanen ist die Erde der Himmel, den wir uns nach einer langen Reise durch das Reich des Geistes selbst schaffen. Wir müssen sie als unseren Garten Eden hegen und pflegen, sonst kommt sie womöglich zu dem Schluss, dass nichts dafür spricht, die gierigsten ihrer Kinder weiter zu unterstützen. Den größten Teil aller Mittel, die die Erde bereitstellt, haben wir für uns beansprucht und damit die übrige Natur in ernste Gefahr gebracht. Wenn wir die Erde heilen und ihr Überleben sichern möchten, müssen wir jetzt einen neuen Traum finden, sonst könnten die von uns angerichteten Schäden bald so groß sein, dass die Erde nur durch den Verzicht auf ihre Kinder genesen kann.

Ich habe ein Faible für mittelalterliche Kathedralen und bete gerne in Kirchen wie Notre Dame in Paris, deren prachtvolle Fenster mich faszinieren. Umso mehr wundert es mich, wie wenig Sinn für die Natur hier zu erkennen ist. Gewiss, bei vielen Kirchen und Tempeln hat man Wert auf eine schön gestaltete Umgebung gelegt, doch überall ist klar, dass Gott nicht in der Natur zu finden ist, sondern in den Bauwerken. Aber wir brauchen jetzt ein eher schamanisches Bild des Göttlichen: das Göttliche als eine in der gesamten Schöpfung – im Tierreich, im Pflanzenreich und im Reich des Mineralischen – wirkende Kraft.

Wir haben die Erde in der Neuzeit mit Füßen getreten, während sich unsere Vorfahren leichten Schrittes auf ihr bewegten. Natürlich waren es vergleichsweise wenige Menschen mit einer rudimentären Technik, aber seitdem hat der Fortschritt die Reichtümer der Erde allzu schnell erschöpft. Wir haben tief in die Biochemie der Erde eingegriffen und produzieren Abfälle inzwischen in solchen Massen, dass selbst die recycelbaren Anteile nicht mehr die Zeit haben, sich auf natürliche Weise zu zersetzen, um wieder in die Kreisläufe der Natur zurückzufließen.

Bewusste Evolution

Aber es gibt trotz all der Verwüstung, die wir bereits angerichtet haben, Zeichen der Hoffnung. Rings um den Globus arbeiten die Menschen an neuen Formen im Bereich Infrastruktur, Regierung, Wirtschaft, Gesundheitswesen und Sozialfürsorge, da die alten Formen marode und nicht mehr instand zu setzen sind. Die Institutionen stellen sich – wie unser Körper und Gehirn – nach und nach auf die gegenwärtigen Bedürfnisse ein.

Kurzfristige Anpassung bedeutet für den Einzelnen und für Gruppen, dass man besser mit veränderten Umweltbedingungen zurechtkommt. In Stresszeiten oder in Zeiten globaler Krisen werden wir leicht krank, aber wir können auch ganz besonders gesund werden, wenn wir es schaffen, uns auf die rasanten Veränderungen einzustellen. Langfristige genetische Anpassung zur Verbesserung der Lebenschancen einer Spezies, also Evolution, geht dagegen mit der Fließgeschwindigkeit von Gletschern vor sich. Heute spricht allerdings manches dafür, dass für uns Menschen ein Evolutionssprung ansteht. Im Laufe der letzten 20 000 Jahre ist das menschliche Gehirn stetig kleiner geworden und hat inzwischen 10 Prozent an Volumen eingebüßt.[3] Unter evolutionären Gesichtspunkten ist das eine drastische Veränderung und wird als frühes Symptom einer diskontinuierlichen Form der Artbildung gedeutet – eines Sprungs, zu dem es kommen kann, wenn eine Art vom Aussterben bedroht ist.

Wir befinden uns an einer evolutionären Schwelle. Früher

haben wir unser Leben unter anderem durch das Töten anderer Arten gesichert. Im Laufe der Zeit haben wir sehr viele Arten mehr oder weniger stark dezimiert, und etliche sind sogar ganz verschwunden. Vielleicht kann ein evolutionärer Sprung unser Überleben noch sichern, aber mit den archaischen Methoden des tyrannischen Gehirns wird uns dieser Sprung kaum gelingen.

Es mag sein, dass sich ein biologischer Überlebensdrang in uns Bahn bricht, aber wäre es nicht besser, unser Überleben auf weniger gewaltsame Weise zu sichern, nämlich durch eine Evolution des Bewusstseins? One Spirit Medizin erschließt uns Bewusstseinszustände, die angesichts der Umweltkrise und der anstehenden wirtschaftlichen, politischen und gesellschaftlichen Veränderungen entscheidend wichtig für unsere körperliche, seelische und spirituelle Evolution sind.

Ein anderes Gehirn

Im Dschungel geht es laut zu, aber in der virtuellen Welt des Internets und der sozialen Medien ebenso. Die Zukunft gehört denen, die an diese virtuelle Welt angepasst sind, die im virtuellen Dschungel zu Hause sind und wissen, auf welches »Knacksen« man achten muss und welches man überhören kann.

Die junge Generation unserer Zeit ist in einer total verkabelten Welt aufgewachsen. Die Kids bedienen sich der Technologie, seit sie alt genug sind, um auf digitalen Bildschirmen mit den Fingern herumzutapsen. Heute kommunizieren wir hauptsächlich über E-Mails, Handys, Onlineforen und soziale Medien, ob es um Verabredungen mit Freunden geht oder um die Frage, wie wir Initiativen gegen die Armut in der Welt unterstützen können. Von jetzt an muss sich jede Generation so mühelos zwischen der virtuellen Welt und der Welt der Sinne bewegen können wie der Jaguar zwischen der sichtbaren und der unsichtbaren Welt.

Minecraft ist zurzeit eines der meistverkauften Computerspiele. In dieser virtuellen Welt sind die Spieler Träumer und Erschaffer. Sie arbeiten zusammen, um virtuelle Elemente für die Ernährung, Kleidung und Unterbringung ihrer virtuellen Person zu sammeln, dabei denken sie sich neue Weltsysteme aus und bauen sie auf. Ähnlich Mystikern, die zwischen unsichtbaren Welten unterwegs sind, leben auch die *Minecraft*-Spieler in virtuellen Welten mit durchlässigen Grenzen. Eine dieser Welten ist die des Überlebens, wo man Zombies zum Opfer fallen kann und die Mittel knapp werden können. Dem gegenüber steht die Welt der Kreativität, in der niemand stirbt. Hier gibt es zwar räuberische Wesen, aber sie greifen einen nicht an, und von allem, was man braucht, ist immer reichlich da. Von vielen Spielern ist zu hören, dass es keinen Spaß macht, immer nur im Kreativmodus zu spielen. Es wird langweilig, wenn man nie Angriffen ausgesetzt ist und folglich keine Notwendigkeit besteht, sich zu verbünden, um das Überleben zu sichern.

Vielen Spielern scheint diese virtuelle Welt lieber zu sein als die alltägliche Welt der Sinne, vielleicht weil die physische Welt so mühsam sein kann und etwas Entfremdetes hat, während man sich in der Spielwelt eine Realität aktiv erträumen kann.

Die virtuelle Welt, insbesondere die der Spiele, hat auch ihre Schattenseite. Dennoch ist der Cyberspace der Raum, in dem wir Gemeinschaft, Kreativität und gemeinsames Tun erleben können. Das sind, auch unter dem Gesichtspunkt des Einen Geistes, unvergängliche Werte. Wer weiß, vielleicht können wir bald unser Bewusstsein in die Cloud hochladen und in einer selbst verfertigten Welt leben, in der unser Körper nur noch eine Nebenrolle spielt – *Minecraft* im globalen Maßstab. Doch auch dann wird die Erde weiter unser Zuhause sein, und wir werden dafür zu sorgen haben, dass es ihr gutgeht.

Schöpfung aus dem Chaos

Vor langer Zeit wurde in der unsichtbaren Welt der Plan der Schöpfung gezeichnet, glauben die Schamanen. Die Hüter der Erde, die Welten erträumen konnten, so wie heute im Spiele-Universum virtuelle Welten generiert werden, ordneten das Chaos zum Kosmos. Diese Erde wurde als eine Welt erträumt, die dem Leben perfekte Bedingungen bot, vor allem durch gemäßigte Temperaturschwankungen.

Das Leben begann in einer stofflichen Ursuppe, und heute haben wir wieder eine Art Ursuppe des schöpferischen Potenzials. Die One Spirit Medizin lässt uns das Gesamtbild erkennen, und von da aus können wir das Chaos in Ordnung und Schönheit verwandeln. Eine Form des »Ordnens« ist das Heilen. Wenn wir mehr Ordnung und Harmonie im Körper schaffen, muss das Krankhafte verschwinden, und wir genesen. Das limbische System unseres Gehirns hasst Ungewissheit, aber Chaos kann der Auslöser für Quantensprünge der Evolution sein. Was nicht beschädigt ist, braucht man nicht zu reparieren, sagt der gesunde Menschenverstand, aber für das One Spirit Bewusstsein kann es vernünftig sein, etwas Intaktes zu zerbrechen, damit neue Formen entstehen können, die durch Abwandlung des Alten nicht möglich sind.

Die größten Durchbrüche der modernen Neurowissenschaft liegen auf dem Gebiet der Neuroplastizität (das ist die Fähigkeit des Gehirns, aufgrund veränderter innerer und äußerer Bedingungen neue Nervenverbindungen anzulegen) und der Epigenetik (eine veränderte Form der Genexpression). Kapitel 3 haben Sie entnommen, dass Sie Ihr Gehirn auch physisch von Konkurrenz und Angst auf Kooperation und Freude umstellen können. Und aus Kapitel 5 wissen Sie, wie Sie mit der richtigen Ernährung Ihre Darmflora in Ordnung bringen können, was wiederum Gesundheit und Klarheit nach sich zieht und Ihre Genexpression positiv beeinflusst. Sie können sich noch in diesem Leben einen neuen Körper zulegen, die »neue Kleidung«, von der in der *Bhagavadgita* die Rede ist. Das Phänomen der Neuroplastizität und die epigenetischen Beobachtungen besagen letztlich, dass wir weder die Überzeugungen unserer Vorfahren übernehmen noch an ihren Krankheiten leiden müssen. Uns steht ein Maß an körperlicher Gesundheit und geistiger Klarheit zur Verfügung, wie wir es nie für möglich gehalten hätten, dazu kaum vorstellbare Weisheit. Und wir können Frieden finden.

Vielleicht ist Frieden unsere tiefste Sehnsucht. Eine berühmte Geschichte erzählt von einem Sucher, der zu Bodhidharma kam, dem ersten Patriarchen des chinesischen Ch'an-Buddhismus, und ihn bat, seiner Seele Frieden zu geben. »Bring mir deine Seele, und ich werde ihr Frieden geben«, sagte Bodhidharma. »Ich habe sie überall gesucht und finde sie nicht«, erwidert der Sucher. Daraufhin beendete Bodhidharma das Gespräch mit den Worten: »Dein Wunsch ist erfüllt.« Der Sucher verstand und ging in Frieden davon.

Er verstand, dass die Seele, also das, was wir wahrhaft sind, nicht vom Körper, nicht vom Ganzen und nicht vom Einen Geist zu trennen ist. Sie ist nichts, was im Außen gesucht und gefunden werden kann. Oder wie Joseph Campbell sagt: »Wer nicht nur weiß, dass das Immerwährende in ihm lebt, sondern auch weiß, dass er und alle Wesen und Dinge das Immerwährende *sind,* der lebt in Hainen wunscherfüllender Träume, trinkt den Trank der Unsterblichkeit und lauscht überall der unhörbaren Musik des ewigen Einklangs.«[4]

Darin liegen das Versprechen und der Segen der One Spirit Medizin.

Anmerkungen

Einleitung

1. Saint John of the Cross: *The Poems of Saint John of the Cross.* Chicago: University of Chicago Press, 1979, S. 19. (Eine deutsche Ausgabe: Johannes vom Kreuz: *Sämtliche Werke,* 5 Bände. Freiburg im Breisgau: Herder.)
2. Stephen Mitchell: *Bhagavad Gita: A New Translation.* New York: Three Rivers Press, 2002, S. 107. (Eine deutsche Fassung: Abhay C. Bhaktivedanta: *Bhagavad-Gita, wie sie ist: mit den originalen Sanskritversen, deutschen Synonymen, Übersetzungen und ausführlichen Erläuterungen.* The Bhaktivedanta Book Trust, 2012.)
3. Zu den Risikofaktoren für Alzheimer siehe www.alz.org/research/science/alzheimers_disease_causes.asp.
4. Über diese statistischen Daten informiert die Gesundheitsbehörde der USA (Centers for Disease Control and Prevention) laufend: www.cdc.gov/nchs/fastats/obesity-overweight.htm.

Kapitel 4

1. »The Medicare Prescription Drug Benefit Fact Sheet«, Kaiser Family Foundation, 19.9.2014: www.kaiseredu.org/Issue-Modules/Prescription-Drug-Costs/Background-Brief.aspx.
2. Chia-Yu Chang, Der-Shin Ke und Jen-Yin Chen: »Essential Fatty Acids and Human Brain«, in *Acta Neurologica Taiwanica* 18 (4), 2009, S. 231–41.
3. United States Department of Agriculture: »Profiling Food Consumption in America«, in *Agriculture Factbook:* www.usda.gov/factbook/chapter2.pdf.
4. Owen Dyer: »Is Alzheimer's Really Just Type III Diabetes?«, in *National Review of Medicine* 2 (21), 2005: www.nationalreviewofmedicine.com/issue/2005/12_15/2_advances_medicine01_21.html.
5. Henry C. Lin: »Small Intestinal Bacterial Overgrowth: A Framework for Understanding Irritable Bowel Syndrome«, in *The Journal of the American Medical Association* 292 (7), 2004, S. 852–58.
6. Els van Nood et al.: »Duodenal Infusion of Donor Feces for Recurrent Clo-

stridium difficile«, in *The New England Journal of Medicine* 368 (5), 2013, S. 407–15.
7. Jess Gomez: »New Research Finds Routine Periodic Fasting Is Good for Your Health, and Your Heart.« Intermountain Healthcare, 3.4.2011: http://intermountainhealthcare.org/about/news/Pages/home.aspx?NewsID=713.

Kapitel 5

1. Hervé Vaucheret und Yves Chupeau: »Ingested Plant miRNAs Regulate Gene Expression in Animals«, in *Cell Research* 22, 2012, S. 3–5.
2. Jo Robinson: »Breeding the Nutrition Out of Our Food«, in *The New York Times*, 25.5.2013: www.nytimes.com/2013/05/26/opinion/sunday/breeding-the-nutrition-out-of-our-food.html?smid=pl-share.
3. Britta Harbaum et al.: »Identification of Flavonoids and Hydroxycinnamic Acids in Pak Choi Varieties (Brassica campestris L. ssp. chinensis var. communis) by HPLC-ESI-MSn and NMR and Their Quantification by HPLC-DAD«, in *Journal of Agricultural and Food Chemistry* 55 (20), 2007, S. 8251–60.
4. Haitao Luo et al.: »Kaempferol Inhibits Angiogenesis and VEGF Expression Through Both HIF Dependent and Independent Pathways in Human Ovarian Cancer Cells«, in *Nutrition and Cancer* 61 (4), 2009, S. 554–63.
5. Sally Fallon und Mary G. Enig: »Lacto-fermentation«, Weston A. Price Foundation, 1.1.2000: www.westonaprice.org/foodfeatures/lacto-fermentation.
6. Martha Clare Morris et al.: »Consumption of Fish and N-3 Fatty Acids and Risk of Incident Alzheimer Disease«, in *Archives of Neurology* 60 (7), 2003, S. 940–46.
7. J. S. Buell et al.: »25-Hydroxyvitamin D, Dementia, and Cerebrovascular Pathology in Elders Receiving Home Services«, in *Neurology* 74 (1), 2010, S. 18–26.
8. Michael F. Holick: »Vitamin D Deficiency«, in *The New England Journal of Medicine* 357 (3), 2007, S. 266–81.
9. Parris M. Kidd: »Glutathione: Systemic Protectant Against Oxidative and Free Radical Damage«, in *Alternative Medicine Review* 2 (3), 1997, S. 155–76.
10. Jeffrey D. Peterson et al.: »Glutathione Levels in Antigen-Presenting Cells Modulate Th1 Versus Th2 Response Patterns«, in *Proceedings of the National Academy of Sciences USA* 95 (6), 1998, S. 3071–76.

Kapitel 6

1. John Neustadt und Steve R. Pieczenik: »Medication-Induced Mitochondrial Damage and Disease«, in *Molecular Nutrition & Food Research* 52 (7), 2008, S. 780.
2. Reiner J. Klement und Ulrike Kämmerer: »Is There a Role for Carbohydrate Restriction in the Treatment and Prevention of Cancer?«, in *Nutrition & Metabolism* 8 (75), 2011: www.nutritionandmetabolism.com/content/pdf/1743-7075-8-75.pdf.
3. George F. Cahill und Richard L. Veech: »Ketoacids? Good medicine?«, in *Transactions of the American Clinical and Climatological Association* 114, 2003, S. 149–63.

Kapitel 7

1. Jill Bolte Taylor: *Mit einem Schlag*. München: Knaur, 2008, S. 186.
2. Douglas Dean und John Mihalasky: *Vorauswissen mit PSI*. Bern, München, Wien: Scherz, 1975.
3. Daniel Kahneman: *Schnelles Denken, langsames Denken*. München: Pantheon, 2014.
4. »Gun Homicides and Gun Ownership by Country«, Tabelle in *The Washington Post*, 17.12.2012: www.washingtonpost.com/wp-srv/special/nation/gun-homicides-ownership/table/.
5. Peter Gray: »The Decline of Play and Rise in Children's Mental Disorders«, in *Psychology Today*, 26.1.2010: www.psychologytoday.com/blog/freedom-learn/201001/the-decline-play-and-rise-in-childrensmental-disorders; »Any Mental Illness (AMI) among Adults«, National Institute of Mental Health: www.nimh.nih.gov/statistics/1ANYDIS_adult.shtml; »Major Depression among Adults«, National Institute of Mental Health: www.nimh.nih.gov/health/statistics/prevalence/majordepression-among-adults.shtml; »Any Anxiety Disorder among Adults«, National Institute of Mental Health: www.nimh.nih.gov/health/statistics/prevalence/any-anxiety-disorder-among-adults.shtml.
6. Jean M. Twenge et al.: »Birth Cohort Increases in Psychopathology among Young Americans, 1938–2007: A Cross-Temporal Meta-analysis of the MMPI«, in *Clinical Psychology Review* 30 (2), 2010, S. 152.
7. William J. Broad: »Seeker, Doer, Giver, Ponderer«, in *The New York Times*, 7.7.2014.

Kapitel 11

1. Stephen Mitchell: *Bhagavad Gita,* S. 95 (vgl. Anm. 2 zur Einleitung).
2. Ebenda, S. 21.
3. Ebenda, S. 88.
4. Swami Nikhilananda (Übers.): *The Bhagavad Gita.* New York: Ramakrishna-Vivekananda Center, 1944, S. 285.
5. Mitchell, S. 105.

Kapitel 12

1. Coleman Barks und John Moyne (Übers.): *The Essential Rumi.* San Francisco: HarperSanFrancisco, 1995, S. 30.
2. Samyutta Nikaya 12.65, Die Stadt – 5. Nagara Sutta: www.palikanon.com/samyutta/sam12_70.html#s12_65.
3. Chögyam Trungpa: *The Truth of Suffering and the Path of Liberation.* Boston: Shambhala, 2009, S. 49. (Deutsche Fassung: *Buddhas Rezept für die Befreiung vom Leiden.* Oberstdorf: Windpferd, 2012.)
4. Dalai Lama: »10 Questions for the Dalai Lama«, in *Time,* 14.6.2010: http://content.time.com/time/magazine/article/0,9171,1993865,00.html.

Kapitel 13

1. Edwin A. M. Gale: »The Rise of Childhood Type 1 Diabetes in the 20th Century«, in *Diabetes* 51 (12), 2002, S. 3353–61.
2. Dean Ornish et al.: »Changes in Prostate Gene Expression in Men Undergoing an Intensive Nutrition and Lifestyle Intervention«, in *Proceedings of the National Academy of Sciences USA* 105 (24), 2008, S. 8369–74.

Schlussbetrachtung

1. Joseph Campbell: *The Hero with a Thousand Faces.* Novato: New World Library, 2008, S. 205. (Deutsche Ausgabe: *Der Heros in tausend Gestalten.* Berlin: Insel, 2011.)
2. Nikhilananda: *The Bhagavad Gita,* S. 77–78.
3. »Are Shrinking Brains Making Us Smarter?«, in *Discovery News,* 7.2.2011: http://news.discovery.com/human/psychology/shrinking-brains-intelligence-110207.htm.
4. Campbell: *The Hero with a Thousand Faces,* S. 142.

Dank

Ich danke Dr. David Perlmutter dafür, dass er mein Gehirn reparierte, als ich schon dachte, ich hätte den Verstand verloren. Dr. Mark Hyman half mir in einer Zeit, als mich die westliche Medizin bereits aufgegeben hatte, meinen Körper zu heilen und sogar gesünder zu werden als je zuvor. Meine Schamanenlehrer in den Anden heilten meine Seele, wiesen mir den Weg über den Tod hinaus und schließlich die Pfade zu uneingeschränkter Gesundheit. Von diesen Medizinmännern und Medizinfrauen lernte ich nicht nur die Prinzipien der One Spirit Medizin, sondern sie vermittelten mir den Geschmack der Unendlichkeit.

Patricia Gift im Verlag Hay House war eine Förderin und Verbündete, wie sich ein Autor keine bessere wünschen kann, und meine Lektorinnen Sally Mason und Joan Oliver waren ein Geschenk des Himmels.

Aber der tiefste Dank gilt meiner Frau Marcela Lobos, dieser begnadeten Medizinfrau, die mein Herz heilte und mit Geduld und Liebe die Arbeit an diesem Buch begleitete.

Über den Autor

Alberto Villoldo, Psychologe und medizinischer Anthropologe, erforscht und studiert seit über fünfundzwanzig Jahren die Heilverfahren der Schamanen im Amazonasgebiet und in den Anden. In seiner Zeit als Lehrbeauftragter der San Francisco State University gründete er das Biological Self-Regulation Laboratory, um die Rolle des Gehirns bei psychosomatischer Gesundheit und Krankheit zu erforschen. In der Überzeugung, dass Gesundheit auf geistigem Wege herzustellen ist, verließ er das Labor und unternahm Reisen ins Amazonasbecken, um sich bei den Medizinmännern und Medizinfrauen des Regenwalds über deren Heilmethoden und Mythologie kundig zu machen.

Er leitet die Four Winds Society, wo er Menschen aus den USA und Europa in der Praxis der schamanischen Energiemedizin unterweist. Außerdem hat er die Light Body School mit Lehreinrichtungen in New York, Kalifornien, Miami und Deutschland gegründet. Darüber hinaus leitet er das Center for Energy Medicine in Chile, wo die Neurowissenschaft der Erleuchtung erforscht und angewendet wird. Einige seiner zahlreichen Bücher wurden zu Bestsellern, darunter *Das geheime Wissen der Schamanen, Die vier Einsichten, Mutiges Träumen* und *Das erleuchtete Gehirn.*

Website: www.thefourwinds.com